泌尿手术
学习笔记
Urological Surgery
Learning Notes

名誉主编　马潞林　张树栋
主　　编　刘　苗　张洪宪
副主编　李宇轩　赵　勋

北京大学医学出版社

MINIAO SHOUSHU XUEXI BIJI

图书在版编目（CIP）数据

泌尿手术学习笔记/刘苗，张洪宪主编. —北京：北京大学医学出版社，2023.7（2024.4重印）
ISBN 978-7-5659-2897-0

Ⅰ. ①泌…　Ⅱ. ①刘…　②张…　Ⅲ. ①泌尿系统外科手术　Ⅳ. ① R699

中国国家版本馆 CIP 数据核字（2023）第 075758 号

泌尿手术学习笔记

主　　编：刘　苗　张洪宪
出版发行：北京大学医学出版社
地　　址：（100191）北京市海淀区学院路38号　北京大学医学部院内
电　　话：发行部 010-82802230；图书邮购 010-82802495
网　　址：http://www.pumpress.com.cn
E-mail：booksale@bjmu.edu.cn
印　　刷：北京金康利印刷有限公司
经　　销：新华书店
责任编辑：王智敏　责任校对：靳新强　责任印制：李　啸
开　　本：850 mm×1168 mm　1/16　印张：19.75　字数：550千字
版　　次：2023年7月第1版　2024年4月第3次印刷
书　　号：ISBN 978-7-5659-2897-0
定　　价：138.00元

本书由

北京大学医学出版基金资助出版

编者名单

名誉主编 马潞林　张树栋

主　　编 刘　苗　张洪宪

副 主 编 李宇轩　赵　勋

编委（按姓氏笔画排序）

北京大学第三医院泌尿外科

马潞林　王国良　王滨帅　邓绍晖　田　雨　田晓军　毕　海
朱国栋　刘　可　刘　苗　刘　承　刘　磊　李宇轩　张启鸣
张树栋　张洪宪　陈克伟　陈纪元　吴芝莹　林浩成　赵　勋
侯小飞　洪　锴　洪　鹏　徐楚潇　唐世英　葛力源

致谢

　　本书接受以下人士的捐赠：王立宽、朱佳、刘斌、刘聪、闫三华、李振珲、席俊华、韩铁、王腾、冯辉、李小卫、伍华焱、任有为、茅叶青、钟昊、袁晓光、朱远强、覃文超、李鑫、张宇晗、唐庆生、李东升、陈磊、刘洁、叶枫、翟军红、侯朋伟、葛力源、朱国栋、肖瑶、潘家波。还有很多不愿意留下姓名的朋友。感谢以上人士对本书的支持！

主编简介

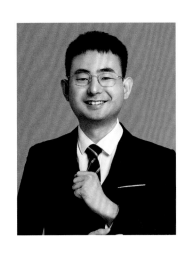

刘茁，北京大学第三医院泌尿外科主治医师、北京大学第三医院延安分院泌尿外科学术主任、医学博士。现任中华医学会泌尿外科学分会青年委员会转化医学组、科学普及与传播学组委员，中国医药教育协会泌尿外科专业委员会委员兼秘书，中国医药教育协会理事会理事，中国肾癌伴静脉癌栓诊疗协作组委员兼秘书，中国性科学理事会专家委员会委员，中国抗癌协会委员。多年来一直从事肾癌伴静脉癌栓相关临床与基础研究工作。作为第一作者在国内外发表 SCI 收录文章及核心期刊文章共 57 篇。主持北大医学青年科技创新培育基金 1 项、北京大学第三医院创新转化基金 1 项。获得实用新型专利 4 项。获得北京大学医学部优秀住院医师、北京大学本科及长学制学生创新奖（学术类）。

主编简介

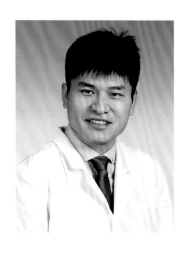

张洪宪，医学博士，北京大学第三医院泌尿外科主任医师，医疗主任。现为中华医学会泌尿外科学分会机器人学组委员，北京医学会器官移植学分会第二届青年委员会副主任委员，北京红十字会理事，北京医学会器官移植学分会第一届青年委员会委员，北京医学会泌尿外科学分会肾移植学组委员兼秘书，中华医学会泌尿外科学分会青年委员会转化学组委员，中华医学会泌尿外科学分会青年委员会传播学组委员，北京抗癌协会泌尿肿瘤分会青年委员，北京癌症防治学会泌尿肿瘤专业委员会委员，中国医学装备协会远程医疗与信息技术分会委员。从事泌尿外科工作10余年，擅长腹腔镜及机器人微创手术、泌尿外科疑难复杂手术。被评选为2015年度北京大学第三医院优秀青年医师，2015年北京大学医学部优秀教师，2020年北京大学第三医院优秀教师，北京大学第三医院优秀班主任及北京大学优秀班主任。《器官移植》杂志优秀审稿专家，《器官移植》杂志通讯编委。《吴阶平泌尿外科学》"肾移植篇"主编助理，参编《上尿路尿路上皮肿瘤诊断与治疗指南》《上尿路尿路上皮肿瘤患者指南》《泌尿外科微创手术图谱》（第2版），参译《坎贝尔-沃尔什泌尿外科学》（第9版）和《泌尿外科腹腔镜手术学疑难问题》，作为主译秘书组织翻译并参译《辛曼泌尿外科手术图解》（第3版）及《泌尿外科手术并发症》。累计发表SCI收录及国内核心期刊论文30余篇。

序 一

　　《泌尿手术学习笔记》一书起源于刘苗医生所创办的"刘苗手术学习笔记"公众号，该公众号在业内同道中得到广泛好评。公众号发表的内容经过系统梳理和规范归纳，终于形成著作。这本书对于青年医生的成长和学科的发展都有意义。

　　兴趣是最好的老师。刘苗医生给我留下一个很深的印象，就是他对于外科手术总结归纳的浓烈兴趣。学习笔记并非老大夫给年轻大夫留的"家庭作业"，而是一种自发的学习方法。我很高兴这位年轻的医生能够找到一种正确的适合自己的学习方法，并且把它当成一种习惯。做成一件事需要毅力，需要锲而不舍的精神，希望刘苗能够长期坚持下去。另外，刘苗医生具有高超的对文字的驾驭能力和科研能力。他作为第一作者在国际杂志发表 SCI 收录文章 23 篇，在国内发表中文核心期刊文章 34 篇。《泌尿手术学习笔记》在语言上行云流水，逻辑条理清晰，可读性强。

　　医生和医学生在学习方法上，应该结合具体的病例去看书。在没有临床实践的基础上，单纯学习书本理论是脱离实际的，是纸上谈兵。相反，如果单纯专注临床实践，但不注重理论学习，不注重总结归纳，又非常容易走弯路，事倍功半。《泌尿手术学习笔记》一书的一大特色，就是能够从一个个具体病例展开，结合鲜活的案例总结归纳疾病的诊治特点和外科手术经验技巧。《泌尿手术学习笔记》采用的以病例为基础的学习方法，能够给予读者生动形象、印象深刻的知识，便于读者记忆，并触类旁通、举一反三地转化为临床实践。

　　外科手术要有扎实的基本功。一个小小的操作，例如缝合打结，都能体现出外科医生的基本功。泌尿外科的手术种类繁多，手术步骤更是复杂多变，但其中不变的就是扎实的基本功。《泌尿手术学习笔记》一书的另一大特色就在于，不只是介绍一种手术的具体步骤，而是学习一种基本功法。就比如一种叫做"下极上翻法"的基本技巧，不只应用于某一种特定手术，在肾癌手术、癌栓截断术、肾上腺手术或其他疑难复杂手术中都可能应用到。术中需要随机应变，即使对于疑难复杂凶险的手术，凭借术者扎实的基本功往往也能化险为夷。

　　在手术技巧上，要不断学习别人的长处，做到"取长补短"。这一点我深有体会。2010 年我去约翰斯·霍普金斯大学学习腹腔镜根治性前列腺切除手术。我发现那里的教授采用导尿管悬吊前列腺的技术，能够很好地暴露术野，降低手术难度。我把这项技术从国外学习过来，后来在北医三院及其他医院应用推广。在《泌尿手术学习笔记》一书中，也非常注重总结这些"小技巧""小妙招"，相信本书能够给读者一些实用的帮助。

　　出血是泌尿外科手术中常见的情况。外科医生应该有良好的心理素质。除了掌握止血技巧以外，保持良好的心境至关重要。我常说的一句话是：手术中出血时保持镇静能给你带来智慧。我看到《泌尿手术学习笔记》中多个章节都提及并深刻理解了这句话的含义。我觉得这也是本书中一个可圈可点的地方。书中除了归纳总结具体的手术技巧、操作步骤等，还提及了术者的心理状态，这反映了一个青年医生从稚嫩不断发展成熟的心路历程。

对于泌尿外科领域的年轻读者，我也建议大家手术前看手术学教材，手术后自己亲自书写手术体会，在下一次手术时反复阅读，借此扬长避短，不断提高。最后希望以刘茁为代表的泌尿外科青年医生，能够不断学习新的技术，更新新的理念，学无止境，不断进取，做"世界级"的手术，让每位患者都得到"世界级"的关爱！

马潞林

2023 年 3 月于北京

序 二

手术是外科医生的基本功，对外科医生的成长起着至关重要的作用。刘茁医生主编的《泌尿手术学习笔记》一书，介绍了泌尿外科常见手术的步骤及经验心得。传统泌尿外科专著及手术图谱往往由拥有丰富手术经验的业内专家教授编写。本书是业内少见的以青年医生视角介绍手术心得的著作，展现出了青年医生学习成长的经历。本书有利于帮助泌尿外科青年医生扎实临床基本功，在手术学习过程中少走错路，少走弯路。

本书不仅在形式上开拓创新，内容上也丰富多彩。全书分类分章节地总结了泌尿外科各个亚专业的常见手术，结构严谨，行文流畅。可以看出刘茁医生在扎实的手术基本功之外还有优秀的写作能力，能够让读者有亲身参与真实手术的体验。本书不仅图文并茂，很大一部分章节还配有完整的手术视频，方便读者动态学习手术过程。除了泌尿外科常见的手术，还对疑难复杂疾病（例如肾癌合并下腔静脉癌栓）有所介绍，值得广大同行们品读。

希望刘茁医生能够不忘初心，将总结归纳手术学习心得这一习惯坚持下去。北医三院泌尿外科自建科以来，就有着记录手术笔记的优良传统。记录方式从最开始采用原始的全手写绘图的方式，到现在利用手术视频、图片、新媒体等的新型方式，不断适应着时代变化。老一辈人言传身教，新生代们也继承了前辈们刻苦钻研的学习精神。希望年轻医生们能够将北医三院泌尿外科这种学习精神不断传承下去。也希望刘茁医生继续丰富本书内容，结合实际病例扎实练习基本功，日积月累，将来定当有丰厚的回报！

张树栋

2023 年 3 月于北京

前言一

《泌尿手术学习笔记》源于高中时代的"错题本"？

我是一个资质驽钝的人，没有过目不忘的本领。在记忆中的一次智商测试中，也绝非智商超群。记录"错题本"的习惯是在初二养成的。我会将每次作业、测试、考试中的错题总结记录，分析归纳解题过程和思路，并在考前突击复习。我生于北京大兴，初中在大兴七中读书。起初在上千人的会考中排名200余名，记录"错题本"的学习习惯将成绩提高到75名。高中时代在大兴一中读书，记录"错题本"的习惯让我的名次从百余名提高到年级第7名，并曾跃居第2名。最终在2008年考入北京大学，就读八年制临床医学专业。

我一直相信好的习惯让人受益终生。进入北医三院泌尿外科后，我认为每一台手术和每一道错题有相通之处。于是我将"错题本"的习惯移植嫁接到手术学习上，希望达到触类旁通、举一反三的作用。如果说勉强有一点特长的话，我觉得是自己对语言文字的驾驭能力。我能够逻辑清晰、条理清楚地整理文字，增加"学习笔记"的阅读流畅性。"错题本"的习惯让我获益良多，我也相信《泌尿手术学习笔记》（以下简称《学习笔记》）也能让读者您同样收获满满！

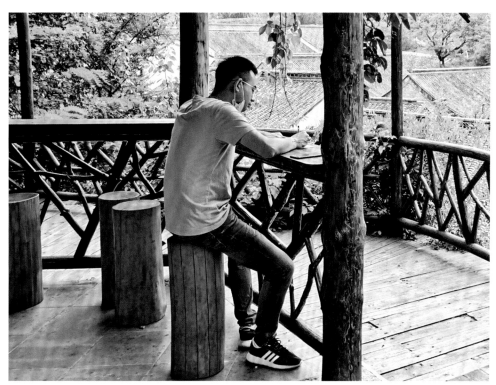

利用空闲时间整理学习笔记素材

工作太忙？如何抽出时间撰写《学习笔记》？

这是读者问我最多的问题。的确，每次书写一篇文章需要花费 2~4 小时，这包括记忆反刍、回放视频、图片制作、查阅图谱、文字书写、平台编辑等。但对我而言这是值得的。它为我保留了一台手术最清晰的记忆和最深刻的体会。有时一张图片就能唤醒所有细节。篮球大师科比是我很欣赏的人物，他有研究比赛录像的习惯。他认为这些事是其乐无穷的。我也并不把这 2~4 小时当成一项工作，甚至可以理解为一种"消遣"。科比曾说过"为了掌握新技能，必须大胆尝试，一旦熟练应用，武器库就得以丰富。如果代价是大量工作和几次投丢，我没意见"。同样地，为了能够达到熟练的手术操作技术，花费时间总结和不断实战训练是必要的，我也没意见。

《学习笔记》的几大特色

特色一：化分散为系统，条理清楚

起初，《学习笔记》内容来自我创办的微信公众号。电子版文章具有即时性，是我根据自己每天亲身手术体验总结而来，具有时间顺序依赖性。但其缺点在于病种分散，不够系统，不成体系。在纸质版书籍中，我按照病种对每一篇文章进行整理分类，共分为 11 章，包括肾癌、肾癌癌栓、肾上腺及腹膜后肿瘤、上尿路尿路上皮癌、肾移植、膀胱癌、前列腺癌、前列腺增生、泌尿系统结石、男科及其他。每一章分为 2~17 小节，每一节围绕一例患者的手术过程阐述其心得体会。其优点在于有助于读者系统学习某一种术式。此外，外科医生学习习惯上"趁热打铁"优于"三天打鱼两天晒网"，系统总结同一病种同一术式有助于加深印象，触类旁通，举一反三。

特色二：《学习笔记》配有手术视频

微信公众号的平台存储空间目前不支持直接插入手术视频。我常常想：看学习笔记的文字描述不如看图片；看图片不如看手术视频；看视频不如现场观摩；现场观摩不如上台做助手；做助手不如亲自完成手术。纸质版书籍不能像哈利波特的魔法世界，让读者走进手术室，但可以提供手术视频二维码。在全书 70 多个小节中，有 30 多节配有手术视频，方便读者动态学习手术过程。读者在看视频的同时，也能翻阅书籍以掌握重点和精髓。此外，手术视频多为无剪辑版，向读者呈现最真实的手术过程。

特色三：品质保证，用心完成

《学习笔记》是笔者用心完成的。虽然科研、科普、演讲、教学等能力也很重要，但我一直认为手术技术是一个外科医生最重要、最基础的业务能力。书籍创作初衷是为了积累自身手术经验，快速缩短学习曲线。无论公众号也好，纸质版书籍也好，其宣传作用则是一种"附加产值"。《学习笔记》多由本人亲自执笔，为读者提供"原汁原味""地地道道"的学习资料。少数章节标记"飞流精选"。"飞流精选"是精选了非"流"（刘）苗主笔的专家学者书写而成的文章。这些文章我邀请了泌尿外科领域内的专业学者介绍其擅长的手术经验。

特色四：更适合青年医生

　　《学习笔记》适合人群为泌尿外科青年医生，以及腔镜手术机器人手术的初学者。传统学习素材展示达到"登峰"或已经攀爬至"半山腰"的经验体会，而少见最初"山脚下"的披荆斩棘、探索试错。所谓万事"开头"难，《学习笔记》咀嚼的正是最"开头"的"硬骨头"。《学习笔记》能够勇于介绍术中并发症，揭开自己的"伤疤"给读者看。于我而言这并非难堪窘迫。一位经验丰富的出租车司机可以长驱直入到达目的地，而新手司机则要走很多错路，绕很多弯路后到达目的地。《学习笔记》更加重视向读者介绍如何少走错路、弯路，以及如何回到正路的过程。

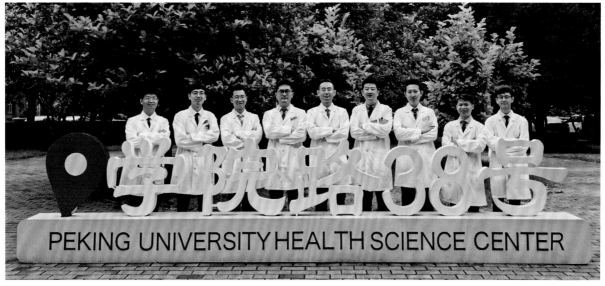

刘茁与部分编委成员的合影
（左起：赵勋、张启鸣、洪鹏、葛力源、刘茁、朱国栋、唐世英、李宇轩）

刘茁

2022年8月于北京

前言二

手术技术不仅是一个外科医生最重要、最基础的业务能力，更是其终极的看家本领和永无止境的技艺追求。所谓"学而不思则罔，思而不学则殆"。手术技术的提高不是一蹴而就的，而是需要不断思考、不断实践。《泌尿手术学习笔记》（以下简称《学习笔记》）这本书强调的就是在踏踏实实进行实践的同时，也要善于总结归纳手术技巧和心得体会。

《学习笔记》的内容来源于一个微信公众号。虽然公众号电子版文章具有即时性，也方便读者利用碎片化时间阅读，但是缺点在于病种分散，不够系统，读者阅读起来很容易学习新的知识后就把老知识遗忘了。为了便于读者更加系统地掌握知识，在纸质版书籍中，我们按照病种对每一篇文章进行整理分类，共分为 11 章。每一章又分为若干个小节，每一节围绕一例患者的手术过程阐述心得体会，这种分类方式有助于读者"趁热打铁"。系统总结同一病种同一术式有助于读者加深印象，起到触类旁通、举一反三的作用。

本书是一本著作，也是一本手术图谱。在形式上，图片、视频远多于文字。读者对于图片、视频的兴趣和记忆力往往强于文字。本书很多章节都配有视频二维码，方便读者动态学习手术过程。在看视频的同时，也能翻翻书籍以掌握重点和精髓。《学习笔记》的目标读者群为泌尿外科青年医生，以及腔镜手术机器人手术的初学者。传统教材往往展示的是业内资深专家高超的手术技术，而《学习笔记》体现了青年医生手术技术从青涩到成熟的动态成长过程。

《学习笔记》纸质版书籍的出版离不开广大读者的信任、认可与支持。希望在所有编者和读者的共同努力下，推动我们所钟爱的泌尿外科事业向前不断发展，更好地服务于我们的患者。由于编者能力所限，书中定有不少观点的偏颇和贻笑大方之处，还请各位读者不吝指教，以便我们再版时加以完善。

张洪宪

2023 年 3 月于北京

目　录

视频目录

第一章　肾癌手术学习笔记

第一节　后腹腔镜根治性肾切除术中的一些小技巧

一、腹膜外脂肪的游离虽不是腹腔镜上尿路手术的核心手术部分，但却起到重要作用，为后续手术创造"干净利索"的环境。无论上尿路病变侧别是左是右，术者都习惯先从右利手的位置开始下刀。以"逆时针"的顺序，从外周向中心向内翻卷腹膜外脂肪。在操作手法上锐性游离联合钝性牵拉（图1-1-1～图1-1-4）。

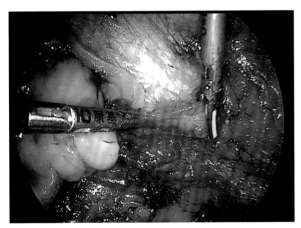

图1-1-1　腹膜外脂肪的游离：从右利手位置下刀

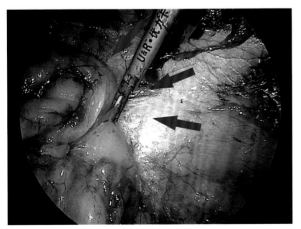

图1-1-2　腹膜外脂肪的游离：蓝色箭头所示为从外周向中心向内翻卷腹膜外脂肪

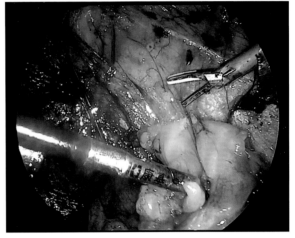

图1-1-3　以逆时针顺序翻卷

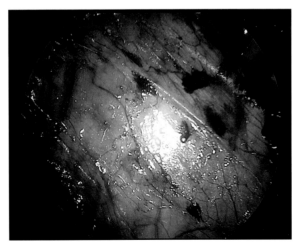

图1-1-4　腹膜外脂肪游离表现

二、对于左侧肾癌手术中腹膜外脂肪的游离，操作流程与右侧一致。同样是从右利手位置开始下刀，逆时针的顺序。需要注意左手的作用，左手的牵拉为右手切割创造了张力点。左手的牵拉要注意力道，不要把脂肪揉碎（图1-1-5～图1-1-7）。

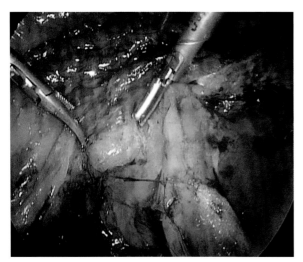

图1-1-5　腹膜外脂肪的游离：逆时针顺序从右利手位置开始下刀

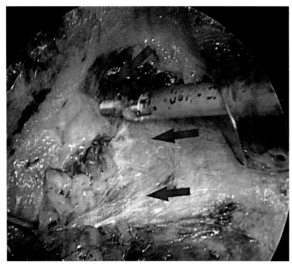

图1-1-6　腹膜外脂肪的游离：蓝色箭头所示为以逆时针顺序从外周向中心向内翻卷腹膜外脂肪

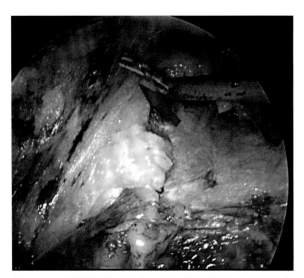

图1-1-7　腹膜外脂肪的游离：蓝色箭头所示为左手牵拉为右手切割创造的张力点

三、侧椎筋膜切开后，其切口应该正对肾脂肪囊和腰大肌交界（图1-1-8～图1-1-11）。

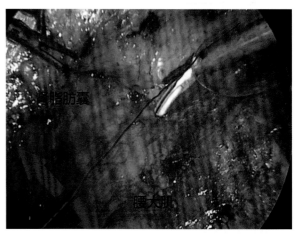

图1-1-8　蓝色箭头所示为肾脂肪囊和腰大肌，蓝色实线所示为侧椎筋膜切口位置，其正对肾脂肪囊和腰大肌交界

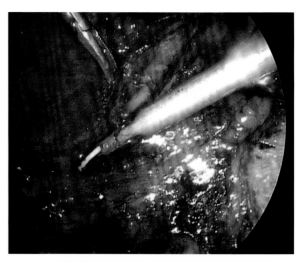

图1-1-9　侧椎筋膜切口位置正对肾脂肪囊和腰大肌交界

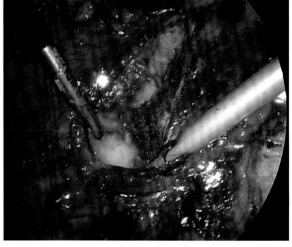

图1-1-10　左、右手向相反方向形成张力

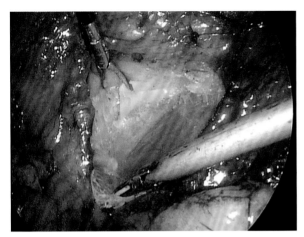

图1-1-11　沿腰大肌层面游离肾背侧

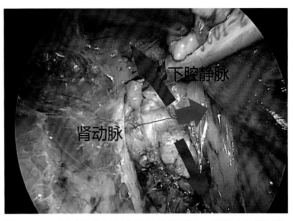

图1-1-14　肾动脉的位置与下腔静脉垂直。蓝色实线所示为下腔静脉，红色实线为肾动脉

　　四、下腔静脉层面具有重要解剖价值，可沿下腔静脉向上游离寻找肾动脉。在背侧（腰大肌）层面的深方，寻找下腔静脉（图1-1-12）。进一步从足侧向头侧游离下腔静脉（图1-1-13）。超声刀杆与腹壁呈45°夹角时，超声刀头的位置通常对应肾动脉位置。肾动脉的位置与下腔静脉垂直（图1-1-14）。

　　五、腹主动脉脂肪层面的解剖价值。对右侧肾癌，可以沿下腔静脉层面寻找肾动脉，而对于左侧肾癌，则需要沿着腹主动脉层面。左侧的腹主动脉脂肪层面，与右侧下腔静脉层面类似。在肾周脂肪和腹主动脉脂肪间寻找肾门血管。肾部分切除术时注意输尿管的保护（图1-1-15~图1-1-17）。

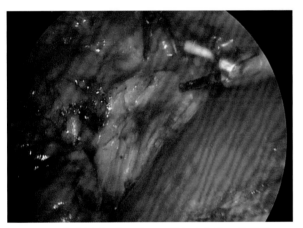

图1-1-12　在背侧（腰大肌）层面的深方寻找下腔静脉

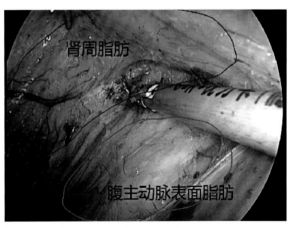

图1-1-15　左侧的腹主动脉脂肪层面

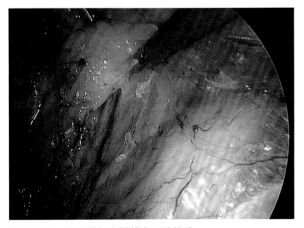

图1-1-13　从足侧向头侧游离下腔静脉

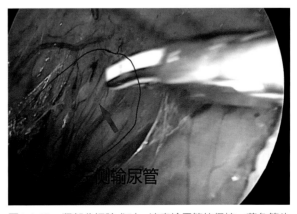

图1-1-16　肾部分切除术时，注意输尿管的保护，蓝色箭头所示为左侧输尿管

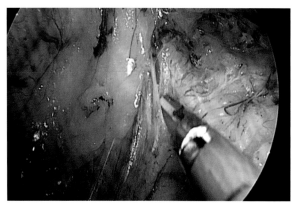

图1-1-17　在肾周脂肪和腹主动脉脂肪间寻找肾门血管

六、肾动脉游离的"三板斧"：平行刀头+分束切断+刀头撑开。肾动脉周围有丰富的滋养血管，其生长方向平行于肾动脉长轴。平行游离可最大程度地减少滋养血管撕断。利用平行刀头将肾动脉周围的血管网分为几束，分束切断。这样处理一方面可以提高效率，另一方面也可避免游离范围过大而增加出血。刀头撑开，可控制钝性力量的作用范围。同时将血管网分束（图1-1-18～图1-1-20）。

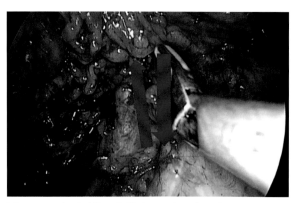

图1-1-18　肾动脉处平行游离可最大程度地减少滋养血管撕断，蓝色箭头所示为平行游离方向

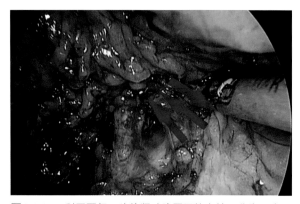

图1-1-19　利用平行刀头将肾动脉周围的血管网分为几束，分束切断，蓝色箭头所示为分束切断方向

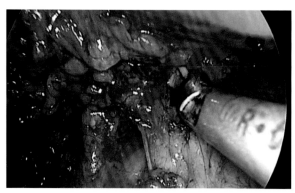

图1-1-20　刀头撑开将血管网分束，蓝色箭头所示为刀头撑开方向

七、吸引器的钝性游离作用。创面出血需要吸引器吸除血液。创面干净后不急于撤出吸引器，而是应进一步钝性游离（沿肾动脉长轴），增加效率（图1-1-21）。

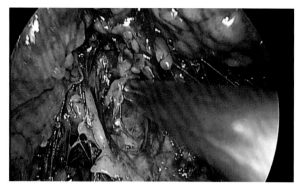

图1-1-21　吸引器的钝性游离作用

八、"幸福"的"陷阱"——分支动脉显露。在找到肾动脉主干后，容易忽略分支肾动脉的存在（图1-1-22）。为避免术中导致肾静脉怒张或创面出血，应注意以下几点：①术前阅片；②充分游离肾背侧；③提高危险意识。

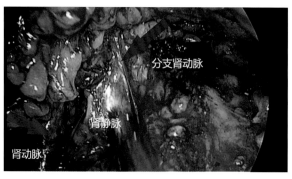

图1-1-22　寻找到肾动脉主干后易忽略分支肾动脉的存在，蓝色箭头所示为肾动脉及分支肾动脉

九、血管夹夹闭前要看到 Hem-o-lok 夹的扣锁，避免血管阻断不全。注意 Hem-o-lok 夹的弧面朝向（图1-1-23、图1-1-24）。

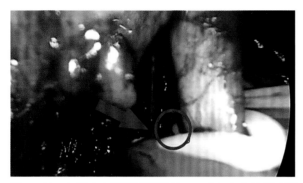

图1-1-23　血管夹夹闭前要看到 Hem-o-lok 夹的扣锁（蓝色圆圈所示）

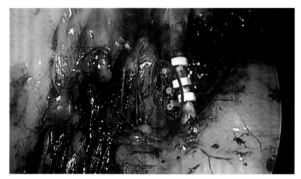

图1-1-24　血管夹夹闭前要看到 Hem-o-lok 夹的扣锁（蓝色圆圈所示）

十、注意关注肾动脉与肾静脉的关系。通过肾静脉的夹闭试验来判断是否存在未夹闭的肾动脉分支。夹闭肾静脉后观察静脉远心端是否充盈，如充盈判断可能有未切断的肾动脉分支，需进一步探查切断分支肾动脉，避免充血(图1-1-25、图1-1-26)。

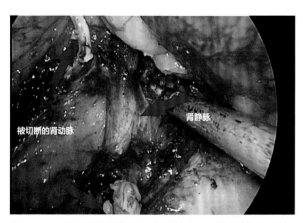

图1-1-25　术中游离肾静脉，蓝色箭头所示为肾静脉和被切断的肾动脉

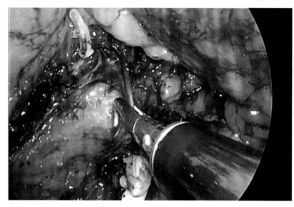

图1-1-26　肾静脉的夹闭试验

十一、肾周的游离。肾腹侧的游离从肾下极开始寻找正确的解剖层次（图1-1-27）。

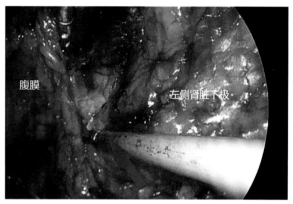

图1-1-27　肾腹侧的游离从肾下极开始

（刘苗　李宇轩　张洪宪　编写）

第二节　经后腹腔途径腹腔镜手术中腹膜开口的预防和处理

一、经后腹腔途径腹腔镜手术中,腹膜开口是较为常见的术中情况。腹膜开口后可能造成腹腔积气,缩小后腹腔空间,增加手术难度。对经后腹腔途径下腹膜开口的预防和处理具有重要意义。

二、由于解剖结构的特点,左侧手术(例如左侧后腹腔途径下肾部分切除术)较右侧更容易出现腹膜开口。对于左侧手术,从右手刀头正对的位置下刀,沿逆时针方向游离腹膜外脂肪(具体方法见本章第一节)。从侧椎筋膜层面到腹膜返折层面是下层层次向上层层次的变迁。由于腹膜外脂肪对腹膜返折的遮挡,容易出现腹膜损伤。而右侧手术,从右手刀头正对的位置下刀,沿逆时针方向游离腹膜外脂肪。从腹膜返折层面到侧椎筋膜层面是上层层次向下层层次的变迁。右侧腹膜损伤的发生率较左侧低。

三、图1-2-1示沿着已知层面(侧椎筋膜层面)沿逆时针方向游离腹膜外脂肪。

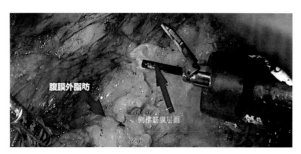

图1-2-1　沿着已知层面沿逆时针方向游离腹膜外脂肪,蓝色箭头所示为侧椎筋膜层面及腹膜外脂肪

四、图1-2-2示随着腹膜外脂肪切开的推进,即将落入腹膜损伤的陷阱。

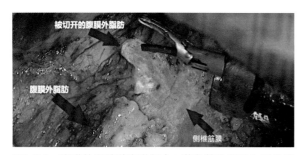

图1-2-2　腹膜外脂肪游离进行中,蓝色箭头所示为侧椎筋膜及被切开的腹膜外脂肪

五、图1-2-3示腹膜开口前的最后一刀。腹膜外脂肪遮挡了其下方的腹膜返折,形成相对盲区。

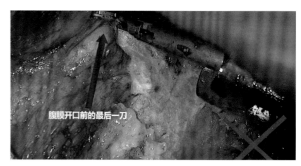

图1-2-3　蓝色箭头所示为腹膜开口前的最后一刀

六、图1-2-4示腹膜被切开。

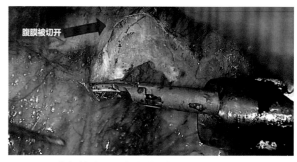

图1-2-4　蓝色箭头所示为腹膜被切开

七、图1-2-5示在气腹的压力下,腹膜破口被撑开。

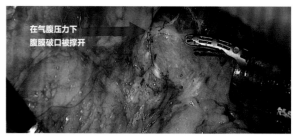

图1-2-5　气腹的压力下,腹膜破口被撑开

八、图1-2-6可见被撑开的腹膜破口。在手术策略上,此时尚未具备修补腹膜的良好条件。

原因是破口上方和下方结构张力较高。应该在肾腹侧层面游离减张后再行腹膜修补。

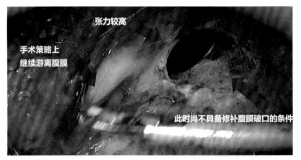

图1-2-6　被撑开的腹膜破口

九、腹膜开口形成后将会对手术有影响。一方面表现在腹膜后操作空间较小。另一方面表现为对肾由腹侧向背侧的挤压。在腹膜外脂肪游离结束后的侧椎筋膜切开这一手术步骤中，其下刀位置应该向背侧偏移（图1-2-7）。

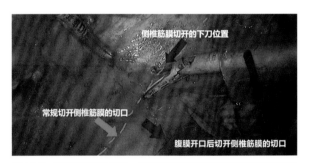

图1-2-7　腹膜开口形成后，侧椎筋膜切开的下刀位置向背侧偏移。蓝色箭头所示为侧椎筋膜切开的下刀位置，由绿色实线所示常规切口位置推挤到蓝色实线所示切口位置

十、图1-2-8和图1-2-9示常规的侧椎筋膜切口将会到达肾脂肪囊层面。腹膜开口形成后，要找到腰大肌层面需要向背侧迁移。

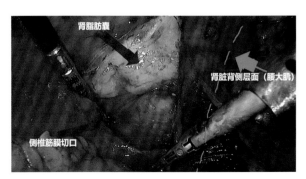

图1-2-8　常规的侧椎筋膜切口将会到达肾脂肪囊层面，蓝色虚线所示为侧椎筋膜切口，箭头所示为肾脂肪囊及腰大肌

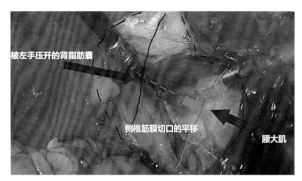

图1-2-9　腹膜开口形成后，向背侧迁移以找到腰大肌层面，侧椎筋膜切口由蓝色实线所示位置平移到绿色实线所示位置

十一、在肾动脉游离过程中，第二腰静脉趴在肾动脉周围，可能是一个潜在的"陷阱"。在游离肾动脉时误伤第二腰静脉可能会造成不必要的出血（图1-2-10）。

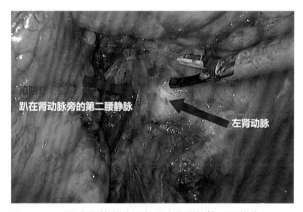

图1-2-10　肾动脉游离过程中需注意保护第二腰静脉

十二、小静脉可以采用超声刀慢档或双极电凝等凝断，但前提是保证静脉夹闭完全，如果夹闭不完全可能造成不必要的出血（图1-2-11）。

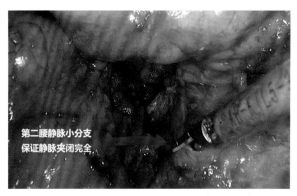

图1-2-11　采用超声刀慢档凝闭小静脉分支，蓝色箭头所示为夹闭位置

十三、在游离肾腹侧面后，腹膜开口的周围张力将会减小，从而获得修补的良好条件。适当游离破口上方和下方，以减小来自上方和下方的张力（图1-2-12）。

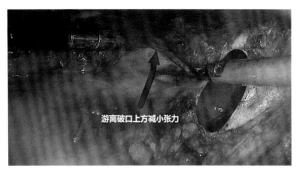

图1-2-12　适当游离破口上方以减小来自上方张力，蓝色箭头所示为游离位置

十四、降低气腹压（CO_2分压由12 mmHg降至5 mmHg）。左手持弯钳夹起腹膜破口双侧边缘，右手持吸引器吸除腹腔积气（图1-2-13）。

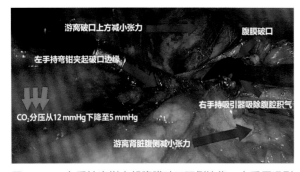

图1-2-13　左手持弯钳夹起腹膜破口双侧边缘，右手用吸引器吸除腹腔积气，蓝色箭头所示为各处操作要点

十五、右手所持吸引器更换为血管夹，采用血管夹夹闭腹膜开口。恢复气腹压（图1-2-14）。

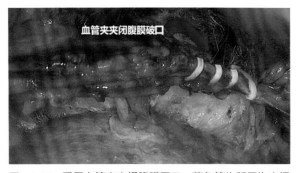

图1-2-14　采用血管夹夹闭腹膜开口，蓝色箭头所示为夹闭位置

十六、笔者复习了本科室既往左侧经后腹腔途径上尿路手术视频，探索了腹膜开口的预防方法，总结如下。

病例 1

①提高危险意识，明确腹膜返折的解剖位置；②相较于直接锐性切割，可采用钝性方法从上向下推开腹膜外脂肪（图1-2-15和图1-2-16）。

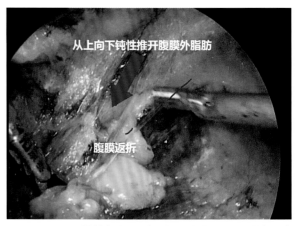

图1-2-15　采用钝性方法从上向下推开腹膜外脂肪，蓝色实线所示为腹膜返折，箭头所示为腹膜外脂肪分离方向

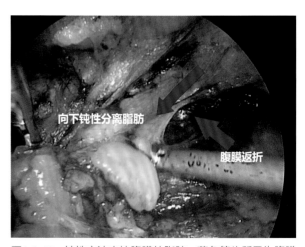

图1-2-16　钝性方法夹拽腹膜外脂肪，蓝色箭头所示为腹膜返折及脂肪分离方向

病例 2

①密切关注超声刀金属头的切割位置，做到心中有数；②左手向下牵张腹膜外脂肪，制造张力；③右手分离层面不要太深，只切割腹膜外脂肪，避免切割其下方遮挡的腹膜返折（图1-2-17）。

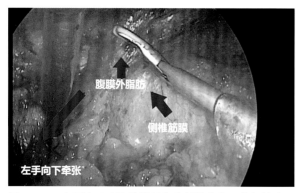

图1-2-17 左手向下牵张腹膜外脂肪制造张力，蓝色箭头所示为各解剖位置

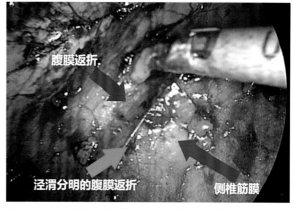

图1-2-18 清晰认识腹膜返折的解剖位置，蓝色箭头所示为各解剖位置

病例3

明确腹膜返折的解剖位置、特点和与侧椎筋膜的关系（图1-2-18）。

（刘茁 李宇轩 张洪宪 编写）

第三节 初学者适用的腹腔镜操作技巧
——从最简单的根治性肾切除术谈起

一、在本例手术中，我们可以看到吸引器的钝性分离具有重要作用。图1-3-1是在游离左肾背侧层面时临近肾门血管的术中即刻场景。通过这个视野，很难确切定位肾门血管位置。此时术者采用吸引器进行操作。一方面，吸除分离背侧层面产生的液态油脂和残存血液；另一方面，发挥其重要的钝性分离作用。

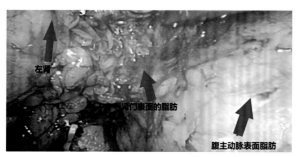

图1-3-1 游离左肾背侧层面时临近肾门血管，很难确切定位肾门血管位置，蓝色箭头所示为左肾、肾门及腹主动脉表面脂肪

二、笔者结合手术录像统计了术者通过29次的钝性拨动和两次左右手交替，达到了图1-3-2的效果。

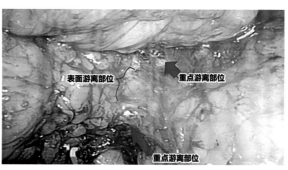

图1-3-2 仅靠钝性拨动后的肾门血管暴露，蓝色箭头所示为各游离部位

三、这种效果给笔者最大的启示就是，肾门血管暴露并非完全依赖超声刀锐性切开，吸引器钝性拨动的作用比想象中更加重要。

四、良好效果背后蕴藏的是术者对组织脆性的理解。脂肪的脆性低于血管的脆性。在合适的力度下，脂肪组织被钝性拨断，而血管得以保留。如果力度过大，将会撕扯血管造成出血；如果力度不足，将会降低效率、原地踏步。

五、除了力度以外，吸引器钝性游离的位置也很重要。从图1-3-2可以看到，术者重点游离的部位是潜在肾门血管的头侧和足侧区域，以及表面的脂肪组织。这背后蕴藏的是术者的游离目标——"分束切断"。术者试图将"平面化"的肾门区域，分束为"线性化"的束带，从而为锐性切断做准备。

六、钝性游离的手法和方向亦很重要，应沿着血管长轴进行游离，以尽量减少对血管的撕扯。

七、吸引器使用完毕后，术者将吸引器更换为超声刀继续操作（图1-3-2和图1-3-3）。术者使用超声刀进行了8次钝性拨动和4次锐性切割，此时血管已经被基本游离暴露出来。

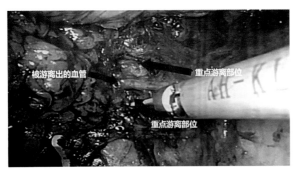

图1-3-3 肾门血管已经被基本游离暴露，蓝色箭头所示为被游离的血管及各游离部位

八、术中采用超声刀钝性拨动的手术，具有很大技术难度，需要反复大量训练。超声刀以穿刺器为支点，形成费力杠杆。超声刀刀头平行血管长轴做往返拨挑动作，需要右手非常精细的操作。精细操作需要右手极其稳定。

九、超声刀在夹闭血管准备做功切断前有两大注意事项：一方面要保证金属刀头在直视下，不能在视野盲区（可以旋转刀头达到直视目的）；另一方面，要保证超声刀所夹持的血管覆盖到管腔全层而非部分，以避免出血。

十、上述内容完成了从"被覆盖的血管"到"完整切断血管"的一个循环。

十一、肾门血管的游离暴露是根治性肾切除术中的重要环节步骤。经后腹腔途径手术中，肾门血管被表面的脂肪掩盖。安全、高效地从肾门表面的脂肪中游离暴露出目标血管，是手术的重点和难点。

十二、图1-3-4给笔者的第一感觉是"无从下刀"：目标区域被血液和油脂覆盖，找不到清晰的解剖层次。此时应该充分发挥吸引器的钝性分离作用。

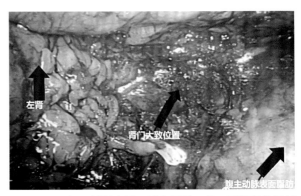

图1-3-4 目标区域被血液和油脂覆盖，找不到清晰的解剖层次，蓝色箭头所示为各解剖结构

十三、在32次钝性分离动作和1次左右手"倒手"后，图1-3-5清晰地暴露出全部重要解剖结构：左肾动脉、左肾静脉主干、左肾上腺中央静脉、左生殖腺静脉。

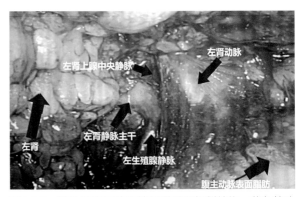

图1-3-5 钝性游离后清晰地暴露重要解剖结构，蓝色箭头所示为各解剖结构

十四、图1-3-6可以看到超声刀刀头与其下方肾动脉之间的关系。术中应注意超声刀刀头禁止直接正对血管做功，这是极其危险的做法。手术时应该永远清楚金属刀头的位置。在图中切开

肾动脉血管鞘时,刀头挑起组织做功,而非直接对血管做功。

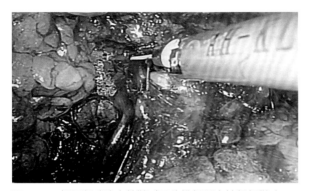

图1-3-6 切开肾动脉血管鞘时刀头挑起所夹持组织做功

十五、在经过1次钝性切开和4次超声刀钝性游离后形成图1-3-7中的场景,肾动脉基本暴露出来。

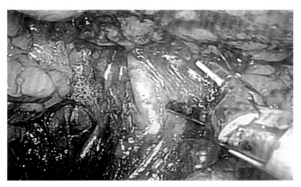

图1-3-7 钝性游离后肾动脉基本暴露

十六、吸引器重要的钝性分离作用再次展示:经过吸引器20次钝性分离动作后,肾动脉主干被暴露出来(图1-3-8和图1-3-9)。

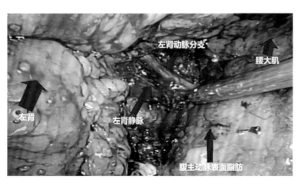

图1-3-8 肾动脉分支被暴露出来,蓝色箭头所示为各解剖结构

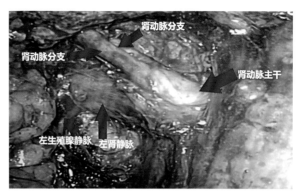

图1-3-9 肾动脉主干被暴露出来,蓝色箭头所示为各解剖结构

十七、肾脏腹侧面游离。所谓万事开头难,肾脏腹侧面的首刀位置常常让笔者感到困惑,直到我捕捉到了下面这张照片(图1-3-10)。图1-3-10显示的是左肾下极位置。左手弯钳向腹侧遮挡腹膜返折,右手超声刀钝性分开。经过右手超声刀10次钝性分离动作和1次左右手交替后,成功暴露出了肾脏腹侧层面,从图中可以看到白色区域(图1-3-11)。找到层面后,需要进一步扩大层面(图1-3-12)。

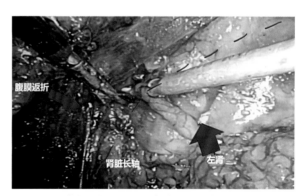

图1-3-10 左肾下极位置,蓝色虚线所示为肾脏长轴,蓝色箭头所示为各解剖结构

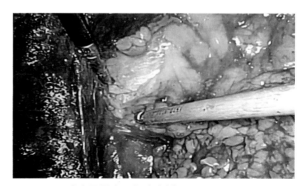

图1-3-11 成功暴露出了肾脏腹侧层面

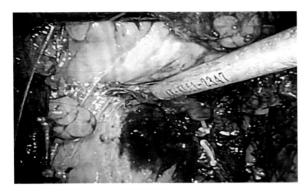

图1-3-12　进一步扩大腹侧层面

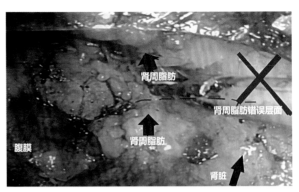

图1-3-15　红色虚线代表迷失层面进入肾周脂肪内部层面的错误做法，蓝色箭头代表腹膜

十八、保证超声刀金属刀头在直视下，不能在视野盲区；所夹持的血管覆盖到管腔全层。错误做法见图1-3-13，正确做法见图1-3-14。

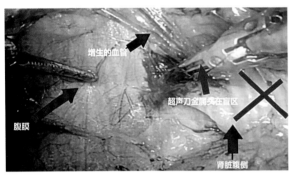

图1-3-13　红色箭头所示为超声刀金属刀头在视野盲区的错误做法，蓝色箭头所示为各解剖结构

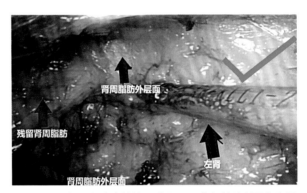

图1-3-16　肾周脂肪囊外的正确层面，蓝色箭头所示为各解剖结构

二十、在三孔法腹腔镜手术中，左手器械起到了拉钩的作用。左手的作用力方向应该是垂直用力（用力方向与操作杆垂直），而非平行用力（用力方向与操作杆平行）。通俗地讲，就是"棍扫一大片"，而非"猛戳一个点"。左手的位置和力度，决定了三孔法手术的空间。

二十一、左手变换位置时，为了尽量保证空间大小不变，往往需要左右手交替。在左右手交替过程中，左手弯钳钳头应该遵循"张开—闭合—再张开"的方式移动。如果持续"张开"，在变换位置时可能损伤组织，造成出血。

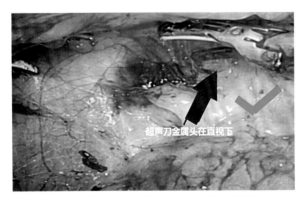

图1-3-14　蓝色箭头所示为超声刀金属刀头在直视下的正确做法

总结

1．吸引器的钝性分离具有重要作用。

2．脂肪的脆性低于血管的脆性。在合适的力度下，脂肪组织被钝性拨断，而血管得以保留。如果力度过大，将会撕扯血管造成出血；如果力度不足，将会降低效率，原地踏步。

3．"分束切断"：将"平面化"的区域，分束为"线性化"的束带，从而为锐性切断做准备。

十九、在游离腹侧时，正确的层面应该是沿着肾周脂肪外与腹膜返折间的层次进行。但容易错误地进入肾周脂肪内部层面（图1-3-15）。这一方面可能降低效率（锐性游离增多）；另一方面可能造成出血（脂肪囊内血管出血）。需要重新回到肾周脂肪囊外层面（图1-3-16）。

4．超声刀刀头平行血管长轴做往返的拨挑动作以达到分束目的。

5．保证金属刀头在直视下，不能在视野盲区；所夹持的血管覆盖到管腔全层。

6．左手的位置和力度，决定了三孔法手术

的空间。"棍扫一大片"，而非"猛戳一个点"。

（刘苗　李宇轩　张洪宪　编写）

第四节　人脑"过滤器效应"的陷阱：一例左位下腔静脉畸形合并左肾癌手术的心得体会

一、病例介绍：患者，49岁男性，体检发现左肾占位10天。诊断考虑左肾占位，肾癌可能性大。

二、术前行泌尿系增强CT检查（图1-4-1），提示左肾下极分叶状团块等密度影，部分凸出肾外，肿瘤大小4.8 cm×3.6 cm×3.4 cm，增强可见明显不均匀强化。

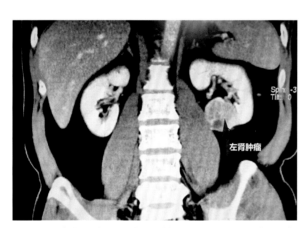

图1-4-1　术前行泌尿系增强CT检查示左肾下极分叶状团块等密度影，蓝色箭头所示为左肾肿瘤

三、单纯从肿瘤大小判断肾癌的临床分期为T1aN0M0期。在外科技术手段上，行保留肾单位的肾部分切除术可行。但通过仔细阅片可见肿瘤与肾窦关系密切，侵犯肾窦和集合系统可能性大，且肿瘤形态不规则。考虑临床分期升级为T3aN0M0期。出于对肿瘤学预后的优先考虑，行后腹腔镜下左侧根治性肾切除术。

四、游离腹膜外脂肪时应该注意左手弯钳牵拉力的方向。其正确方向应该是向近景提拉（高于游离所在平面，图1-4-3），而非单纯平行地向一侧提拉（处于游离所在平面，图1-4-2）。

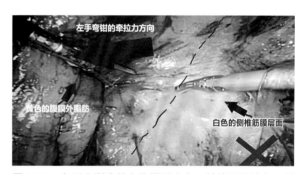

图1-4-2　左手弯钳牵拉力的错误方向。单纯平行地向一侧提拉（处于游离所在平面），蓝色箭头所示为各牵拉力方向及各解剖结构

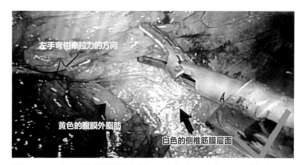

图1-4-3　左手弯钳牵拉力的正确方向。向近景提拉（高于游离所在平面），蓝色箭头所示为各牵拉力方向及各解剖结构

五、在手术路径上，手术老师的习惯如下：

切开侧椎筋膜→游离肾脏背侧层面→寻找输尿管和生殖腺静脉→沿生殖腺静脉从足侧向头侧游离→生殖腺静脉汇入肾静脉。

六、在本例患者的手术中，发现与输尿管伴行的生殖腺静脉走行异常：与常规的从足侧向头侧走行不同，在走行过程中出现向右生长。另外，发现原腹主动脉走行的位置，血管缺少搏动特征，颜色发蓝，管壁更加薄弱，见图1-4-4。

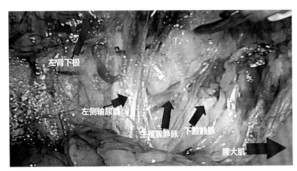

图1-4-4 输尿管伴行的生殖腺静脉走行异常，蓝色箭头所示为各解剖结构

七、影像学检查提示患者下腔静脉（IVC）畸形，为左位下腔静脉（图1-4-5）。

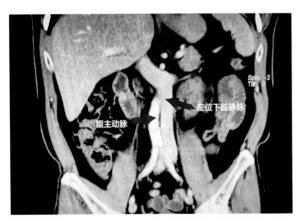

图1-4-5 影像学检查提示左位下腔静脉，蓝色箭头所示为各解剖结构

八、左位下腔静脉在人群中的发生率约为0.1%。在妊娠第6至第8周，下腔静脉由右卵黄静脉（IVC肝上段和肝后段起源）、右下主静脉（IVC肾上段起源）、右上主静脉（IVC肾下段起源），以及后主静脉（IVC主干及双侧髂总静脉起源）逐渐吻合构成，同时相应的左侧支退化消失，使得正常人下腔静脉走行偏右侧。

九、发育过程中，若右上主静脉肾下段退化而相应的左侧支不消失，则会形成左位下腔静脉；若双侧均存留则会形成双支下腔静脉。

十、解剖学上将左位下腔静脉分为3种类型。

Ⅰ型：左位下腔静脉汇入左肾静脉，跨越主动脉前方与右肾静脉汇合成肾上段下腔静脉（即右侧段），此时左位下腔静脉实际上成为左肾静脉的属支，此型最为多见（图1-4-6A）。

Ⅱ型：左位下腔静脉经主动脉前方跨越至其右侧，双侧肾静脉均作为属支汇入，其中右肾静脉汇入其右侧段，此型较为少见（图1-4-6B）。

Ⅲ型：左位下腔静脉的跨越段更靠近头侧，双侧肾静脉均汇入其左侧段，其中右肾静脉经主动脉前方跨越至其左侧，此型最为少见（图1-4-6C）。

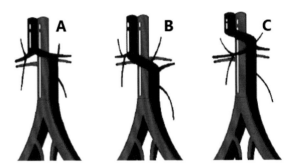

图1-4-6 解剖学上将左位下腔静脉分为3种类型

十一、本例患者属于Ⅰ型，影像学检查如图1-4-7所示。

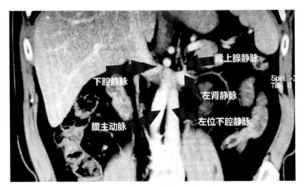

图1-4-7 CTU示本例为左位下腔静脉Ⅰ型

十二、在手术策略上，继续游离左肾动脉。游离暴露左肾动脉的策略是游离头侧的背侧层面，游离足侧的背侧层面，最终背侧中部的凸起下方即为肾门血管（图1-4-8）。

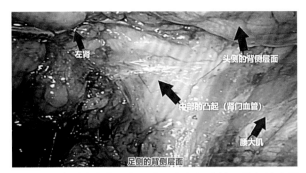

图1-4-8 背侧中部的凸起下方即为肾门血管，蓝色箭头所示为各解剖结构

十三、游离暴露肾门，可见左肾动脉。肾动脉旁可见梭形的肾门淋巴结（术中清扫）。另可见静脉血管，但此时尚无法判断静脉名称（左肾静脉？左位下腔静脉？）（图1-4-9）。

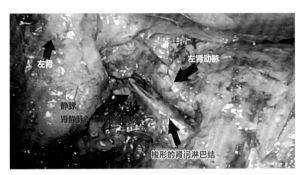

图1-4-9 术中暴露静脉（左肾静脉？左位下腔静脉？），蓝色箭头所示为各解剖结构

十四、在手术策略上，应该将左肾静脉切断的步骤后置，以避免误扎左位下腔静脉，造成下腔静脉远心端回流障碍（图1-4-10）。

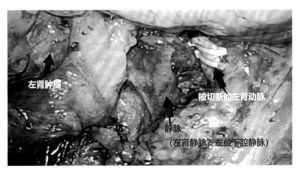

图1-4-10 在手术策略上将左肾静脉切断步骤后置，蓝色箭头所示为各解剖结构

十五、在左肾上极切开肾周脂肪，以保留左侧肾上腺（图1-4-11）。

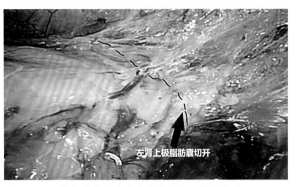

图1-4-11 蓝色箭头代表在左肾上极切开肾周脂肪

十六、在游离暴露过程中，相较于背侧，将率先在左侧暴露出肾上腺边缘。因肾上腺腹侧面脂肪较少，因此更易被优先暴露（图1-4-12）。

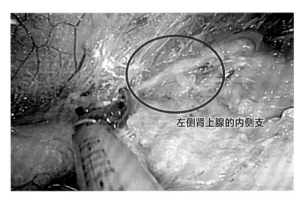

图1-4-12 肾上腺腹侧面脂肪较少，易被优先暴露。红色圆圈内所示为左侧肾上腺的内侧支

十七、保留完整的左侧肾上腺，肾上腺的内侧支一直延伸到肾门水平（图1-4-13）。

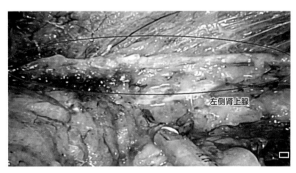

图1-4-13 肾上腺腹侧面脂肪较少，红色圆圈所示为左侧肾上腺

十八、游离到左侧肾上腺中央静脉，这是分辨左肾静脉和左位下腔静脉的重要解剖标志，是两者的分界标志（图1-4-14）。

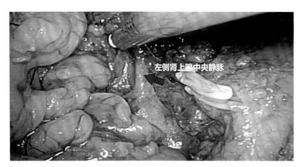

图1-4-14　游离左侧肾上腺中央静脉（蓝色箭头所示）

十九、左肾充分游离后只保留左肾静脉相连，将左肾静脉切断的步骤放在所有手术步骤的最后一步。在左侧肾上腺中央静脉的靠近肾脏一侧，确切切断左侧肾静脉。

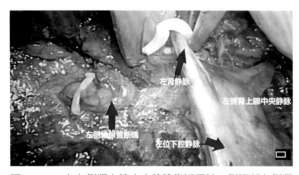

图1-4-15　在左侧肾上腺中央静脉靠近肾脏一侧切断左侧肾静脉，蓝色箭头所示为各解剖结构

二十、心理学上有一个名词"过滤器效应"。过滤器理论是1958年由布罗德本特（Broadbent）提出的解释注意选择作用的一种理论。他认为神经系统在加工信息的容量方面是有限度的。当信息通过各种感觉通道进入神经系统时，由于设置在神经系统某个部位的过滤机制，使部分信息获得通过，并接受进一步的加工；而其他的信息就被阻断在这种机制的外面而完全丢失了。这就好比一个狭长的瓶口，当人们往瓶内灌水时，一部分水通过瓶颈进入瓶内，而另一部分水由于瓶颈狭小，通道容量有限，而留在瓶外了，因此有时也叫瓶颈理论或单通道理论。

过滤器效应是一把"双刃剑"。它可以使人们关注重点，抓住主要矛盾或矛盾的主要方面，忽略次要信息。但同时，也将有损考虑问题的全面性。

在本例手术中，术前阅片的重点是手术方式的选择。针对患者肿瘤直径小、侵犯肾窦可能大、形态不规则，考虑行保肾手术还是切肾手术。而左位下腔静脉畸形对手术的影响依然是考虑的重点。

人脑根据感觉特征来选择信息，按照"全或无"的原则工作（过滤器效应）是人类知觉水平的特点。但疾病的复杂性要求泌尿外科医生克服人脑弱点，尽可能全面考虑问题。张洪宪老师常说的一句话是"CT片子不会骗人、解剖不会骗人。"本例患者左侧肾癌合并左位下腔静脉畸形，容易将下腔静脉误判为左肾静脉，误扎左位下腔静脉可能造成下腔静脉远心端回流障碍。可见仔细全面的术前阅片准备工作，是手术有效、安全的重要前提。

（刘苗　李宇轩　张洪宪　编写）

第五节　飞流精选：一例机器人下肾门及腹膜后巨大淋巴结清扫术的心得体会

一、病例介绍：患者女性，36岁。2个月前体检发现右肾占位伴右侧肾门腹膜后巨大淋巴结。影像学检查可见淋巴结融合成团，为囊实性混杂成分。淋巴结包绕右肾动脉起始段及中段。

外界为右侧肾门，内界紧邻主动脉右侧，上界位于右侧肾上腺旁，下界邻近髂血管分叉处，整体将腔静脉及左肾静脉向前顶起。穿刺病理提示TFE3基因融合相关性肾癌，使用舒尼替尼"4+2"方案一周期后，淋巴结稍有缩小。

二、手术过程：斜仰卧位70°～80°，便于肠管尽量下垂。稍起腰桥30°。机器人右侧肾脏切除Trocar布局，术者习惯双侧操作机械臂与观察孔间连线夹角150°左右，腹中线脐下及脐上8 cm穿刺辅助孔。

三、进镜后见肿瘤凸出（图1-5-1）。

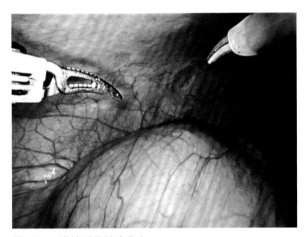

图1-5-1　进镜后见肿瘤凸出

四、抬起肾下极，向上找到右侧输尿管并离断（图1-5-2）。

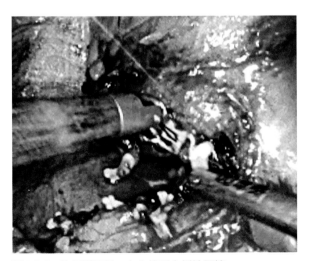

图1-5-2　抬起肾下极，向上找到右侧输尿管

五、离断右侧输尿管（图1-5-3）。

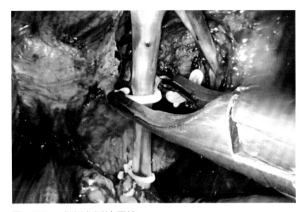

图1-5-3　离断右侧输尿管

六、沿右肾背侧向上游离，寻找肾门部血管（图1-5-4）。

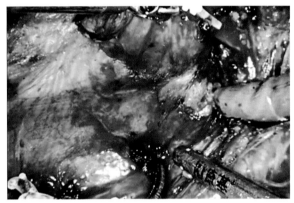

图1-5-4　沿右肾背侧向上游离

七、离断右侧输尿管，抬起右肾下极，向上找到右肾动静脉，避开淋巴结。图1-5-5为找到右肾动脉。

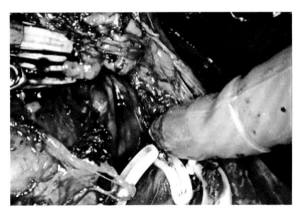

图1-5-5　游离右肾动脉

八、游离并切断右肾静脉（图1-5-6）。

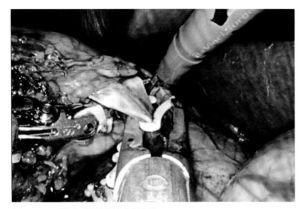

图1-5-6   游离并切断右肾静脉

九、游离并切断右肾动脉（图1-5-7）。

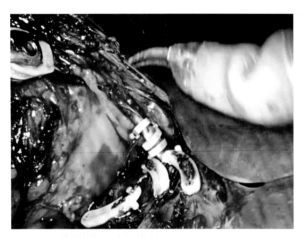

图1-5-7   游离并切断右肾动脉

十、切除右肾，准备处理淋巴结（图1-5-8）。

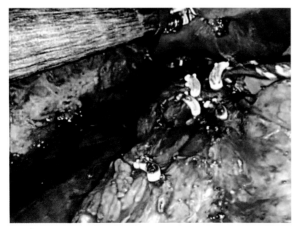

图1-5-8   右肾切除后

十一、从最下方淋巴结向上切除，夹闭淋巴管（图1-5-9和图1-5-10）。

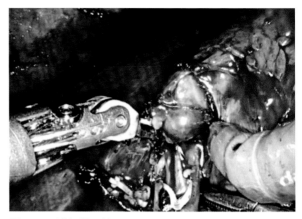

图1-5-9   清扫淋巴结

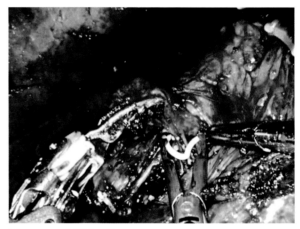

图1-5-10   夹闭淋巴管

十二、将右肾完整切除后，从最下方淋巴结开始向上切除。淋巴结血管及淋巴管丰富，深入周围腰大肌等组织中，逐一用血管夹夹闭后切断。术中见淋巴结之间稍有层次，遂采取分块切除的策略。

十三、游离腔静脉主动脉间淋巴结（图1-5-11）。

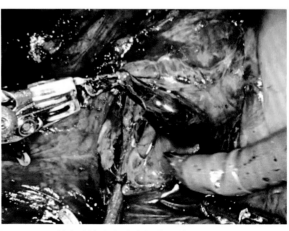

图1-5-11   游离腔静脉主动脉间淋巴结

十四、从腔静脉后方游离腔静脉主动脉间淋巴结（图1-5-12）。

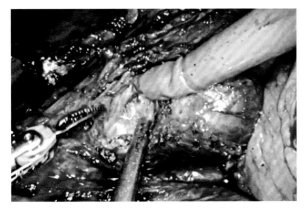

图1-5-12　从腔静脉后方游离腔静脉主动脉间淋巴结

十五、从腔静脉右侧游离腔静脉主动脉间淋巴结（图1-5-13）。

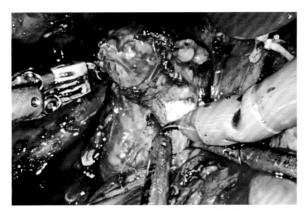

图1-5-13　从腔静脉右侧游离腔静脉主动脉间淋巴结

十六、从主动脉右侧游离淋巴结（图1-5-14和图1-5-15）。

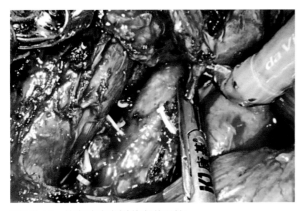

图1-5-14　从主动脉右侧游离淋巴结

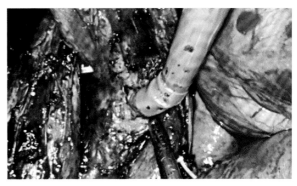

图1-5-15　从主动脉右侧游离淋巴结

十七、将腔静脉右侧淋巴结分块切除，夹闭部位为右肾静脉近心端（远心端已夹闭离断，此处双重夹闭，图1-5-16）。

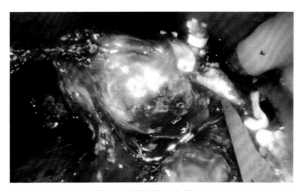

图1-5-16　夹闭部位为右肾静脉近心端

十八、将腔静脉后方掏通，淋巴结大部分游离（图1-5-17）。

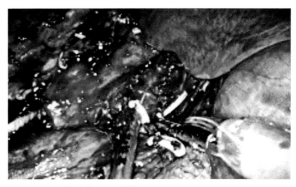

图1-5-17　将腔静脉后方掏通

十九、找到右肾动脉起始部，将右肾动脉从淋巴结旁游离（图1-5-18）。助手止血钳牵拉处为右肾动脉，电剪刀分离处为二者之间粘连部位，左手机械臂提起物为淋巴结。

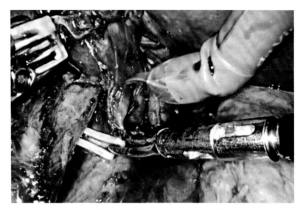

图1-5-18 找到右肾动脉起始部,将右肾动脉从淋巴结旁游离

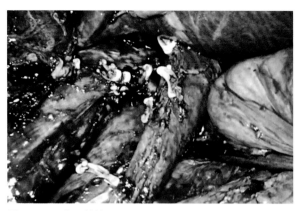

图1-5-21 术后整体观

二十、标蓝处为下腔静脉,绿色部位为淋巴结。夹闭其最上端,将淋巴结完整切除(图1-5-19)。

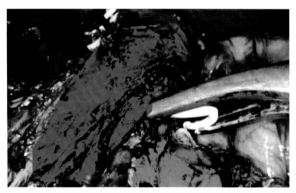

图1-5-19 标蓝处为下腔静脉,绿色部位为淋巴结,完整切除淋巴结

二十一、清扫残留于主动脉腔静脉之间下方腔隙的小淋巴结,仍采用血管夹夹闭淋巴管(图1-5-20)。

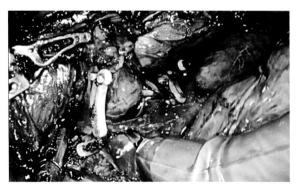

图1-5-20 清扫残留于主动脉腔静脉之间下方腔隙的小淋巴结

二十二、术后整体观(图1-5-21),器械之间长条组织为腔静脉。

二十三、在下腔静脉与主动脉之间的淋巴结使用下腔静脉左侧和右侧游离相结合的方式,将其从腔静脉后方仔细剥离,完整切除。下腔静脉周围组织水肿,并且受后方淋巴结挤压变薄。腔静脉主动脉之间及左肾静脉后方淋巴结的处理,则需找到主动脉右侧边界,向上将淋巴结与主动脉游离开,并仔细解剖出右肾动脉起始段,将包绕的淋巴结切除。注意识别和保护左肾静脉。整体手术过程顺利,时长2小时50分钟,出血300 ml,未输血。术后连续每日引流不到100 ml。

二十四、手术体会

1. 机器人操作视野清晰、操作精细稳定,在肾门区及腹膜后淋巴结清扫中优势巨大。特别是位于血管后方等复杂部位的淋巴结,机器人可做出常规腹腔镜做不到的关键动作,降低了操作难度。

2. 正确选择手术策略,术中见淋巴结之间有潜在层次后,选择分块切除,既保证了淋巴结的完整性,又可根据局部解剖结构选择切除方式。

3. 时刻牢记解剖,复杂环境下及时识别主要血管等关键结构。

4. 保持术野开阔。本例正确选取了抬起肾下极,由下向上寻找并处理肾门部血管的策略,及时将肾脏切除,保证了淋巴结清扫术中的操作空间。

5. 清扫淋巴结时,及时使用Hem-o-lok夹处理淋巴管,有利于预防术后淋巴瘘。

(邓绍晖 张树栋 编写)

第六节 飞流精选：孕妇肾癌行机器人肾部分 切除术的心得体会

本节介绍一例孕中期肾癌患者行机器人辅助腹腔镜左肾部分切除术的手术体会。机器人肾部分切除术治疗肾癌对于泌尿外科同道可能已经"司空见惯"，但对于妊娠期女性肾癌这一特殊人群的经验相对较少。"飞流精选"的推荐理由如下：①围术期管理难度大，尤其是保护围术期胎儿功能、安全使用围术期药物；②手术体位、途径、入路、穿刺器放置与常规患者不同；③避免使用单极电凝及其替代方案；④多学科团队合作，为母亲和胎儿安全保驾护航。

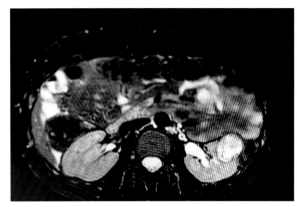

图1-6-2 左肾肿物3.0 cm×2.8 cm

一、病例简介

青年女性，宫内孕24+周，主因"体检发现左肾占位进行性增大3个月"就诊。患者3个月前产检时行超声检查发现左肾占位2.4 cm×1.9 cm，无腰痛、血尿等症状。10天前复查泌尿系超声提示左肾占位3.2 cm×2.3 cm。进一步完善腹部MRI平扫提示左肾肿物3.0 cm×2.8 cm，局部邻近肾窦，肾癌可能性大。既往史：妊娠期甲状腺功能减退。MRI影像如图1-6-1～图1-6-3。

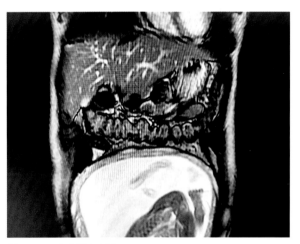

图1-6-3 宫内孕24+周

二、术前评估及手术计划

患者在孕早期发现左肾肿瘤，在产检过程中严密监测肿瘤进展情况。因发现肿瘤增长速度较快，且局部邻近肾窦，患者与家属商讨后决定于孕期积极手术治疗。

患者的左肾肿瘤体积不大，位于左肾中极偏腹侧，外突于左肾表面，局部邻近肾窦，R.E.N.A.L.评分=8A。单从手术难度来说，本例手术属于中等难度的肾部分切除术。但该病例的特殊之处在于患者是一位宫内孕24+周的孕妇，在围术期管理和手术计划上均有别于一般患者。

术前我们组织了多学科会诊，共同制订围术

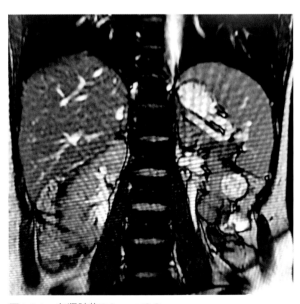

图1-6-1 左肾肿物3.0 cm×2.8 cm

期管理方案。术前由产科医生协助进行胎心监护，确认胎儿宫内状况良好，无异常宫缩。围术期用药应在产科指导下进行，尽量减少不必要的用药。在决定手术入路时，我们查体发现患者子宫底已超过脐上一横指，若采用经腹途径，增大的子宫对手术空间、Trocar位置选择有一定影响。同时，气腹压、术区渗血、引流管对子宫的刺激有造成围术期流产等胎儿不良结局的风险。而经腹膜后途径可避免上述因素对子宫的直接刺激，还能避免胃肠道刺激，促进术后饮食恢复。经过一番权衡，我们最终决定采用经腹膜后途径行机器人辅助腹腔镜左肾部分切除术。在手术体位上尽量减少腰桥的角度，避免腰桥对子宫造成较大压迫。同时术中尽量降低气腹压，避免单极电刀的使用，减少对胎儿的影响。术后继续由产科医生动态监测胎心及宫缩频率。

三、手术步骤及心得体会

1. 体位摆放：麻醉后选择右侧卧位，尽量减少腰桥角度，避免腰桥对子宫造成较大压迫。

2. 与往常的习惯不同，首先选择髂嵴上2横指穿刺第一个8 mm Trocar作为观察孔。由于后腹腔入路的机器人辅助腹腔镜肾部分切除手术操作空间较小，需在手指引导下尽量贴着腰大肌前缘进行第12肋肋缘下8 mm Trocar的穿刺，以保证操作孔之间有足够的距离。最后穿刺置入腋前线肋缘下操作孔。辅助孔的位置选择髂前上棘内上方3 cm（图1-6-4）。

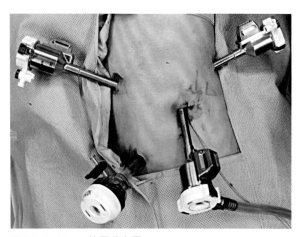

图1-6-4　Trocar位置分布图

3. 建立气腹，设定气腹压为10 mmHg，可见腹膜后空间较局限（图1-6-5）。

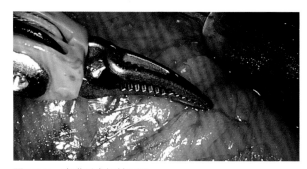

图1-6-5　腹膜后空间较局限

4. 游离部分腹膜后脂肪，打开侧椎筋膜（图1-6-6）。

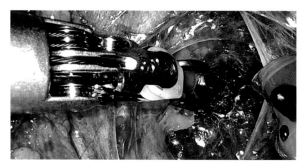

图1-6-6　打开侧椎筋膜

5. 沿腰大肌先游离左肾背侧层面（图1-6-7）。因术中使用单极电刀可能影响胎儿，本例手术的右手机械臂电剪刀未连接单极电凝。在游离过程中应严格遵循解剖层次，配合左手双极电凝及时止血，保持术野清晰。

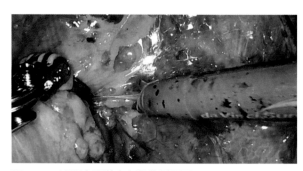

图1-6-7　沿腰大肌游离左肾背侧层面

6. 接近肾门处，仔细观察可见肾动脉搏动。小心游离肾动脉（图1-6-8）。套带备阻断（图1-6-9）。

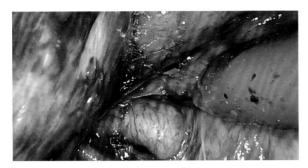

图1-6-8 游离肾动脉

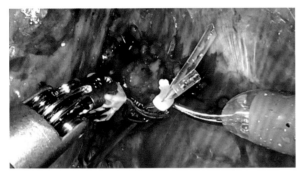

图1-6-9 肾动脉阻断带

7. 沿肾周脂肪囊继续游离左肾腹侧层面（图1-6-10）。

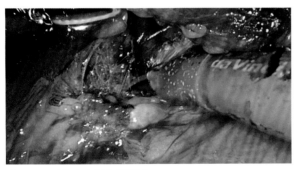

图1-6-10 游离左肾腹侧层面

8. 见左肾肿物位于腹侧，突出于肾脏表面（图1-6-11）。打开脂肪囊，充分游离左肾肿物。

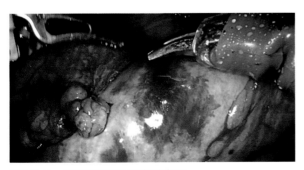

图1-6-11 左肾肿物突出于肾脏表面

9. 游离肾下极时注意保护输尿管（图1-6-12）。

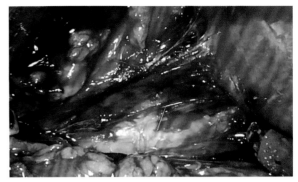

图1-6-12 游离肾下极时注意保护输尿管

10. 待左肾肿物充分游离后，阻断左肾动脉（图1-6-13）。

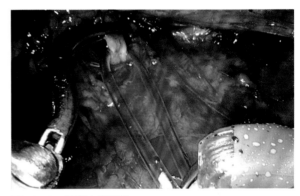

图1-6-13 阻断左肾动脉

11. 距离肿瘤边缘0.5 cm剪开肾皮质，助手使用吸引器及时吸净出血，同时协助术者暴露切口并保持切面张力。采用钝性和锐性相结合的方法将肿瘤逐步切除（图1-6-14和图1-6-15）。切除肿瘤基底时注意辨认肿瘤包膜，避免切开包膜造成切缘阳性及肿瘤播散。

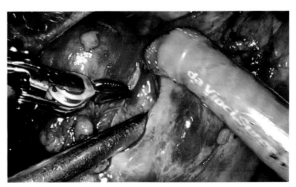

图1-6-14 采用钝性和锐性相结合的方法将肿瘤逐步切除

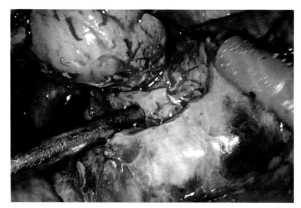

图1-6-15　采用钝性和锐性相结合的方法将肿瘤逐步切除

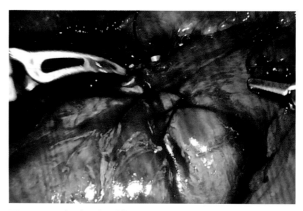

图1-6-18　解除阻断后表现

12．由于创面不算太深，术者决定采用2-0倒刺线单层连续缝合关闭创面，缝合时一并关闭切除肿瘤时打开的集合系统（图1-6-16）。一边缝合一边收紧缝线，注意缝线张力无须过大，将创面逐步对合即可（图1-6-17）。

14．彻底止血后，取出肿瘤标本，放置引流管，关闭伤口，手术结束。

15．术后剖开肿瘤，切面呈黄褐色（图1-6-19）。最终病理回报为肾透明细胞癌，WHO/ISUP核分级Ⅰ～Ⅱ级，切缘未见癌。

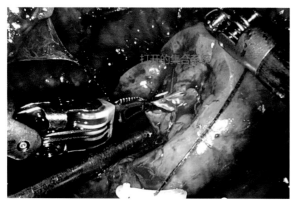

图1-6-16　缝合创面，绿色箭头所示为打开的集合系统

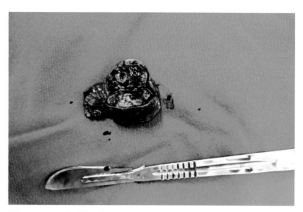

图1-6-19　术后标本

16．患者术后6 h恢复半流食，术后第1天下地活动，术后2天拔除引流管。术后患者间断出现宫缩，产科医生协助监测胎心及宫缩曲线，并动态调整抑制宫缩药物。经过1周休养，患者平安出院。

（刘磊　张启鸣　编写）

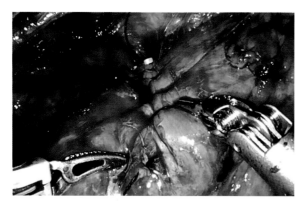

图1-6-17　缝合创面

13．松开动脉阻断夹（图1-6-18），热缺血时间为9 min。降低气腹压至5 mmHg，观察创面出血情况，对出血处加针缝合止血。

第七节 右侧腹腔镜根治性肾切除术——术中止血方法总结

一、病例介绍：患者51岁，男性，主因"右侧腰痛伴腹部包块1个月"就诊。既往高血压、糖尿病史。泌尿系B超提示右肾下极实性包块，呈等回声，边界清楚，大小为10.7 cm×6.4 cm。初步诊断为右肾癌，行经腹膜后途径右侧腹腔镜根治性肾切除术。

二、泌尿系增强CT提示右肾下极占位，动脉期明显强化，考虑诊断为右肾癌。图1-7-1示右肾动脉主干一支。

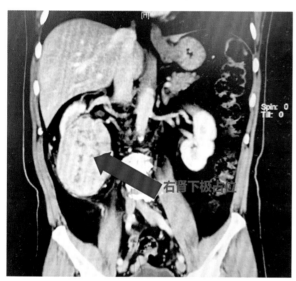

图1-7-1 泌尿系增强CT（冠状位），蓝色箭头所示为肿瘤，位于右肾下极

肾下极有肾动脉小分支供应肿瘤（图1-7-2）。

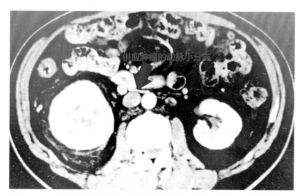

图1-7-2 泌尿系增强CT（水平位），蓝色箭头示供应肿瘤的动脉小分支

三、沿腰大肌背侧层面向深方游离，暴露下腔静脉（图1-7-3）。在背侧层面通常可仅靠钝性分离游离出下腔静脉。但本例患者粘连严重，术中锐性切开下腔静脉表面脂肪。

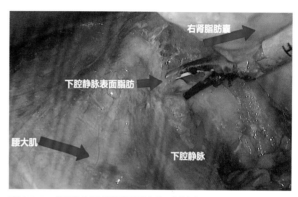

图1-7-3 沿腰大肌背侧层面向深方游离，暴露下腔静脉，蓝色箭头示相应解剖结构

四、沿下腔静脉表面游离，切开下腔静脉血管鞘（为相对无血管区）（图1-7-4）。切开时注意手法，超声刀刀头先向上提拉后再做功切开，避免刀头直对下腔静脉而造成穿孔出血。

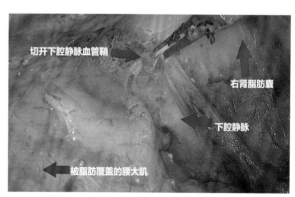

图1-7-4 切开下腔静脉血管鞘（为相对无血管区），蓝色箭头示相应解剖结构

五、沿着下腔静脉层面游离，从足侧向头侧方向延伸，直至遇到右肾动脉主干。

六、采用血管夹Hem-o-lok夹闭并切断右肾动脉，继续沿下腔静脉表面向头侧游离，切开下腔静脉血管鞘外的结缔组织（图1-7-5）。

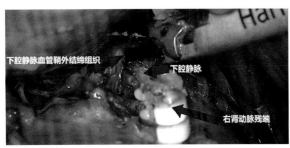

图1-7-5　切开下腔静脉血管鞘外的结缔组织，蓝色箭头示相应解剖结构

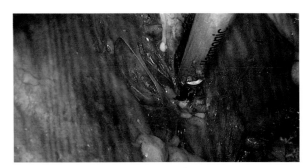

图1-7-8　超声刀电凝凝闭并凝断滋养动脉

七、调转方向向足侧游离，在肾下极位置找到增粗的生殖腺静脉和供应肿瘤的动脉小分支（此前在CT上显示）（图1-7-6）。

十一、在游离腹侧层面（肾下极位置）时，可见肾下极脂肪囊内有大量增粗的侧支静脉。图1-7-9示侧支静脉出血时的处理。

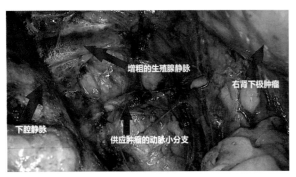

图1-7-6　增粗的生殖腺静脉和供应肿瘤的动脉小分支，蓝色箭头示相应解剖结构

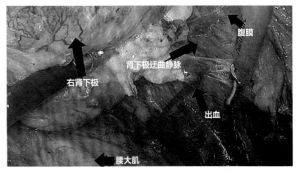

图1-7-9　肾下极脂肪囊内有大量增粗的侧支静脉，蓝色箭头示相应解剖结构

八、采用血管夹分别夹闭并切断小动脉和增粗的生殖腺静脉。

九、游离肾下极下方的输尿管，采用血管夹Hem-o-lok夹闭输尿管，用剪刀剪开右侧输尿管，可见输尿管滋养动脉喷血（图1-7-7）。

十二、迂曲静脉出血后，此时用左手协助遮挡右肾下极，右手超声刀迅速夹闭出血静脉，在出血的"黄金三秒"内尽快判断出血部位并及时夹闭出血静脉（图1-7-10）。

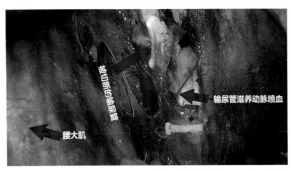

图1-7-7　输尿管滋养动脉喷血（右侧蓝色箭头所示），其余箭头示相应解剖结构

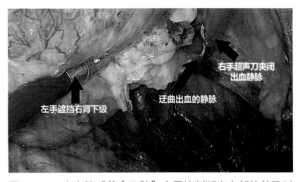

图1-7-10　出血的"黄金三秒"内尽快判断出血部位并及时夹闭出血静脉，蓝色箭头示迂曲出血的静脉（中间）和左右手的动作

十、对于输尿管滋养动脉喷血，直接采用超声刀电凝凝闭并凝断滋养动脉（图1-7-8）。

十三、右手超声刀夹闭静脉后保持不动，左手弯钳移动并接替右手夹闭出血静脉（图1-7-11）。

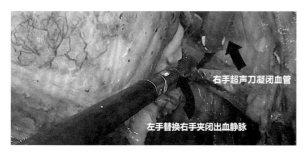

图1-7-11 左手弯钳移动并接替右手夹闭出血静脉，蓝色箭头示左右手动作

十四、保持左手弯钳不动，持续夹闭出血静脉，右手持超声刀用电凝凝闭并凝断迂曲出血的静脉（图1-7-12）。

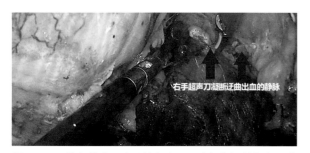

图1-7-12 蓝色箭头示右手持超声刀用电凝凝闭并凝断迂曲出血的静脉

十五、凝断后，在迂曲出血静脉的近肾端，采用血管夹夹闭迂曲静脉，并配合双极电凝凝闭出血点，完成止血。

十六、图1-7-13示靠近肾静脉处多发小静脉分支出血的处理方法。左手弯钳将肾脏压向背侧腰大肌，从肾脏腹侧层面暴露下腔静脉及右肾静脉。在右手超声刀凝闭时出现小静脉分支出血。

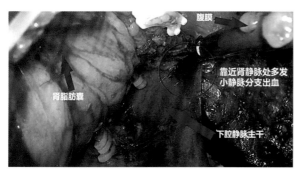

图1-7-13 蓝圈示近肾静脉处多发小静脉分支出血，蓝色箭头示相应解剖结构

十七、图1-7-14示小静脉分支出血。

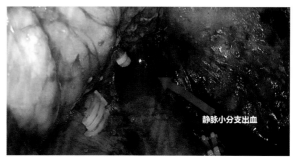

图1-7-14 蓝色箭头示小静脉分支出血

十八、处理方式是采用双极电凝止血。右手持双极电凝，凝闭下腔静脉表面的小静脉分支。

十九、图1-7-15示双极电凝止血后的效果。

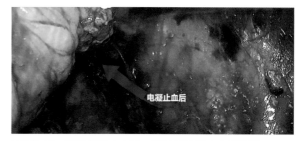

图1-7-15 双极电凝止血法，蓝色箭头示止血后效果

二十、游离翻越肾上极后需要注意保留右侧肾上腺，切开肾上极脂肪囊，将右肾上腺留在脂肪内（图1-7-16）。本例手术得益于下腔静脉的充分游离，在分离肾上腺时，可以直视其深方的下腔静脉，从而避免超声刀刀头打穿并损伤深方的下腔静脉。

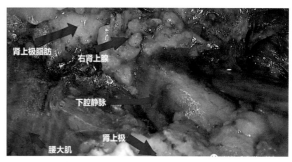

图1-7-16 注意保留右侧肾上腺，蓝色箭头示相应解剖结构

二十一、本例手术中，因肿瘤巨大，空间狭小，游离切断右肾静脉是难点。在手术策略上步骤顺序为：游离肾脏背侧层面→切断右肾动脉、生殖腺静脉、输尿管→游离肾脏腹侧层面→游离肾上极，保留右侧肾上腺→切断右肾静脉。切断

右肾静脉是手术最后的步骤，可以从背侧层面、腹侧层面和上极层面三个层面进行多层次、多角度的游离暴露。从背侧层面游离暴露右肾静脉的过程中，右肾静脉近肾端有小分支引起的出血，采用双极电凝凝闭出血点。

二十二、图1-7-17示从肾脏腹侧层面游离暴露右肾静脉，采用直角钳游离暴露右肾静脉。

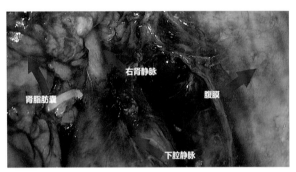

图1-7-17　从肾脏腹侧层面游离暴露右肾静脉，蓝色箭头示相应解剖结构

二十三、图1-7-18示从肾上极层面，下压肾脏，从而游离暴露右肾静脉。

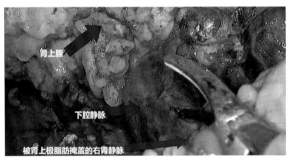

图1-7-18　游离暴露右肾静脉，蓝色箭头示相应解剖结构

二十四、最后选择最佳层面（背侧层面），采用血管夹Hem-o-lok夹闭并切断右肾静脉（图1-7-19）。

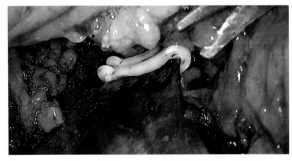

图1-7-19　采用血管夹Hem-o-lok夹闭并切断右肾静脉

二十五、图1-7-20示右肾完全切除后的大体标本图片。术中出血50 ml。

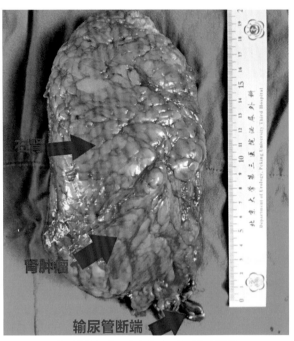

图1-7-20　术后大体标本，蓝色箭头示相应解剖结构

二十六、图1-7-21示右肾及右肾肿瘤剖开照片。

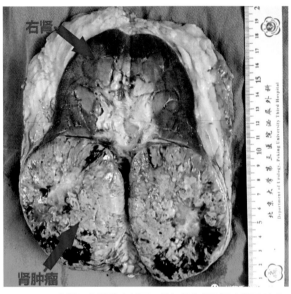

图1-7-21　右肾及右肾肿瘤剖开，蓝色箭头分别示右肾及肿瘤

（刘茁　赵勋　张洪宪　编写）

（刘茁　视频编辑）

视频1

第八节　经腹膜后途径左侧腹腔镜根治性肾切除术
——外科操作的基础知识（初学者适用）

一、病例介绍：患者37岁，男性，主因"体检发现左肾占位1个月"入院，既往体健。诊断考虑左肾癌。行经腹膜后途径左侧腹腔镜根治性肾切除术。

二、泌尿系增强CT提示左肾上极软组织密度影，大小4.6 cm×4.0 cm，增强扫描动脉期可见明显不均匀强化，静脉期强化程度减低（图1-8-1）。诊断考虑左肾癌。

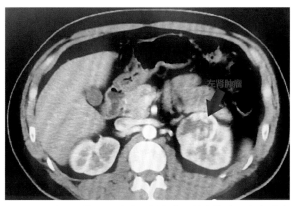

图1-8-1　泌尿系增强CT（水平位）像，蓝色箭头示左肾肿瘤

三、泌尿系增强CT冠状位像提示左肾2支肾动脉（图1-8-2）。

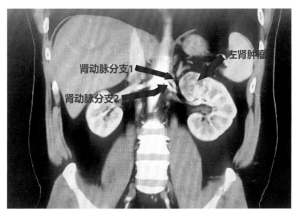

图1-8-2　泌尿系增强CT（冠状位），蓝色箭头示左肾肿瘤及2支肾动脉

四、游离腹膜外脂肪：正确的层面是在腹膜外脂肪与侧椎筋膜之间的解剖间隙游离。如果切开脂肪筋膜而深入到脂肪内部的错误层面，会增加手术难度：①引起脂肪内小血管破裂出血；②增加低效率的超声刀锐性切割，减少高效率的钝性分离。腹膜外脂肪应是被翻卷下来，而非切割下来（图1-8-3）。术中操作方法为右手超声刀和左手弯钳交替夹持脂肪并"向心性"拖拽，从而增加效率。

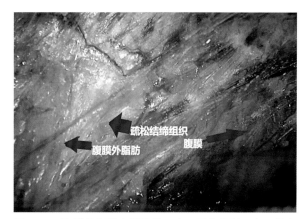

图1-8-3　腹膜外脂肪应是翻卷下来，而非切割下来。蓝色箭头示相应解剖结构

五、切开侧椎筋膜后应注意分离正确的层次。肾周脂肪囊外有一层薄薄的筋膜（图1-8-4），包绕脂肪使其成为一个整体，如果层次过深，打开脂肪囊的筋膜，会使脂肪破碎而向下坠积，不再是一个整体，不利于背侧层面空间暴露。

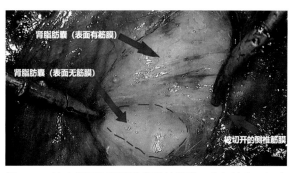

图1-8-4　注意肾周脂肪囊外薄薄的筋膜，蓝色箭头示相应解剖结构

六、游离肾动脉时，超声刀刀头平行动脉走行方向反复拨动，将肾动脉鞘及结缔组织分成束（图1-8-5），再用超声刀夹闭切断。超声刀夹闭做功时，可适当向动脉两侧外挑，以避免刀头损伤动脉，造成穿孔出血。

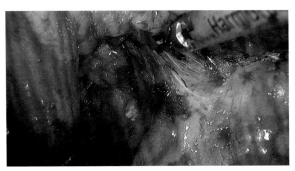

图1-8-5 超声刀刀头平行动脉走行方向来回拨动以将肾动脉鞘及结缔组织分成束，蓝色箭头示拨动方向

七、图1-8-6示游离暴露肾动脉分支1，术中通过吸引器杆的钝性分离，可辨认左肾动脉分支2和左肾静脉。

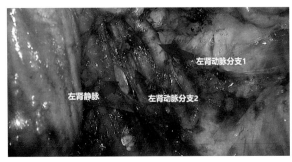

图1-8-6 游离暴露左肾动脉分支，蓝色箭头示相应解剖结构

八、图1-8-7示采用血管夹Hem-o-lok夹闭并切断肾动脉分支1，游离暴露左肾动脉分支2和左肾静脉。

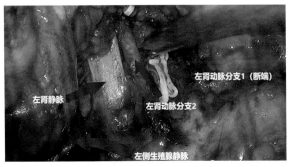

图1-8-7 游离暴露左肾动脉分支和左肾静脉，蓝色箭头示相应解剖结构

九、图1-8-8示肾脏腹侧层面游离方法。游离腹侧层面需左右手配合，左手向上遮挡腹膜，右手用超声刀的刀杆钝性剥离肾脂肪囊与腹膜交界处。

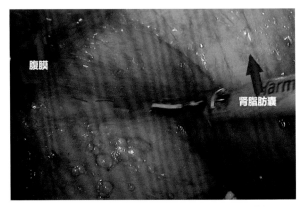

图1-8-8 肾脏腹侧层面游离，蓝色箭头示相应解剖结构

十、右手用超声刀的刀杆钝性剥离的结果是将肾脂肪囊表面的薄层筋膜破开，以进入到正确的肾脏腹侧层面（图1-8-9）。肾脂肪囊表面筋膜不破，容易进入到结肠融合筋膜的错误层面。

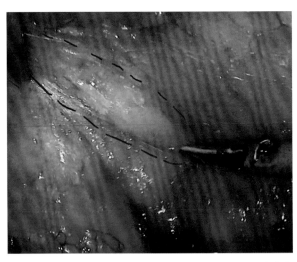

图1-8-9 右手用超声刀的刀杆钝性剥离并破开肾脂肪囊表面的薄层筋膜，蓝圈内示破开筋膜后的脂肪囊

十一、在上一步骤中，已经找到正确层面。下一步，需要将层面向两侧延伸，扩大游离范围（图1-8-10）。在延伸过程中，不要尝试重新寻找新的层面，或者在不同层面间"跳跃"。左手弯钳向上遮挡腹膜、右手超声刀夹持脂肪并向下拖扯，钝性分离层面。

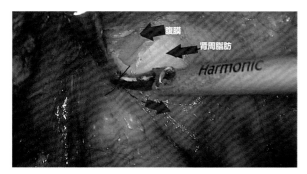

图1-8-10　将层面向两侧延伸,蓝色箭头示相应解剖结构及游离方向

十二、延伸层面至肾下极水平(图1-8-11)。

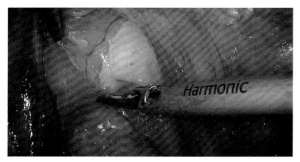

图1-8-11　延伸层面至肾下极水平

十三、肾下极的锥形脂肪位于腹侧层面与背侧层面汇合处(图1-8-12)。将其游离后可以采用"下极上翻法"掀起肾脏下极。

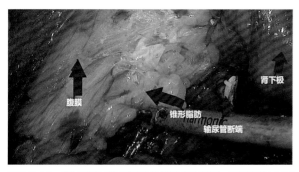

图1-8-12　肾下极的锥形脂肪位于腹侧层面与背侧层面交汇处,蓝色箭头示相应解剖结构

十四、在向头侧游离肾脏腹侧层面时,操作手法分三步:第一步,在腹膜返折与肾脂肪囊交界处切开肾脂肪囊筋膜(图1-8-13);第二步,在浅层面上,左手弯钳向上遮挡腹膜的同时,右手超声刀夹持脂肪并向下拖扯,钝性分离层面(方法同前);第三步,在深层面上重复上述动作。

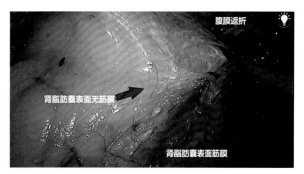

图1-8-13　在腹膜返折与肾脂肪囊交界处切开肾脂肪囊筋膜,蓝色箭头示相应解剖结构

十五、图1-8-14示第三步,在深层面上左手弯钳向上遮挡腹膜的同时,右手超声刀夹持脂肪并向下拖扯,钝性分离层面。

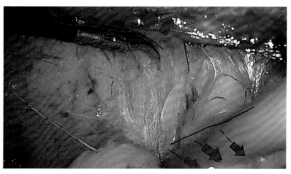

图1-8-14　左手弯钳向上遮挡腹膜,蓝色箭头示游离方向

十六、在操作手法上,避免"大幅度""低频率"的"大动作",而应采用"小幅度""高频率"的"小动作"。大幅度钝性撕扯可能造成不必要的出血,如图1-8-15所示。

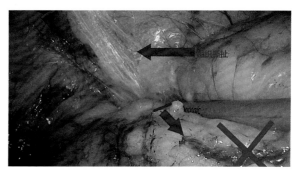

图1-8-15　错误操作。蓝色箭头示组织撕扯,为动作过大导致的

十七、小幅度的钝性分离,如"小碎步"一样,减小幅度、增加操作次数,如图1-8-16所示。

可在每次分离动作后得到反馈，降低出血风险，并有利于出血后的及时止血。

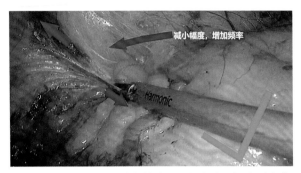

图1-8-16　正确操作，蓝色箭头示操作方法，"小幅高频"的小动作

十八、肾脏腹侧层面游离到肾上极时，需要注意肾上腺的保留（图1-8-17）。

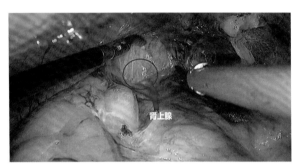

图1-8-17　注意肾上腺的保留，蓝色箭头及蓝圈示肾上腺

十九、即使是体型肥胖的患者，肾上腺的腹侧层面脂肪也极少，几乎紧贴腹膜（图1-8-18）。术中游离肾上腺背侧层面，将肾上腺及周围少量脂肪保留。

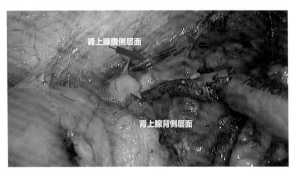

图1-8-18　蓝圈示肾上腺，蓝色箭头示肾上腺腹侧和背侧，可见腹侧层面脂肪极少，紧贴腹膜

二十、左侧肾上腺狭长，其远端可以达到肾门水平（图1-8-19）。

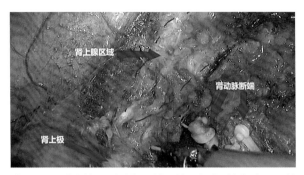

图1-8-19　左侧肾上腺狭长，其远端可以达到肾门水平，蓝色箭头示相应解剖结构

二十一、左肾完全切除后，如图1-8-20所示。

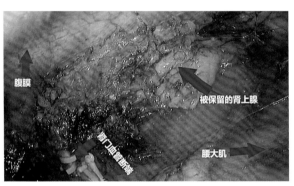

图1-8-20　左肾完全切除后，蓝色箭头示相应解剖结构

二十二、图1-8-21示术后大体标本。

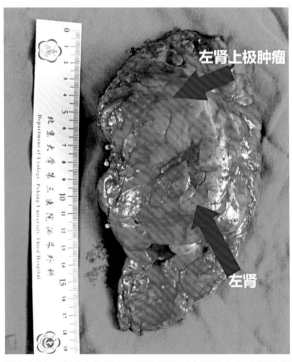

图1-8-21　术后大体标本，蓝色箭头示左肾及左肾上极肿瘤

二十三、图1-8-22示左肾及左肾上极肿瘤剖开观。

二十四、图1-8-23中可见左肾肿瘤多灶，且形态不规则。

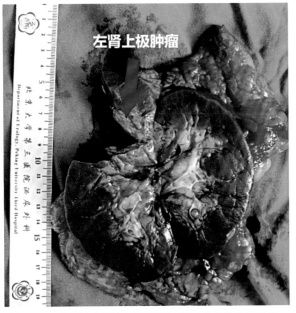

图1-8-22　左肾及左肾上极肿瘤剖开观，蓝色箭头示肿瘤

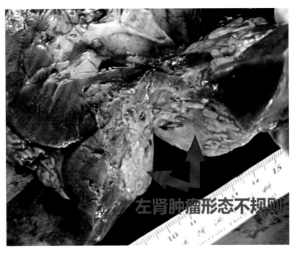

图1-8-23　蓝色箭头示左肾肿瘤多灶且形态不规则

（刘茁　赵勋　张洪宪　编写）

（刘茁　视频编辑）　视频2

第九节　一台机器人辅助腹腔镜右肾部分切除术的心得体会

一、Trocar的放置。在脐部置入气腹针建立气腹。右侧肾门的水平为右侧第11肋与腋前线交界处。机器人镜头孔Trocar位置为距离此处10～20 cm处（图1-9-1）。

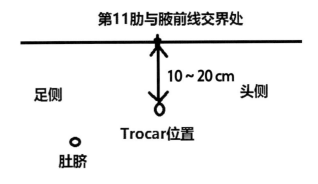

图1-9-1　Trocar的放置位置

二、术中缺少量尺，可以通过外科医生手部的相对距离测算。笔者拇指至示指的"八字"距离为16 cm（图1-9-2），4个掌指关节长约8 cm（图1-9-3）。

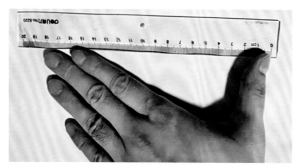

图1-9-2　外科医生手部的相对距离测算（拇指至示指"八字"距离）

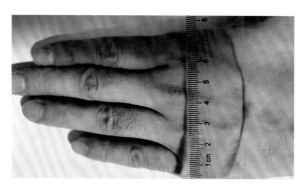

图1-9-3　外科医生手部的相对距离测算（掌指关节）

三、在镜头孔的头侧间隔8 cm建立Trocar（机器人右手器械）。在镜头孔的足侧偏上间隔8 cm建立Trocar（机器人左手器械）。在前正中线上建立Trocar辅助孔，两个辅助孔连线中点的垂线穿过镜头孔（图1-9-4）。

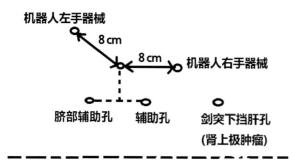

图1-9-4　所有Trocar的放置位置

四、激光线应定位于初始的内镜Trocar。

五、机器人的连接。公式简记为"L、A、A、B、C、I"。其首字母代表"Lock锁定（连接机械臂）、Align对齐（调整机械臂平行）、Aim瞄准（指向手术目标）、Burp（释放腹壁张力）、Clearance间隙（调整患者安全距离按钮）、Inlet入口（套管气孔偏向一侧）"。

六、在端口离合与套管Lock锁定后，需要Align对齐（调整机械臂平行）。置入腹腔镜镜头后进行targeting（定位）步骤。按住内镜上的targeting（定位）按钮，直至听到完成提示音、机械臂移动停止。之后引入其他机器人操作器械，并进行Aim瞄准（指向手术目标）。

七、病例介绍：39岁男性，体检发现右肾腹侧2 cm占位。诊断为右侧肾癌T1aN0M0（图1-9-5和图1-9-6）。

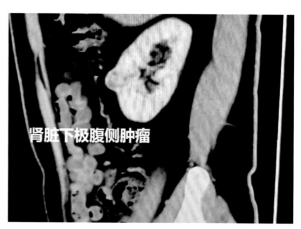

图1-9-5　增强CT（矢状位），蓝色箭头示右肾腹侧2 cm占位

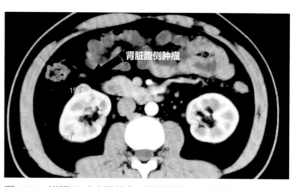

图1-9-6　增强CT（水平位），蓝色箭头示右肾腹侧2 cm占位

八、熟练后腹腔镜手术者常对机器人辅助经腹腔途径的解剖结构感到生疏。患者体位向右侧抬高后，肠管受到重力作用向内侧偏移，视野内右肾位置被抬高。右肾与右半结肠之间为右侧结肠旁沟（图1-9-7）。

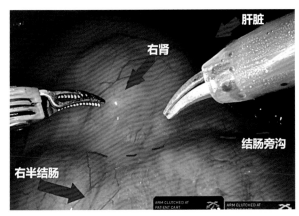

图1-9-7　红色曲线示右肾与右半结肠之间的右侧结肠旁沟，蓝色箭头示相应解剖结构

九、打开结肠旁沟后将进入到肾脏腹侧层面。在其深方存在偏内侧的十二指肠和偏外侧的下腔静脉（图1-9-8）。

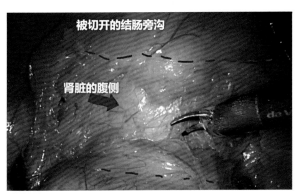

图1-9-8　蓝色曲线示被打开的结肠旁沟，蓝色箭头示相应解剖结构

十、右侧结肠旁沟被切开后，靠近足侧位置，其深方可见腰大肌（图1-9-9）。这是后腹腔镜下比较熟悉的背侧层面的重要解剖标志。

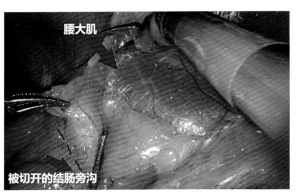

图1-9-9　蓝色箭头示靠近足侧位置的腰大肌，红色曲线及箭头示被切开的右侧结肠旁沟

十一、右侧结肠旁沟被切开后，其下方的十二指肠被暴露，其深部偏外侧可见下腔静脉（图1-9-10和图1-9-11）。

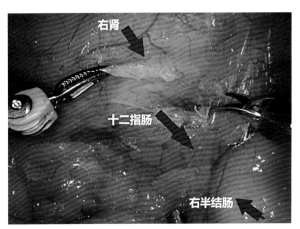

图1-9-10　右侧结肠旁沟切开后可见其下方的十二指肠，蓝色箭头示相应解剖结构

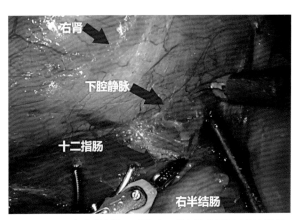

图1-9-11　深部偏外侧的下腔静脉，蓝色箭头示相应解剖结构

十二、充分游离下腔静脉，沿着下腔静脉找到右肾静脉汇入下腔静脉的入口（图1-9-12和图1-9-13）。

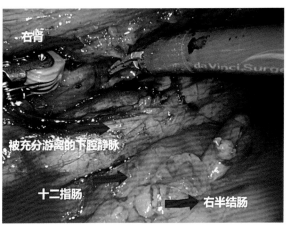

图1-9-12　充分游离下腔静脉，蓝色箭头示相应解剖结构

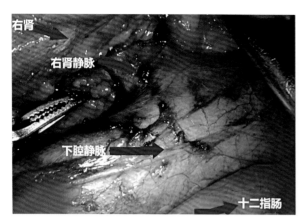

图1-9-13　沿着下腔静脉找到右肾静脉汇入下腔静脉的入口，蓝色箭头示相应解剖结构

十三、在右肾静脉下方找到右肾动脉（图1-9-14）。用血管阻断带缠绕，以备后续阻断。

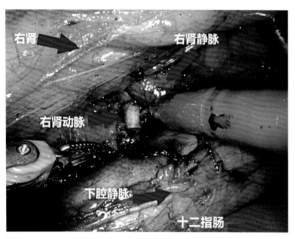

图1-9-14　在右肾静脉下方找到右肾动脉，蓝色箭头示相应解剖结构

十四、定位肾脏腹侧的肿瘤，切开肾周脂肪（图1-9-15）。

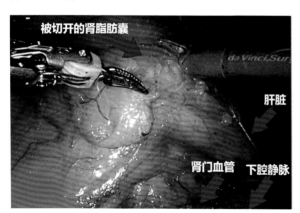

图1-9-15　定位肾脏腹侧的肿瘤，切开肾周脂肪，蓝色箭头示相应解剖结构

十五、游离暴露右肾腹侧的肿瘤，确保足够的剪切范围（图1-9-16）。

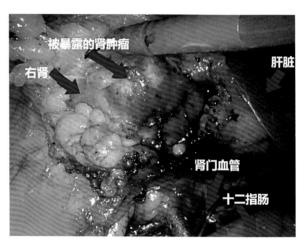

图1-9-16　游离暴露右肾腹侧的肿瘤，蓝色箭头示相应解剖结构

十六、哈巴狗血管阻断钳临时阻断肾动脉（图1-9-17）。

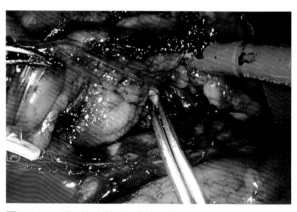

图1-9-17　哈巴狗血管阻断钳临时阻断肾动脉

十七、切除肿瘤（图1-9-18）。

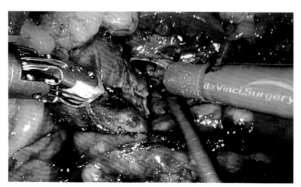

图1-9-18　切除肿瘤

十八、采用3-0的倒刺线缝合内层（图1-9-19）。剪取12～15 cm缝线，末端打结，夹持血管夹。连续缝合结束后再夹持血管夹。

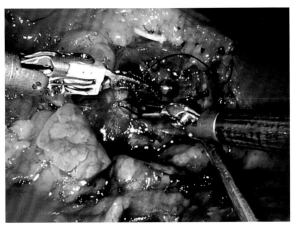

图1-9-19　采用3-0的倒刺线缝合内层

十九、采用2-0的倒刺线缝合外层（图1-9-20）。

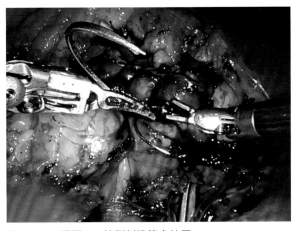

图1-9-20　采用2-0的倒刺线缝合外层

二十、解除阻断后创面未见明显出血（图1-9-21）。

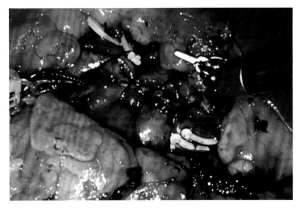

图1-9-21　解除阻断后创面未见明显出血

二十一、术后肿瘤大体标本（图1-9-22）。

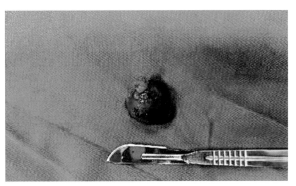

图1-9-22　术后肿瘤大体标本

（刘苗　赵勋　张洪宪　编写）

第十节　经腹膜后途径腹腔镜肾部分切除术：以位置及形态为依据的肾脏肿瘤分类

一、肾部分切除术的几个核心关键

1. 肾游离旋转之前，肿瘤所在的原始位置。

2. 理想的肿瘤切割位置，是肿瘤从远景拉近到近景。理想的肿瘤缝合位置是缝合针与肿瘤床创面长轴垂直。已知缝合针和针持是相互垂直的，因此肿瘤床创面长轴与针持应平行（实际工作中应该在0°到30°）。

3. 术者需将肿瘤从原始位置移动至理想位置。所采用的手术操作是为了完成这个目的而去实施的。

二、针对经腹膜后途径腹腔镜下肾部分切除术而言，肾脏肿瘤位置不同，所采用的手术方式有所不同。这里所说的手术方式主要体现在肿瘤的切除和肿瘤床创面的缝合上。

三、基于此，编者根据肿瘤位置对其进行分类，即一种特定位置的肿瘤，总结出一款适合它的简单易行的肾部分切除术的"手术套路"。

四、分类基于肿瘤的侧别和R. E. N. A. L. 评分中的一些因素进行。

五、肿瘤侧别不同，手术方式有一定差异。

1. 在术者舒适度上，难度相似的左侧肾肿瘤比右侧有优势。右肾肿瘤，右利手（主要能量操作）上臂需架空，因此往往需要将手术床降至最低或使用脚蹬辅助。而左肾肿瘤，右利手更容易放松。

2. 在背侧解剖标志上存在区别。右侧肿瘤可以沿着下腔静脉从足侧向头侧游离，直至找到右肾动脉。而左侧肿瘤需要沿着腹主动脉脂肪表面从足侧向头侧游离。左肾动脉在腹主动脉脂肪与肾周脂肪层次之间。

3. 腹膜损伤上有区别。侧椎筋膜层次到腹膜返折层次是下层次向上层次的变迁。术者习惯从右利手开始逆时针游离腹膜外脂肪。因此左肾肿瘤更容易损伤腹膜。

基于此，将肿瘤侧别纳入分类标准。

六、肿瘤在肾脏上的位置不同，手术方式有一定差异。

1. 肾脏上极肿瘤。由于肾脏为蚕豆形，两头尖，中间宽。因此肾脏上极的肿瘤很难判断偏向腹侧还是背侧，通常位于"中间"。

①上极肿瘤往往需要游离旋转肾脏，其目的是使上极从远处移动到近处，方便切割缝合。

②对于上极肿瘤，肿瘤切割的创面往往呈现钝角或平角，而非锐角，在对合上存在一定困难。

2. 肾脏下极肿瘤。

3. 肾脏中上部肿瘤。

4. 肾脏中下部肿瘤。

七、肿瘤在肾脏的腹侧还是背侧，手术方式有一定差异。

1. 肾脏腹侧肿瘤。

2. 肾脏背侧肿瘤。

八、肾门区肿瘤。由于其与肾门血管的密切关系，手术方式具有特殊性。

九、肿瘤的内生程度不同，手术方式有一定差异。内生程度这一因素和肿瘤与集合系统距离这一因素，两者有一定相通之处。这里统一为一条。

1. 外突型肿瘤。

2. 内生型肿瘤。

3. 完全内生型肿瘤。

十、肿瘤性质不同，手术方式同样具有一定差异。例如典型错构瘤具有"蘑菇头"样改变，术中可先游离蘑菇内面与肾脏表面，之后切除肿瘤，最后再游离蘑菇外面与脂肪囊。但编者不把这一因素纳入分类标准。

十一、肿瘤大小不同，手术方式也具有一定差异。但编者不把这一因素纳入分类标准。因为肿瘤大小与内生程度、肿瘤与集合系统距离这一因素具有重合性。当直径达到一定程度，肾部分切除术将变为根治性肾切除术，将不在讨论范围内。

十二、基于以上原因，根据本中心的手术经验，将肿瘤位置及形态作为分类依据，肾脏肿瘤分类共分为34类。具体如下：

1. 右侧肾脏上极完全内生型肿瘤
2. 左侧肾脏上极完全内生型肿瘤
3. 右侧肾脏下极完全内生型肿瘤
4. 左侧肾脏下极完全内生型肿瘤
5. 右侧肾脏中上部背侧完全内生型肿瘤
6. 右侧肾脏中上部腹侧完全内生型肿瘤
7. 左侧肾脏中上部背侧完全内生型肿瘤
8. 左侧肾脏中上部腹侧完全内生型肿瘤
9. 右侧肾脏中下部背侧完全内生型肿瘤
10. 右侧肾脏中下部腹侧完全内生型肿瘤
11. 左侧肾脏中下部背侧完全内生型肿瘤
12. 左侧肾脏中下部腹侧完全内生型肿瘤
13. 右侧肾门区完全内生型肿瘤
14. 左侧肾门区完全内生型肿瘤
15. 右侧肾脏中上部背侧内生型肿瘤
16. 右侧肾脏中上部腹侧内生型肿瘤
17. 左侧肾脏中上部背侧内生型肿瘤
18. 左侧肾脏中上部腹侧内生型肿瘤
19. 右侧肾脏中下部背侧内生型肿瘤
20. 右侧肾脏中下部腹侧内生型肿瘤
21. 左侧肾脏中下部背侧内生型肿瘤
22. 左侧肾脏中下部腹侧内生型肿瘤
23. 右侧肾门区内生型肿瘤
24. 左侧肾门区内生型肿瘤
25. 右侧肾脏中上部背侧外突型肿瘤
26. 右侧肾脏中上部腹侧外突型肿瘤
27. 左侧肾脏中上部背侧外突型肿瘤
28. 左侧肾脏中上部腹侧外突型肿瘤
29. 右侧肾脏中下部背侧外突型肿瘤
30. 右侧肾脏中下部腹侧外突型肿瘤
31. 左侧肾脏中下部背侧外突型肿瘤
32. 左侧肾脏中下部腹侧外突型肿瘤
33. 右侧肾门区外突型肿瘤
34. 左侧肾门区外突型肿瘤

十三、下面介绍第25分类之右侧肾脏中上部背侧外突型肿瘤的手术心得体会。图1-10-1和图1-10-2示右侧肾脏中上部背侧外突型肿瘤的位置。

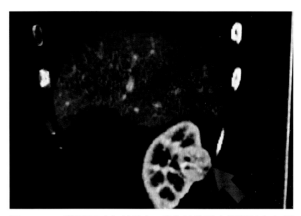
图1-10-1　增强CT（矢状位），蓝色箭头示右侧肾脏中上部背侧外突型肿瘤

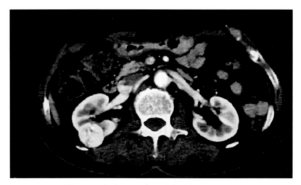
图1-10-2　增强CT（水平位），蓝色箭头示右侧肾脏中上部背侧外突型肿瘤

1. 手术中切开侧椎筋膜后，首先游离肾脏背侧层面，找到肾动脉。沿肾脏长轴切开肾脂肪囊，可见肿瘤位于右侧肾脏中上部背侧，外突于肾被膜表面（图1-10-3）。

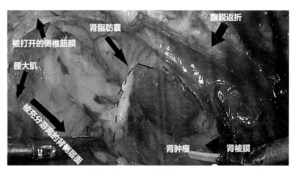
图1-10-3　切开肾脂肪囊，可见肿瘤位于右侧肾脏中上部背侧，红色箭头示肾肿瘤，蓝色箭头示其他相应解剖结构

2. 沿着肾脏被膜与肾脂肪囊的层面进一步游离（图1-10-4）。与图1-10-3所示相比，肿瘤更加突出于肾脏表面，好像从远景向近景移动。这是因为上方侧椎筋膜被进一步打开，肾脂肪囊被

进一步打开，较图1-10-3降低了手术难度，为下一步切割缝合创造低难度手术条件。

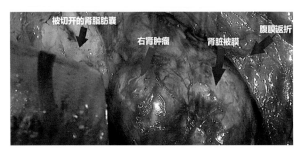

图1-10-4　沿着肾脏被膜与肾脂肪囊的层面进一步游离，红色箭头示肾肿瘤，蓝色箭头示其他相应解剖结构

3. 将2-0的可吸收倒刺缝合线末端打结，夹持血管夹，提前准备好放置在肿瘤旁以缩短手术时间。右手剪刀的首刀位置是肿瘤的腹侧（图1-10-5）。此时左手使用弯钳协助暴露。

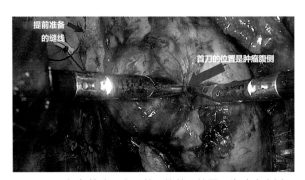

图1-10-5　红色箭头示右手剪刀的首刀位置，为肿瘤腹侧，蓝色箭头示提前准备好的缝线

4. 左手弯钳弧度向下，增加抓持力。右手选择肿瘤背侧以方便右利手的操作（图1-10-6）。正如右手游离腹膜外脂肪时其下刀位置是右手超声刀下的位置一样。右手持剪刀剪开皮质约1 cm，当达到髓质后改为采用钝性推压的方式。

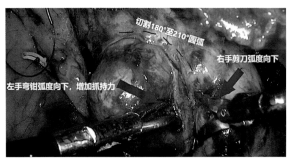

图1-10-6　蓝色箭头示左、右手器械弧度，红色曲线示切割方向

5. 切割的第二阶段，将左手弯钳更换为吸引器（图1-10-7）。一方面吸除残余的血液，另一方面钝性分离髓质增加效率，此外给予一个外扒的力量，为右手创造张力。

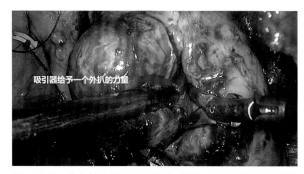

图1-10-7　蓝色箭头示吸引器用力方向，红色曲线示切割的创面

6. 完全靠钝性分离的力量，可有效分开髓质（图1-10-8），避免单纯锐性切割切破肿瘤包膜。肾肿瘤切割是一个不断创造张力，右手剪刀解除张力的过程（图1-10-9）。在钝性分离过程中，配合右手剪刀剪断小的血管和集合系统。

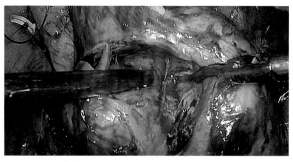

图1-10-8　钝性分开髓质

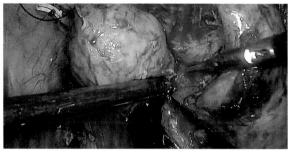

图1-10-9　切除肿瘤

7. 采用双极电凝做功于创面（图1-10-10），起到止血作用，可有效降低术后出血和后期动静脉瘘发生率。

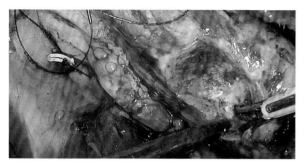

图1-10-10 双极电凝于创面做功止血

8. 针持的长轴与肿瘤床创面的长轴平行或呈30°角，方便缝合。经腹膜后途径的三孔法：第一穿刺器位置在第12肋骨与骶髂肌前2 cm夹角空虚处，在腋后线上；第二穿刺器位置在腋中线上，髂嵴上方2 cm处；第三穿刺器在腋前线上，与第一穿刺器平行。三孔呈倒置等腰三角形，底边长12 cm，两个侧边长9 cm。对于此类肿瘤，可增加第四穿刺器，以第二和第三穿刺器连线为底边，做等边三角形，其腹侧的顶点即为第四穿刺器位置。图1-10-11中针持是从第四穿刺器置入，更有利于形成30°夹角，有利于缝合。

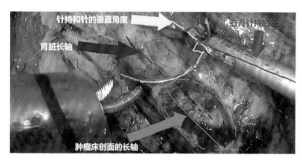

图1-10-11 蓝色箭头及蓝线示肾脏长轴，绿色箭头及绿线示肿瘤床创面长轴，黄色箭头及黄线示针持和针的垂直角度，紫色箭头及紫线示针持与肿瘤床创面长轴呈30°角

9. 在右手进针中，注意左手的操作。左手向上提线，一定程度上给了右手一个对抗阻力（图1-10-12和图1-10-13）。

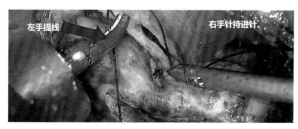

图1-10-12 左手向上提线给右手一个对抗阻力，蓝色箭头示左、右手动作

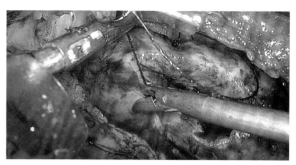

图1-10-13 右手向下压线

10. 缝合完毕后创面未见明显出血（图1-10-14）。

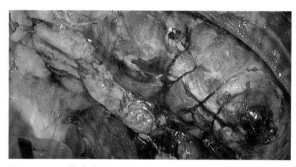

图1-10-14 缝合完毕后创面未见明显出血

11. 术后肿瘤大体标本（图1-10-15和图1-10-16）。

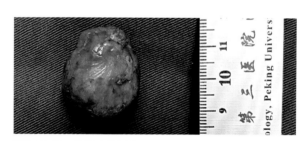

图1-10-15 肿瘤大体标本

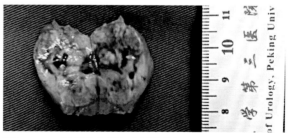

图1-10-16 肿瘤大体标本（剖开后）

（刘苗 赵勋 张洪宪 编写）

（刘苗 视频编辑）

视频3

第十一节　肾部分切除术
——左侧肾脏上极完全内生型肿瘤手术心得

一、病例介绍：患者为中年女性，体检发现左肾上极完全内生型肾肿瘤。行经腹膜后途径腹腔镜左肾部分切除术。术前影像学检查见图1-11-1。

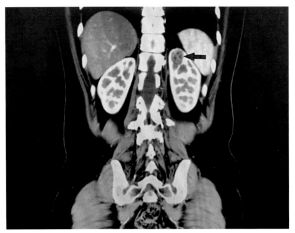

图1-11-1　增强CT（冠状位），蓝色箭头示左肾上极完全内生型肾肿瘤

二、术中首先充分游离左肾背侧层面，游离暴露左肾动脉以备阻断。随后在肾脏脂肪囊层面，沿着肾脏长轴切开左肾脂肪囊（图1-11-2），将层面转到左肾被膜层次。

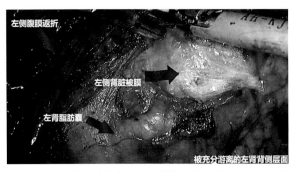

图1-11-2　沿着肾脏长轴切开左肾脂肪囊，蓝色箭头示相应解剖结构

三、在沿着左肾被膜层面游离肾脏时，左手弯钳会有两种动作，一种是向上抬挡腹侧脂肪囊（图1-11-3），为右手切割创造空间和张力。另一种是向下压挡左肾被膜（图1-11-4），为右手切割创造张力。

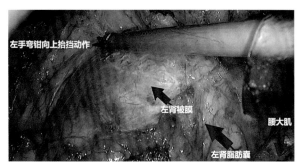

图1-11-3　左上蓝色箭头示左手向上抬挡动作，其他箭头示相应解剖结构

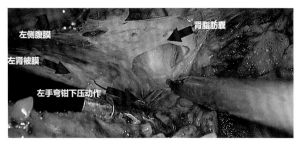

图1-11-4　右下蓝色箭头示左手向下压挡动作，其他箭头示相应解剖结构

四、左肾被充分游离后，其游离活动度达到最大。下图显示在自然状态下肾脏的位置（A型位置）（图1-11-5）。

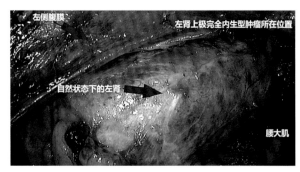

图1-11-5　自然状态下肾脏的位置（A型位置），蓝色箭头示相应解剖结构

五、左肾被充分游离后，其游离活动度达到最大。下图示在左手弯钳协助牵拉下肾脏的位置（B型位置）（图1-11-6）。让被切除部位从远处移到近处，方便右手切割。

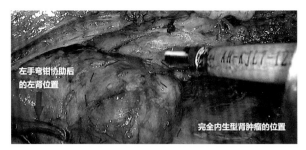

图1-11-6 蓝色箭头示左手弯钳协助牵拉下肾脏的位置（B型位置），红色箭头及红圈示肿瘤位置

六、对于完全内生型肾肿瘤，腹腔镜用术中超声的准备和应用是必要的。可有效分辨肿瘤边界（图1-11-7）。

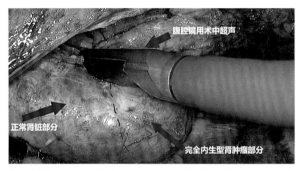

图1-11-7 腹腔镜用术中超声分辨肿瘤边界，蓝线示肿瘤边界，蓝色箭头示相应解剖结构

七、左肾动脉被血管阻断钳（哈巴狗）阻断后，将左肾放置于自然状态（A型位置，而非B型位置），这样可解放左手。让左手弯钳协助固定肾脏，并为右手创造张力，方便切割（图1-11-8）。右手剪刀的首刀位置选择在近处的肿瘤正常交界。

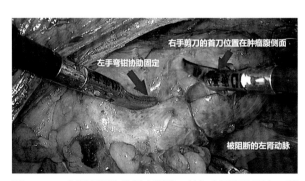

图1-11-8 左手弯钳协助固定肾脏，并为右手创造张力，蓝色箭头示相应操作及解剖结构

八、可以将肿瘤切除步骤中左手弯钳使用部分分为第一阶段，左手吸引器（替换弯钳上场）

使用部分分为第二阶段。更换吸引器的时机为肿瘤环周被切开120°至180°。弯钳的优势在于夹持力强，可以很好地旋转肾脏，方便右手裁剪。其缺点在于随着右手剪裁，肾脏内残余血液渗出影响视野。吸引器可有效地进行钝性分离（图1-11-9），并吸除血液创造良好术野，但其旋转肾脏的能力减弱。应把握好"替换上场"的时间，避免弯钳与吸引器反复交替更换，以缩短肾脏热缺血时间。

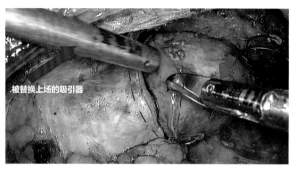

图1-11-9 吸引器可以有效进行钝性分离，蓝色箭头示吸引器，红色箭头示剪刀，蓝圈示切割创面

九、肾脏皮质剪开后。可以采用钝性和锐性相结合的方法。在肾脏髓质部分，吸引器和闭合的剪刀向相反方向用力，可将肾脏髓质分开（图1-11-10）。在分离过程中如遇到小的血管、集合系统、纤维组织等可以用剪刀锐性剪开。这样一方面增加效率，另一方面可以避免过多切除正常肾脏组织或切到肿瘤内部。

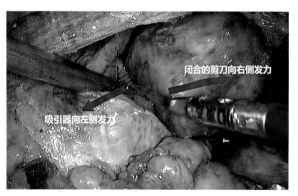

图1-11-10 吸引器和闭合的剪刀分开肾脏髓质，蓝色箭头示左右手用力方向

十、切割过程中如遇到较大的血管分支，可采用绿色小号血管夹即刻夹闭。避免解除阻断后的出血（图1-11-11）。

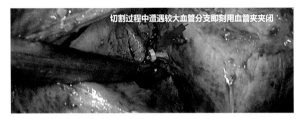

图1-11-11 蓝色箭头示切割过程中夹闭血管分支

十一、肿瘤完全切除后，小的血管残端用双极电凝凝闭（图1-11-12）。

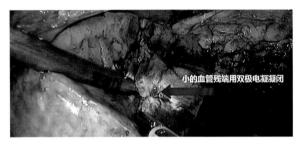

图1-11-12 蓝色箭头示双极电凝凝闭止血

十二、采用3-0可吸收倒刺缝线连续缝合创面内层（图1-11-13）。充分将开放的集合系统缝扎。

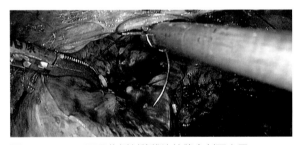

图1-11-13 3-0可吸收倒刺缝线连续缝合创面内层

十三、采用2-0可吸收倒刺缝线连续缝合创面外层（图1-11-14）。将创面两侧对合。上极肿瘤切除后的肿瘤床更容易形成钝角或平角，双侧对合不如其他位置良好。

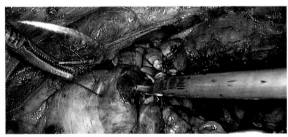

图1-11-14 2-0可吸收倒刺缝线连续缝合创面外层

十四、解除阻断后创面无活动性出血（图1-11-15）。

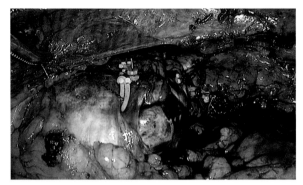

图1-11-15 解除阻断后创面未见明显出血

十五、术后大体照片（图1-11-16）。

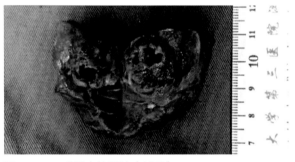

图1-11-16 术后大体照片（剖开）

总结

左侧肾脏上极完全内生型肾肿瘤行经腹膜后途径腹腔镜左肾部分切除术具有以下特点：①左肾应被充分游离以增加其活动度。在左手弯钳协助牵拉下肾脏从远处拉到近处，方便右手切割缝合；②腹腔镜用术中超声可以有效分辨肿瘤边界；③右手剪刀的首刀位置选择在近处时的肿瘤与正常组织（NC）交界；④更换吸引器的时机，肿瘤环周被切开120°至180°；⑤吸引器和剪刀把肾脏髓质"扒开"的应用；⑥肿瘤床易成平角而不易对合。

（刘苗　赵勋　张洪宪　编写）
（王凯　视频编辑）

视频4

第十二节 肾部分切除术
——左侧肾脏下极内生型肿瘤手术心得

一、病例介绍：老年女性，体检发现左肾下极内生型肿瘤。肿瘤的直径为3.3 cm。行经腹膜后途径腹腔镜下左肾部分切除术，术前影像学检查见图1-12-1～图1-12-3。

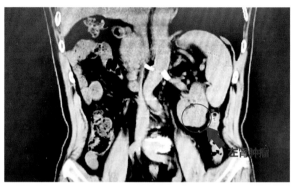

图1-12-1 增强CT（冠状位），红色箭头及红圈示左肾下极内生型肿瘤

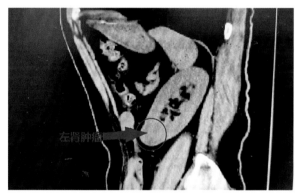

图1-12-2 增强CT（矢状位），红色箭头及红圈示左肾下极内生型肿瘤

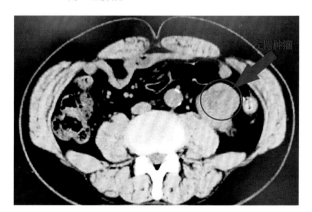

图1-12-3 增强CT（水平位），红色箭头及红圈示左肾下极内生型肿瘤

二、首先沿着腰大肌游离肾脏背侧层面（图1-12-4），寻找左肾动脉以备阻断。

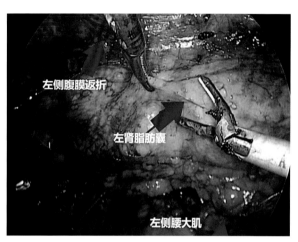

图1-12-4 沿着腰大肌游离肾脏背侧层面，蓝色箭头示相应解剖结构

三、垂直左肾长轴切开肾脂肪囊（图1-12-5），将解剖层面由肾脂肪囊层面转到肾被膜层面。

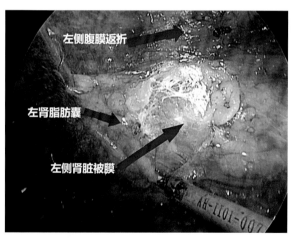

图1-12-5 垂直左肾长轴切开肾脂肪囊，蓝色箭头示相应解剖结构

四、在肾脏脂肪囊的腹侧层面游离，分开脂肪囊与腹膜层面。切除左肾中下极的肾周脂肪，暴露出左肾中下极的肾脏被膜（图1-12-6）。游离暴露左肾下极肿瘤。

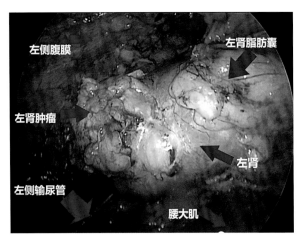

图1-12-6　暴露出左肾中下极的肾脏被膜，蓝色箭头示相应解剖结构

五、腹膜后途径的三孔法。第一穿刺器位置在第12肋骨与骶髂肌前2 cm夹角空虚处，在腋后线上。第二穿刺器位置在腋中线上，髂棘上方2 cm处，第三穿刺器在腋前线上，与第一穿刺器平行。其三角形呈现倒置等腰三角形，底边长12 cm，两个侧边长9 cm。对于此类肿瘤，可以增加第四穿刺器。以第二和第三穿刺器连线为底边，做等边三角形，其腹侧的顶点即为第四穿刺器位置。图中助手的腔镜用弯钳从第四穿刺器置入，将肾脏下极向上抬起（图1-12-7）。让左肾下极从远处拉到近处，有利于术者的切割缝合。

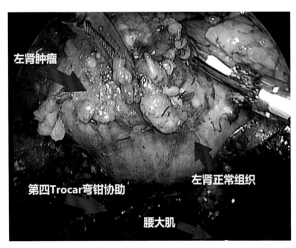

图1-12-7　左下蓝色箭头示助手用弯钳将肾脏下极上抬，蓝色箭头示相应解剖结构，红色箭头及红线示左肾肿瘤

六、术中应尤其注意对左侧输尿管的保护。避免损伤左侧输尿管（图1-12-8）。

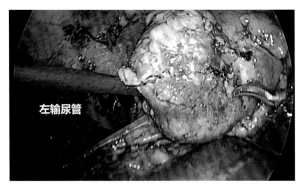

图1-12-8　避免损伤左侧输尿管

七、右手剪刀的首刀位置是肿瘤与正常组织交界处（NC交界）偏右利手的位置（图1-12-9）。切割的范围是120°～180°。

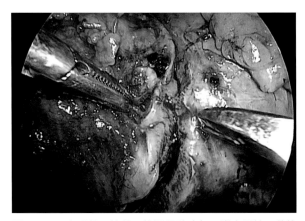

图1-12-9　右手剪刀的首刀位置是肿瘤与正常交界处，蓝线示切开的创面

八、切割的第二阶段，将左手弯钳更换为吸引器（图1-12-10）。一方面吸除残余的血液，另一方面钝性分离髓质增加效率。此外给予一个外扒的力量，为右手创造张力。肿瘤完全切除后，小的血管残端用双极电凝凝闭。

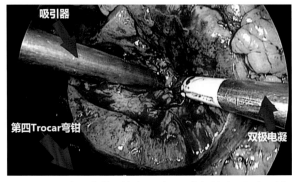

图1-12-10　左手弯钳更换为吸引器，蓝色箭头示相应器械

九、采用3-0可吸收倒刺缝线连续缝合创面内层（图1-12-11）。充分将开放的集合系统缝扎。图中可以看到第四穿刺器下助手弯钳的上抬作用，为缝合降低难度。

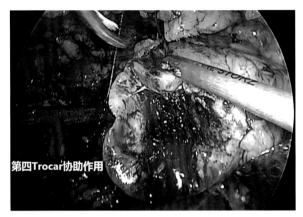

图1-12-11　3-0可吸收倒刺缝线连续缝合创面内层，蓝色箭头示助手弯钳

十、充分将开放的集合系统缝扎（图1-12-12）。

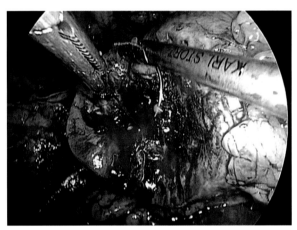

图1-12-12　将开放的集合系统缝扎

十一、采用2-0可吸收倒刺缝线连续缝合创面外层（图1-12-13）。将创面两侧对合。

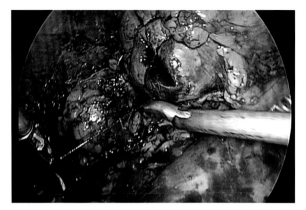

图1-12-13　2-0可吸收倒刺缝线连续缝合创面外层

十二、解除阻断后创面无活动性出血（图1-12-14）。

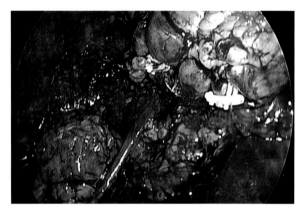

图1-12-14　解除阻断后创面未见明显出血

总结

左侧肾脏下极内生型肾肿瘤行经腹膜后途径腹腔镜下左肾部分切除术具有以下特点：①垂直左肾长轴切开肾脂肪囊，更有助于快速暴露肾下极肿瘤；②助手弯钳是从第四穿刺器置入，将肾脏下极上抬，有利于术者的切割缝合；③右手剪刀的首刀位置是肿瘤与正常交界处（NC交界）偏右利手的位置；④术中尤其注意对左侧输尿管的保护，避免损伤。

（刘苗　赵勋　张洪宪　编写）

（王凯　视频编辑）

视频5

第十三节　肾部分切除术
——右侧肾脏中上部腹侧外突型肿瘤手术心得

一、中年男性，体检发现右肾中上部腹背侧交界（更稍偏腹侧）肿瘤。行后腹腔途径下右肾部分切除术。影像学检查见图1-13-1～图1-13-3。

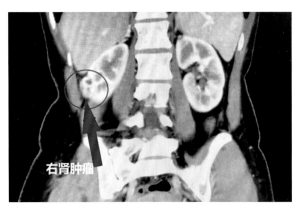

图1-13-1　增强CT冠状位示右肾中上部腹背侧交界（更稍偏腹侧）肿瘤，图中蓝色箭头示右肾肿瘤

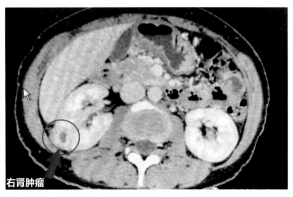

图1-13-2　增强CT水平位示右肾中上部腹背侧交界（更稍偏腹侧）肿瘤，图中蓝色箭头示右肾肿瘤

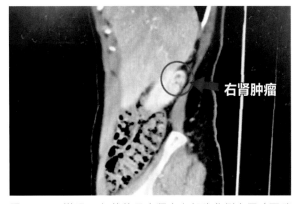

图1-13-3　增强CT矢状位示右肾中上部腹背侧交界（更稍偏腹侧）肿瘤，图中蓝色箭头示右肾肿瘤

二、首先游离肾脏背侧层面，沿着腰大肌分离肾脏背侧（图1-13-4），寻找保护右侧输尿管。寻找下腔静脉。沿着下腔静脉从足侧向头侧游离，跨越右肾动脉，游离右肾动脉以备阻断。

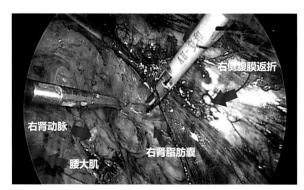

图1-13-4　游离肾脏背侧层面，图中蓝色箭头示相应解剖结构

三、沿着右肾长轴切开右肾脂肪囊（图1-13-5）。在脂肪囊和肾被膜层面游离间隙的疏松结缔组织。

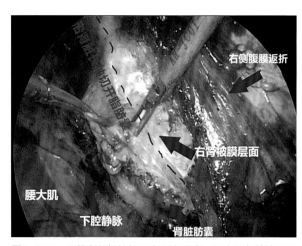

图1-13-5　沿着右肾长轴切开右肾脂肪囊，图中红色箭头示沿右肾长轴切开脂肪囊，蓝色箭头示相应解剖结构

四、随着脂肪囊的游离和切除，肾脏肿瘤被游离暴露。此时视野较前从远景向近景拉近。

五、本例患者肿瘤属于右侧肾脏中上部腹侧外突型肿瘤，可以观察到对于疏松结缔组织（介于脂肪囊和肾被膜之间）的游离不是"越彻底越好"，而是应该"恰到好处"。这里我们可以对比其他章节中介绍的左侧肾脏上极完全内生型肿瘤和左侧肾脏下极完全内生型肿瘤，前述两种手术的肾脏游离程度非常高。在左侧肾脏上极完全内生型肿瘤中，为了更方便右手切割缝合肾脏上极肿瘤，肾脏中上极被充分游离，左手弯钳协助固定肾脏，为右手创造张力方便切割。同样地，左侧肾脏下极完全内生型肿瘤中，充分游离肾脏，而且需要第四穿刺器的助手弯钳协助"抬举"下极方便右手切割。而本例右侧肾脏中上部腹侧外突型肿瘤中肾脏游离程度应该"恰到好处"，这是一种来自疏松结缔组织的"自然悬吊"（图1-13-6），为了下一步右手切割缝合起到了稳定固定的作用。

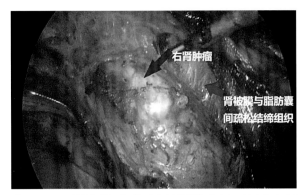

图1-13-6 疏松结缔组织的"自然悬吊"作用，其中红色箭头所示为疏松结缔组织，蓝色箭头为右肾肿瘤

六、由于本例肿瘤更加偏向腹侧，因此对于肾脏的腹侧面进行了更加深度的游离（图1-13-7）。这种对腹侧面疏松结缔组织的游离，减少了其对肾脏的自然悬吊，从而使肾脏受到重力作用而偏向背侧。从而让肿瘤从远景到近景的拉近，方便切割和缝合。

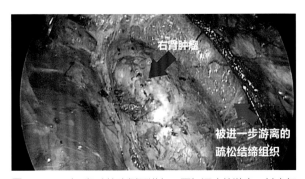

图1-13-7 对于肾脏的腹侧面进行了更加深度的游离，其中红色箭头所示为疏松结缔组织，蓝色箭头为右肾肿瘤

七、本例患者肿瘤属于右侧肾脏中上部腹侧外突型肿瘤。与笔者在前期介绍的背侧肿瘤相同的是，右手剪刀同样是从第四穿刺器引入，而非第三穿刺器。这样让右手位置更低，更加靠近足侧，方便对中上部肿瘤的切割缝合。当然与此前不同的是没有必要对肾脏腹侧过分游离。

附：第一穿刺器位置在第12肋骨与骶髂肌前2 cm夹角空虚处，在腋后线上。第二穿刺器位置在腋中线上，髂棘上方2 cm处，第三穿刺器在腋前线上，与第一穿刺器平行。其三角形呈现倒置等腰三角形，底边长12 cm，两个侧边长9 cm。对于此类肿瘤，可以增加第四穿刺器。其位置是以第二和第三穿刺器连线为底边，做等边三角形，其腹侧的顶点即为第四穿刺器位置。

八、右手剪刀的首刀位置是肿瘤下方切线（图1-13-8）。这与背侧肿瘤稍有不同，背侧肿瘤首刀位置是腹侧切线。其首刀位置的原则是右利手自然下垂的位置。

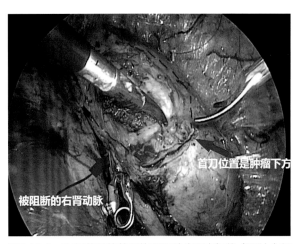

图1-13-8 右手剪刀的首刀位置是肿瘤下方切线（图片中红色箭头所示），蓝色箭头所示为被阻断的右肾动脉

九、笔者认为肾脏肿瘤的切割无论角度是多少，必然会把肿瘤周围的圆形分为两个部分：一个部分是被切割的部分，我们称之为"切割弧"；另一部分是被掀起的部分，我们称之为"掀起弧"（图1-13-9）。"切割弧"应该以右利手自然下垂（右利手切割最舒服的位置）开始，向顺时针和逆时针迁移。而"掀起弧"是右利手切割的"盲区"！

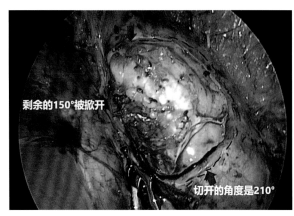

图1-13-9　"掀起弧"（图中红色虚线所示）与"切割弧"（图中蓝色虚线所示）

十、我们在既往内容将切割分为两个阶段，以左手弯钳和吸引器交替上场的时刻作为分界点。在第二切割阶段，依然要重视左手吸引器与右手剪刀的向相反方向钝性分离的作用（图1-13-10）。

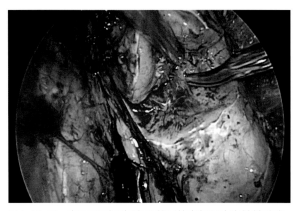

图1-13-10　左手吸引器与右手剪刀的向相反方向钝性分离

十一、采用双极电凝对肿瘤床电凝止血（图1-13-11）。

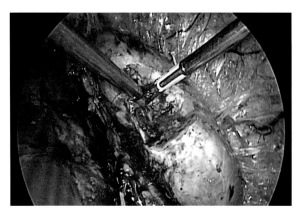

图1-13-11　双极电凝对肿瘤床电凝止血

十二、采用3-0的可吸收倒刺缝线缝合内层（图1-13-12）。

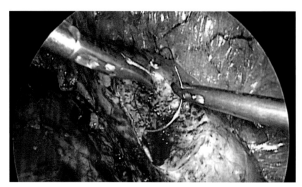

图1-13-12　采用3-0的可吸收倒刺缝线缝合内层

十三、采用2-0的可吸收倒刺缝线缝合外层（图1-13-13）。

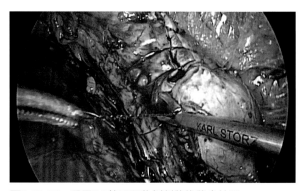

图1-13-13　采用2-0的可吸收倒刺缝线缝合外层

十四、解除阻断后无明显出血（图1-13-14）。

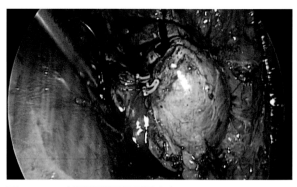

图1-13-14　解除阻断后无明显出血

总结

右侧肾脏中上部腹侧外突型肿瘤手术的特点：①疏松结缔组织的自然悬吊有稳定固定的作用，避免过度游离；②腹侧肿瘤，可加深肾腹侧面游离，使肿瘤向正中移位；③右手剪刀同样是从第四穿刺器引入，而非第三穿刺器；④"切割弧"应该以右利手切割最舒服的位置开始，向顺时针和逆时针迁移。而"掀起弧"是右利手切割的"盲区"。

（刘苗　张洪宪　编写）
（王凯　视频编辑）　　视频6

第十四节　一例孤立肾内生型肿瘤行机器人左肾部分切除术的心得体会

一、病例介绍：患者65岁男性。左侧孤立肾肾癌。增强CT示：肿瘤位于左肾偏腹侧肾门区，直径为4.7 cm（图1-14-1）。行机器人辅助腹腔镜下左肾部分切除术。

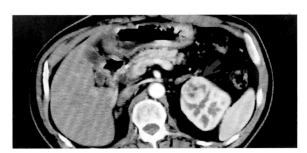

图1-14-1　增强CT水平位示左侧孤立肾肾癌，图中红色箭头所示为左肾肿瘤

二、体位选择健侧卧位，背侧倾斜60°，升高腰桥。穿刺器布局如图1-14-2，具体参阅第十一章第一节"一台好的机器人手术从Trocar的合理放置开始"。

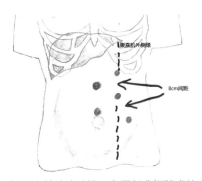

图1-14-2　机器人辅助腹腔镜下左肾部分切除术的穿刺器布局位置

三、沿着Toldt线切开左侧结肠旁沟的腹膜（图1-14-3）。游离降结肠，使其向内部牵引。

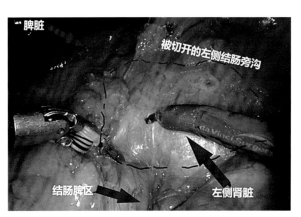

图1-14-3　沿着Toldt线切开左侧结肠旁沟的腹膜，图中蓝色虚线所示为被切开的左侧结肠旁沟，蓝色箭头所示为相应的解剖结构

四、沿着左侧结肠旁沟切开腹膜，其下方的层次为腹膜后脂肪（肾旁脂肪）。再下方解剖结构为肾筋膜（质地韧），再下方层次为肾周脂肪层次。这里我们将解剖图谱的层次关系展示（图1-14-4），另外在术中图像中也将对应层次标注出来（图1-14-5）。

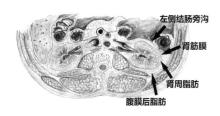

图1-14-4　左侧结肠旁沟、腹膜后脂肪（肾旁脂肪）、肾筋膜、肾周脂肪解剖

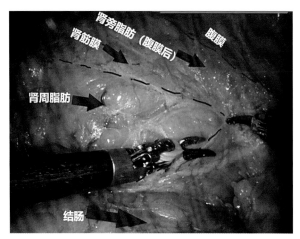

图1-14-5 图片中蓝色箭头位置分别指示肾旁脂肪（腹膜后脂肪）、肾筋膜、肾周脂肪

五、在肾门附近寻找肾静脉（图1-14-6）。肾静脉位于靠近近景的位置，肾动脉位于靠近远景的位置，位于肾静脉"下方"。

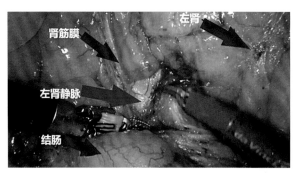

图1-14-6 在肾门附近寻找左肾静脉，图中红色箭头所示为左肾静脉

六、在肾静脉的足侧可见左侧生殖腺静脉垂直汇入左肾静脉（图1-14-7）。

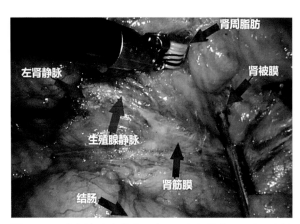

图1-14-7 左侧生殖腺静脉垂直汇入左肾静脉，图中红色箭头所示为生殖腺静脉

七、笔者结合手术图谱（图1-14-8）和术中图片（图1-14-9），比较总结了肾动脉、肾静脉、肠系膜上动脉三者的解剖关系。在经腹腔途径的机器人视野下，肾静脉位于近景，肾动脉位于远景，两者走行上呈现平行关系（图1-14-10）。肠系膜上动脉在肾静脉更加靠近近景处，其走行垂直于肾静脉。

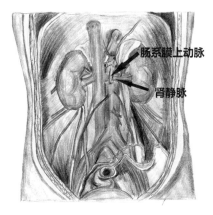

图1-14-8 肾动脉、肾静脉、肠系膜上动脉三者的解剖关系

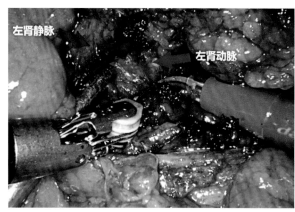

图1-14-9 左肾动脉位置，图中红色箭头所示为左肾动脉，蓝色箭头所示为左肾静脉

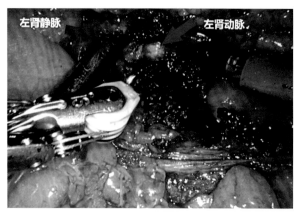

图1-14-10 暴露后的左肾动脉位置，图中红色箭头所示为左肾动脉，蓝色箭头所示为左肾静脉

八、肠系膜上动脉的分支分布广泛（图1-14-11），例如胰十二指肠动脉、中结肠动脉、右结肠动脉、回结肠动脉、空肠动脉、回肠动脉。损伤后将严重影响患者肠道供血。在机器人肾部分切除术中应当注意区别肾动脉与肠系膜上动脉的区别，避免损伤。

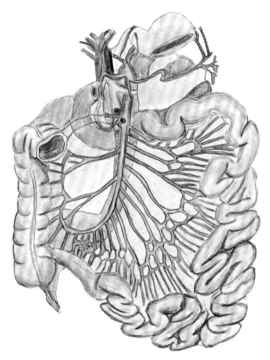

图1-14-11 肠系膜上动脉的分支分布

九、游离肾脏脂肪囊与肾被膜之间的层次，暴露肿瘤（图1-14-12）。

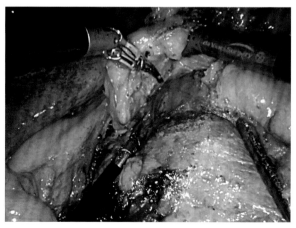

图1-14-12 暴露肿瘤

十、在术前影像学CT检查中，观察到供应

肿瘤的细小动脉分支（图1-14-13）。术中注意游离阻断（图1-14-14）。

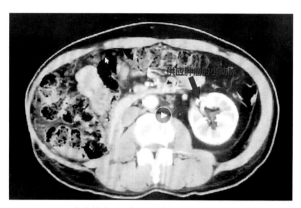

图1-14-13 肿瘤的细小动脉分支，图中红色箭头所示为供应肿瘤的小动脉

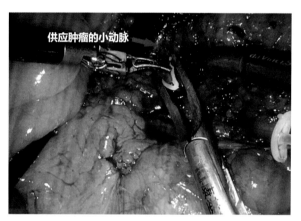

图1-14-14 切断肿瘤的细小动脉分支，图中红色箭头所示为供应肿瘤的小动脉

十一、充分暴露肿瘤边界，使用单极电剪沿着肿瘤边缘烧灼一周作为切除的边界（图1-14-15）。随后阻断肾动脉。

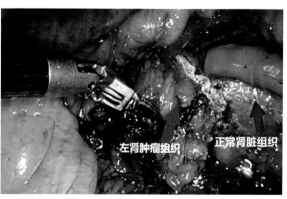

图1-14-15 单极电剪沿着肿瘤边缘烧灼一周作为切除的边界，图中红色箭头所示为左肾肿瘤，蓝色箭头所示为正常肾组织

十二、单极电剪完成切除肿瘤（图1-14-16）。

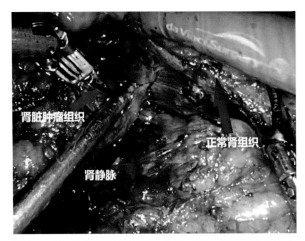

图1-14-16　单极电剪完成切除肿瘤，图中红色箭头所示为肾脏肿瘤组织

十三、肾门区肿瘤与肾门血管关系密切，在切除肿瘤时注意保护肾门血管（图1-14-17）。避免术后肾萎缩。

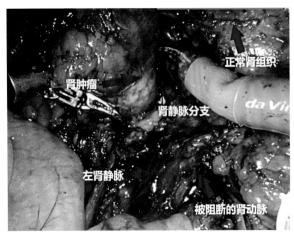

图1-14-17　切除肿瘤时注意保护肾门血管，图中蓝色虚线处为左肾静脉及其分支

十四、采用2-0的可吸收倒刺缝合线连续缝合创面（图1-14-18）。随后解除肾动脉阻断。笔者在第十一章第二节"泌尿外科术中该用什么缝线？"介绍了缝线。其中内层缝合可采用的是"3-0可吸收倒刺"线。这是一种线径为3-0，针长26 mm的圆针，针的弧度为1/2，线长为15 cm。为可吸收缝线，其吸收时间大致为180天。术后1周其张力强度将下降至80%。提醒术者术中掌握合适的张力。外层缝合采用的是"2-0可吸收倒

刺"缝线。线径为2-0。圆针的针长为37 mm。针的弧度同样为1/2，线长为30 cm。吸收时间和张力强度和前面介绍的3-0缝线相似。

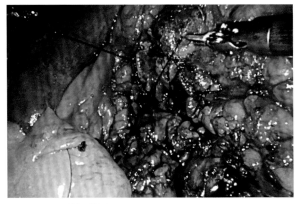

图1-14-18　创面缝合

十五、缝合后无出血（图1-14-19）。

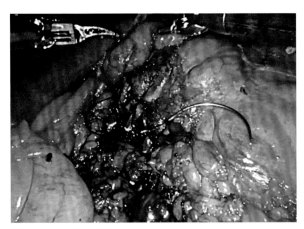

图1-14-19　缝合后改变

十六、将肾周脂肪囊连续缝合（图1-14-20）。

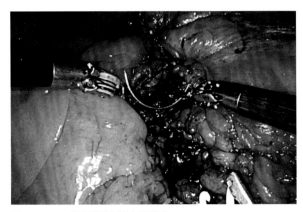

图1-14-20　肾周脂肪囊连续缝合

十七、被切除的肿瘤（图1-14-21）。

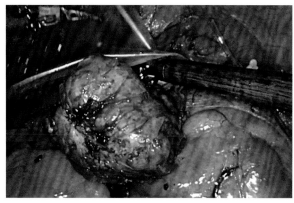

图1-14-21　被切除的肿瘤

总结

1．机器人经腹腔途径下肾部分切除术的解剖层次变迁：左侧结肠旁沟切开腹膜→腹膜后脂肪（肾旁脂肪）→肾筋膜（质地韧）→肾周脂肪→肾被膜。

2．肾动脉、肾静脉、肠系膜上动脉三者的解剖关系：肾静脉位于近景，肾动脉位于远景，两者走行上呈现平行关系。肠系膜上动脉在肾静脉更加靠近近景处，其走行垂直于肾静脉。

3．肠系膜上动脉的分支分布广泛，例如胰十二指肠动脉、中结肠动脉、右结肠动脉、回结肠动脉、空肠动脉、回肠动脉。损伤后将严重影响患者肠道供血。

4．肾门区肿瘤与肾门血管关系密切，在切除肿瘤时注意保护肾门血管。

（刘苗　张洪宪　马潞林　编写）
（赵勋　视频编辑）

视频7

第十五节　腔镜时代下的开放途径手术
——记一例经腰部开口的肾部分切除术

数码相机下的世界绚丽多彩，但黑白胶卷依然充满韵味，古朴而经典。正如腔镜时代下的开放手术一样。随着科学技术的进步，泌尿外科手术多数已经可以通过完全腹腔镜或机器人途径完成，对于一些特殊复杂病例，依然需要开放手术完成。

一、随着腹腔镜或机器人等微创技术的进步，腔镜手术的应用非常广泛。今天笔者分享的是一例右侧肾脏复杂囊性病变，行腹腔镜途径联合经腰部开放切口下右肾部分切除术。

二、病例介绍：患者为50岁男性，主因"体检发现右肾囊性占位4年，逐渐增大2年"就诊。泌尿系增强CT提示右肾囊性壁厚占位，囊壁可见强化，直径为8.0 cm×7.8 cm。诊断考虑右肾

囊性病变，Bosniak Ⅲ级（图1-15-1和图1-15-2）。Bosniak Ⅲ级囊肿为拟恶性囊肿，其恶性概率为30%至60%。

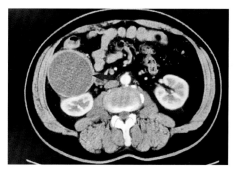

图1-15-1　泌尿系增强CT水平位提示右肾囊性壁厚占位，Bosniak Ⅲ级（图中蓝色箭头示右肾囊实性占位）

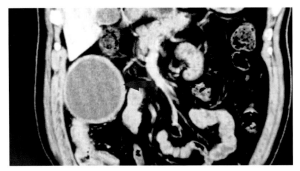

图1-15-2　泌尿系增强CT冠状位提示右肾囊性壁厚占位，Bosniak Ⅲ级（图中蓝色箭头示右肾囊实性占位）

三、在手术方式选择上，因患者右肾囊性占位直径较大，且有一定恶性概率，考虑行右肾部分切除术。手术难点是避免囊肿术中破损造成潜在肿瘤播散风险。因此选择腹腔镜途径联合经腰部开放切口下右肾部分切除术。

四、在右侧后腹腔途径下，游离右肾动脉。图1-15-3中可见右肾动脉除主干外另有一分支。在阻断肾动脉时，在其近心端阻断完全。

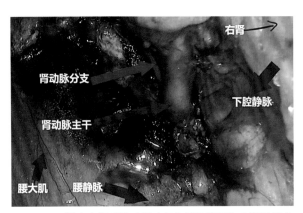

图1-15-3　游离右肾动脉（图中红色箭头所示为右肾动脉分支，蓝色箭头为其他解剖结构）

五、在后腹腔途径下游离肾脏，囊性占位位于肾脏腹侧中下极位置。图1-15-4中红色箭头所示为囊性占位位置。

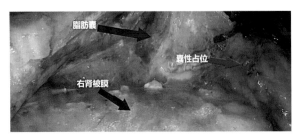

图1-15-4　囊性占位（图中红色箭头所示）位于肾脏腹侧中下极位置

六、经腰部切口的位置选择见图1-15-5。腹腔镜部分中，选择右侧腰大肌前缘第12肋缘下纵行切口，在肋缘下腋前线做切口，置入穿刺器。腰部切口将上述两个穿刺器切口相连接并向腹侧延长，共18 cm。逐层切开皮肤、皮下脂肪、肌肉组织，进入后腹腔空间。此切口对应右肾下极位置（图1-15-6），对于下极病变处理有优势，但对于肾脏中极或上极病变（因其位置靠近头侧）有劣势。

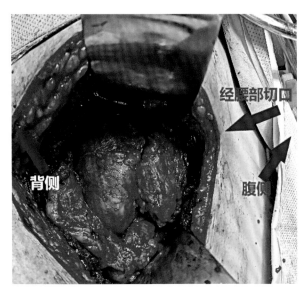

图1-15-5　经腰部切口的位置选择（图中蓝色箭头示经腰部切口及腹侧背侧关系）

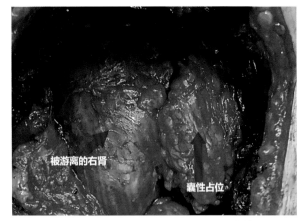

图1-15-6　图示切口对应的右肾下极位置，其中箭头所示为囊性占位和被游离的右肾

七、在手术策略上，因囊性病变与腹膜和腹侧肠管粘连，遂先进行右肾部分切除术，再游离切除囊性占位（图1-15-7）。采用哈巴狗钳阻断右肾动脉，距离肿瘤5 mm用开放组织剪楔形切除肿瘤和部分正常肾脏组织。

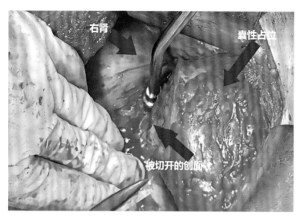

图1-15-7　手术策略上首先进行右肾部分切除术随后进行游离切除囊性占位的步骤

八、采用2-0可吸收倒刺缝线缝合肾脏创面内层，再以2-0可吸收倒刺缝线缝合外层肾实质（图1-15-8）。开放动脉。阻断时间14 min。最后完成囊性病变的游离。

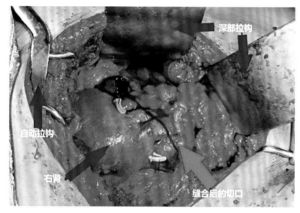

图1-15-8　采用可吸收倒刺缝线缝合外层肾实质，图中绿色箭头示缝合后的切口

九、术后大体标本如图1-15-9。剖开后为囊实性，内有豆腐渣样坏死组织（图1-15-10）。术后病理提示为透明细胞型肾细胞癌，伴随显著出血、坏死及囊性变，WHO/ISUP核分级 I-II 级。切缘未见癌。

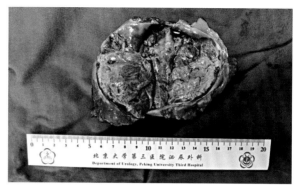

图1-15-9　术后大体标本

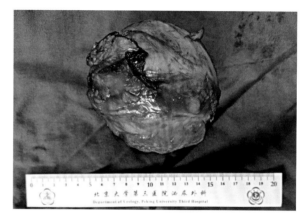

图1-15-10　剖开后为囊实性，内有豆腐渣样坏死组织

总结

　　本例手术综合了后腹腔途径手术的优势（背侧层面容易寻找肾动脉，肾脏游离容易）和经腰部开放途径手术的优势（空间大，剪切缝合方便，肿瘤切除确切）。为患者保留了右侧肾脏，避免了根治性肾切除术。保证了囊性占位术中的完整切除，避免捅破，降低了肿瘤播散风险。腔镜时代依然要重视开放手术的基本功。

（刘苗　张洪宪　编写）

第十六节　后腹腔途径下腹腔镜右肾部分切除术中腹膜损伤、分支肾动脉处理与肿瘤切除缝合

一、本节介绍一例后腹腔镜下右肾部分切除术的学习心得。重点从三个话题展开。分别是后腹腔镜手术中腹膜损伤并发症的处理；分支肾动脉的处理；特殊部位肾肿瘤的切割缝合方法。

二、病例介绍：患者50岁男性。主因"体检发现右肾占位2周"住院。既往糖尿病。泌尿系B超提示右肾中上部可见囊实性结节，实性为主，直径为3.6 cm×3.2 cm，低回声，周边及内部可见少量血流信号，诊断印象为右肾囊实性结节，肾癌可能。泌尿系增强CT提示右肾类圆形稍低密度影，边界不清，增强扫描明显不均匀强化，直径为2.9 cm×2.8 cm×2.5 cm。诊断考虑右肾多房囊性病变（Bosniak Ⅳ）。初步诊断右肾囊性肾癌，行后腹腔镜下右肾部分切除术。

三、术前影像学泌尿系增强CT（矢状位）肿瘤位于右肾上极背侧（图1-16-1）。

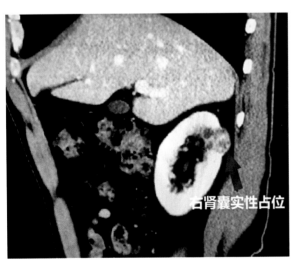

图1-16-1　泌尿系增强CT（矢状位）图中蓝色箭头所示为肾脏肿瘤，位于右肾上极背侧

四、术前影像学泌尿系增强CT（水平位）肿瘤位于右肾背侧（图1-16-2）。

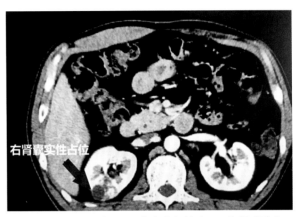

图1-16-2　增强CT（水平位）中蓝色箭头所示为肾脏肿瘤，位于右肾背侧

五、本节第一个关注点是：后腹腔镜手术中腹膜损伤并发症的处理。

1. 本例患者体型偏瘦，腹膜外脂肪稀疏。在游离腹膜外脂肪时，一个小小的钝性操作就可能造成腹膜损伤（图1-16-3）。

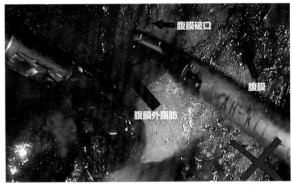

图1-16-3　图中所示为错误操作导致的腹膜损伤，红色圆圈所示腹膜破口，蓝色箭头为相应的解剖结构

2. 在气腹压力的扩张下，小小的腹膜破口被撕开。气腹压力由后腹腔空间进入广阔的腹腔空间，腹膜破口形成"活瓣儿"作用（图1-16-4）。腹腔空间气体只进不出，压缩了后腹腔空间，增加了手术难度。

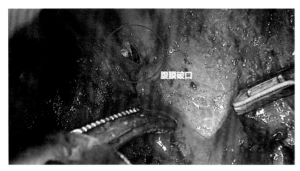

图1-16-4　图中圆圈所示为腹膜破口位置，可见腹膜破口具有"活瓣儿"作用，气体通过破口进入腹腔

3. 空间对于外科手术是关键的。图1-16-5可见从穿刺器到腹膜外脂肪距离很短，说明此时后腹腔空间非常狭小。

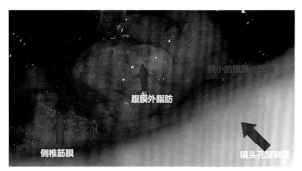

图1-16-5　图中所示后腹腔空间非常狭小，镜头孔穿刺器距离术区很近。蓝色箭头所示为相应解剖结构

4. 在出现腹膜损伤的手术并发症时，采取的补救措施不是立即修补腹膜破口。而是快速清理腹膜外脂肪，切开侧椎筋膜，扩大后腹腔空间。后续手术中寻找合适时机修补腹膜破口。充气的腹腔空间将肠管推向背侧，因此在侧椎筋膜切口的选择上，较以往位置更加靠近背侧（图1-16-6）。

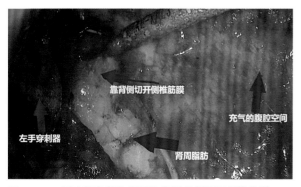

图1-16-6　图中蓝色箭头所示为靠近背侧切开侧椎筋膜

5. 侧椎筋膜切开后继续沿着腰大肌表面游离肾脏背侧层面，扩大后腹腔空间。随着后腹腔空间局面的打开，其空间内部压力对腹腔高压达到制衡。虽难以达到完全正常，但局面得以缓和。在肾脏腹侧层面游离后，腹膜破口得到充分暴露（图1-16-7）。

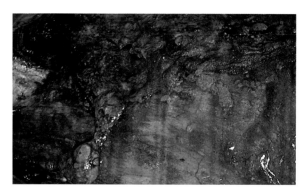

图1-16-7　腹膜破口得到充分暴露

6. 术中将气腹压力从12mmHg降低到5mmHg，采用吸引器将腹腔内积气吸除（图1-16-8）。

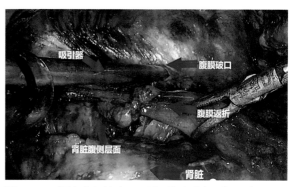

图1-16-8　图中蓝色箭头示吸引器将腹腔内积气吸除

7. 右手弯钳配合左手吸引器，在左手吸引器撤离瞬时，右手弯钳夹闭腹膜破口（图1-16-9）。

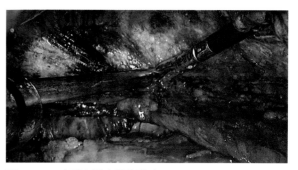

图1-16-9　右手弯钳夹闭腹膜破口

8. 采用血管夹夹闭腹膜破口（图1-16-10），为避免张力过大，破口撕裂，血管夹夹持对象需要包含腹膜返折。

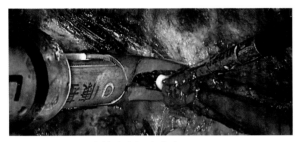

图1-16-10 采用血管夹夹闭腹膜破口

9. 针对后腹腔镜手术，腹膜损伤是常见的非严重术中并发症。但其造成后腹腔空间狭小增加了手术难度，对于腹腔镜手术初学者容易造成"雪上加霜"。除了了解腹膜损伤并发症的正确处理方式以外，损伤的预防和合理的外科基本操作更加重要。

六、本节第二个关注点是：分支肾动脉的处理。

1. 手术前的影像学阅片非常重要，阅片内容首先是疾病的诊断，其次是手术操作相关内容。本例患者除了存在右肾动脉以外，还存在右肾上极的小分支动脉（图1-16-11）。术前影像学阅片容易遗漏。本例患者右肾肿瘤位于右肾上极，右肾上极的小分支动脉可能为肿瘤供血，如果动脉阻断不完全，肿瘤切除过程可能造成出血，影响手术视野，增加手术难度和危险性。

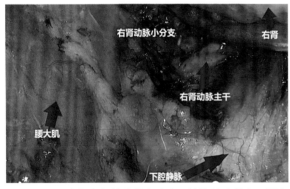

图1-16-11 右肾上极的小分支动脉可能为肿瘤供血，图中蓝色箭头为相应的解剖结构

2. 术前影像学泌尿系增强CT（水平位）可见右肾动脉主干（图1-16-12）。

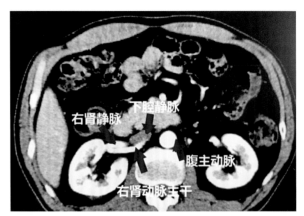

图1-16-12 增强CT（水平位）可见右肾动脉主干，图中蓝色箭头为相应的解剖结构

3. 术前影像学泌尿系增强CT（水平位）可见右肾动脉小分支（图1-16-13）。

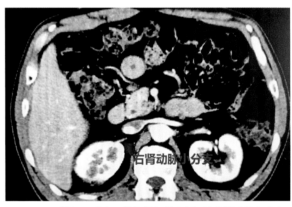

图1-16-13 增强CT（水平位）蓝色箭头所示为右肾动脉小分支

4. 手术处理右肾动脉时，减少周围渗血的方法是进入正确的解剖层次。肾动脉血管鞘外有丰富的滋养血管，而血管鞘内为相对无血管区（图1-16-14）。术中进入血管鞘内可以减少肾门游离时的出血量。

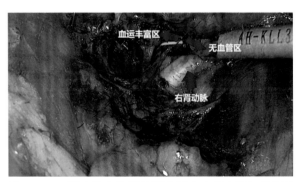

图1-16-14 肾动脉血管鞘外围血运丰富区（蓝色虚线所示），肾动脉血管鞘内为相对无血管区，蓝色箭头所示为相应解剖结构

5. 图1-16-15示术中阻断肾动脉分支和肾动脉主干。

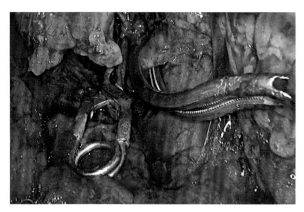

图1-16-15　图中所示为阻断肾动脉分支和肾动脉主干

七、本节第三个关注点是：特殊部位肾肿瘤的切割缝合方法。

1. 我们在既往文章中介绍过后腹腔肾部分切除术中以位置及形态为依据的肾脏肿瘤分类。本例属于右侧肾脏中上部背侧内生型肿瘤。笔者希望总结归纳所有不同位置肾肿瘤对应的相对固定模式的肾部分切除术的手术"套路"。

2. 术中沿肾被膜层面充分游离暴露肾脏及位于上极的囊实性肾肿瘤。为了方便切割缝合，将肾脏旋转使肿瘤位于术者的"眼皮底下"。在后腹腔镜肾部分切除术的常规"三孔法"基础上，增加第四穿刺器，其位于右手穿刺器和镜头穿刺器的腹侧，三点呈现等边三角形。助手的弯钳从第四穿刺器引入后腹腔空间，用力点位于右肾下极，目的是让肾脏更加靠近腹侧，让术者可以"直视""正对"位于背侧的肿瘤（图1-16-16）。

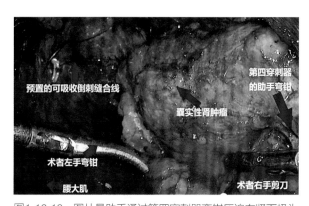

图1-16-16　图片是助手通过第四穿刺器弯钳压迫右肾下极为术者暴露良好术野，蓝色箭头为相应解剖结构

3. 下图示剪刀锐性切除肿瘤（图1-16-17）。

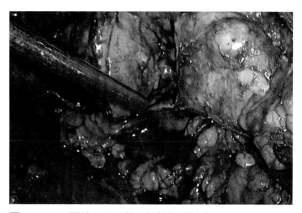

图1-16-17　图片示采用剪刀锐性切除肿瘤

4. 采用3-0的可吸收倒刺缝合线连续缝合肾脏内层创面（图1-16-18）。

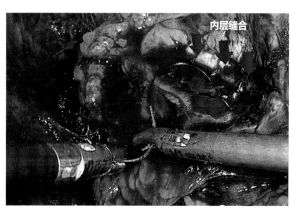

图1-16-18　蓝色箭头所示为缝合肾脏内层创面

5. 采用2-0的可吸收倒刺缝合线连续缝合肾脏外层创面（图1-16-19），注意针距均匀。力量适度，避免缝线切割肾脏组织。

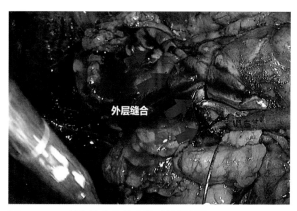

图1-16-19　蓝色箭头示缝合肾脏外层创面

八、术后肿瘤照片（图1-16-20）。

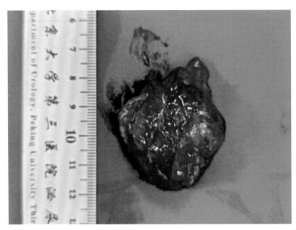

图1-16-20 图片示术后肿瘤照片

九、肿瘤切开后可见囊实性剖面（图1-16-21）。

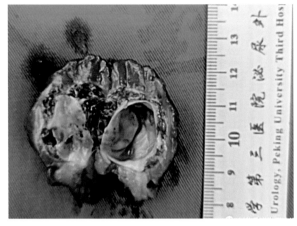

图1-16-21 图片示肿瘤切开后可见囊实性剖面

（刘苗 编写）

（赵勋 视频编辑） 视频8

第十七节 双肾癌伴随巨大肾动脉瘤行机器人经腹腔途径肾部分切除术

一、病例介绍：患者57岁男性，主因"体检发现双肾占位2个月"就诊。外院查B超提示左肾2 cm肾肿瘤，右肾5.5 cm肾肿瘤，初步诊断双侧肾癌。于1月前于外院行后腹腔镜下左肾部分切除术。术后病理提示为左肾透明细胞癌。患者既往高血压5年、糖尿病2个月。

二、泌尿系增强CT（水平位）提示右肾中下极背侧可见直径5.5 cm占位，边界尚清晰，呈现不均匀强化，诊断右肾癌可能；在右侧肾窦可见巨大动脉瘤，直径为4.8 cm，增强扫描可见明显均匀强化，与右肾动脉相同，强化一致，压迫右肾盂（图1-17-1）。肾图提示右肾分肾功能正

常，左肾分肾功能为正常下限。行机器人辅助腹腔镜下（经腹腔途径）右肾部分切除术。

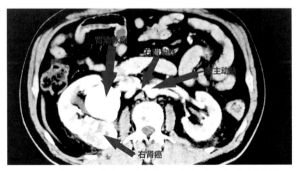

图1-17-1 增强CT（水平位）提示右肾中下极背侧占位，红色箭头示相应解剖结构

三、泌尿系增强CT（矢状位）提示右肾癌位于右肾动脉瘤背侧（图1-17-2）。

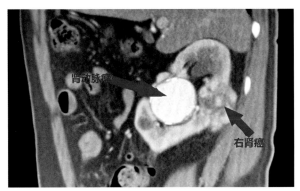

图1-17-2　增强CT（矢状位）图中红色箭头示右肾癌位于右肾动脉瘤背侧

四、在手术途径上，有经腹腔途径和经后腹腔途径两种选择。经后腹腔途径的优势在于从背侧层面出发更有利于游离控制右肾动脉，且对于肾脏背侧肿瘤的切除缝合更方便。其缺点在于操作空间有限。而经腹腔途径手术空间大，本例患者肿瘤最大直径为5.5 cm，为肾癌T1b期，空间大有利于肿瘤游离。其缺点在于右肾动脉的处理和肿瘤的切除缝合。本例患者最终选择了经腹腔途径。

五、在处理右肾动脉的考量上，术者选择在腹主动脉与腔静脉之间寻找、游离、阻断右肾动脉。而未选择传统的下腔静脉右侧、肾静脉背侧寻找右肾动脉。其原因在于本例患者右肾动脉太过靠近肾动脉瘤，限制了右肾动脉放置哈巴狗阻断钳的空间，增加了肾动脉瘤损伤的潜在风险。

六、图1-17-3示术中游离下腔静脉，寻找左肾静脉后，在左肾静脉与下腔静脉夹角中有脂肪，在脂肪背侧（深方）有右肾动脉。

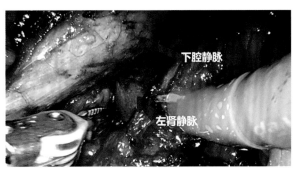

图1-17-3　图片示术中游离下腔静脉寻找左肾静脉，其中蓝色箭头所示分别为下腔静脉和左肾静脉

七、图1-17-4示左手向上挑起下腔静脉，以暴露其深方的右肾动脉与腹主动脉。

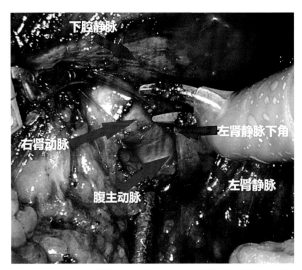

图1-17-4　图片示暴露右肾动脉与腹主动脉，其中红色箭头分别示右肾动脉和腹主动脉；蓝色箭头示其他解剖标志

八、采用左手马里兰钳挑起右肾动脉后，右手穿入血管阻断带，以备后续阻断时提拉右肾动脉（图1-17-5）。

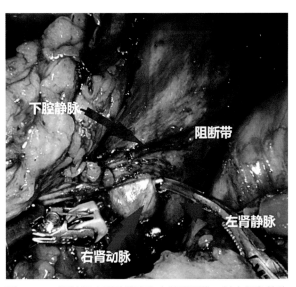

图1-17-5　图片示右肾动脉穿入血管阻断带，其中红色箭头示右肾动脉，蓝色箭头示其他解剖结构

九、图1-17-6示在肾被膜与肾脂肪囊间的层面游离肾脏下极，靠近肿瘤处的结缔组织可见明显水肿渗出。水肿渗出是靠近肿瘤的标志，也是肿瘤恶性程度高的表现。

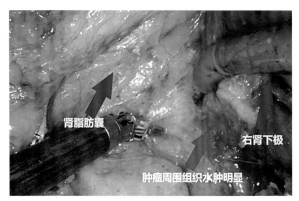

图1-17-6 图片示靠近肿瘤处的结缔组织可见明显水肿渗出，其中红色箭头示水肿明显区域；蓝色箭头示其他解剖结构

十、图1-17-7示沿肾被膜与肾脂肪囊间游离后，可将多余的脂肪囊切除，以暴露空间。

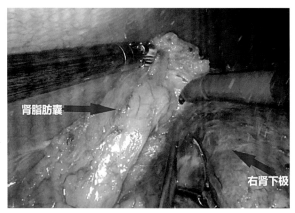

图1-17-7 将多余的脂肪囊切除以暴露空间，图中蓝色箭头示相应解剖结构

十一、图1-17-8示游离保护右侧输尿管。术中操作避免输尿管太过牵张，从而张力过大造成输尿管缺血。

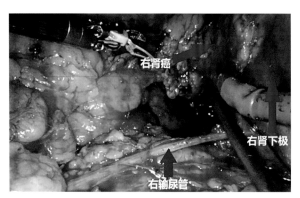

图1-17-8 图示游离保护右侧输尿管，图中蓝色箭头示相应解剖结构

十二、在肾被膜层面游离右侧肾脏，图1-17-9示右肾充分游离后自然状态下的位置。肿瘤位于右肾中下极背侧，在自然状态（非旋转）下无法直视到肿瘤外突部分。

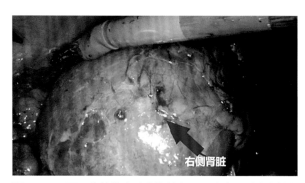

图1-17-9 图示自然状态（非旋转）下无法直视到肿瘤外突部分，蓝色箭头示右侧肾脏

十三、图1-17-10示助手采用吸引器向上向头侧上挑右肾上极，将肾脏背侧肿瘤旋转至术野。

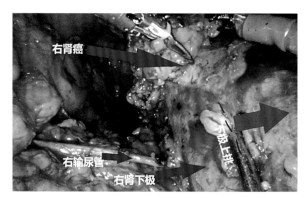

图1-17-10 图示助手吸引器向上向头侧上挑右肾上极，图中红色箭头示吸引器手法

十四、采用哈巴狗钳阻断右肾动脉（图1-17-11）。

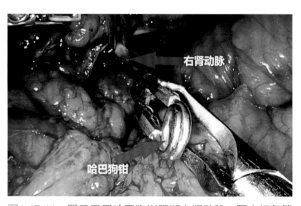

图1-17-11 图示采用哈巴狗钳阻断右肾动脉，图中红色箭头为哈巴狗钳，蓝色箭头示右肾动脉

十五、沿肿瘤包膜切除右肾肿瘤（图1-17-12）。

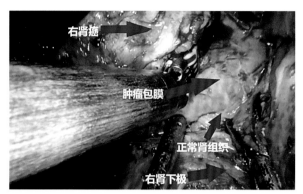

图1-17-12　图示切除右肾肿瘤过程，图中蓝色箭头为相应解剖结构

十六、术中示肿瘤与集合系统关系密切，切开部分集合系统（图1-17-13）。

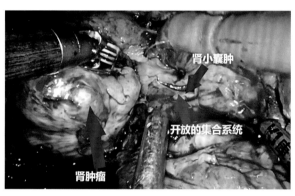

图1-17-13　图示切开部分集合系统，图中红色箭头示开放的集合系统，蓝色箭头示解剖结构

十七、采用3-0可吸收倒刺缝合线连续缝合肿瘤床（图1-17-14），尤其注意缝合开放的集合系统。

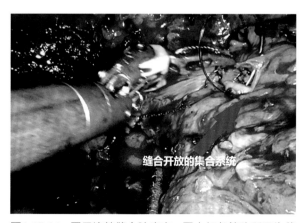

图1-17-14　图示连续缝合肿瘤床，图中红色箭头所示为缝合开放的集合系统

十八、在肿瘤床可见其深方的肾动脉瘤。当右肾动脉阻断时，右肾动脉瘤塌陷，在缝合时缝针绕过动脉瘤，进针点避开血管瘤缝合肾实质（图1-17-15）。最后一针从肾皮质穿出，保留线尾。

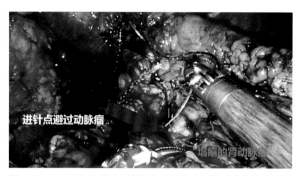

图1-17-15　图片示缝合时缝针绕过动脉瘤，其中蓝色箭头示进针点避过动脉瘤，绿色虚线处为塌瘪的肾动脉瘤

十九、采用2-0可吸收倒刺缝线连续缝合外层（图1-17-16）。

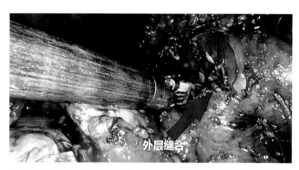

图1-17-16　图示连续缝合外层，蓝色箭头示外层缝合位置

二十、缝合结束后先解除右肾动脉阻断（图1-17-17）。肾动脉阻断时间为29分钟。将外层缝合的2-0缝合线线尾与内层缝合的3-0缝合线线尾打结。

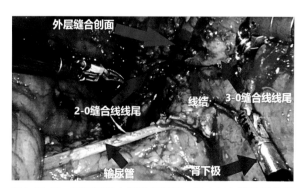

图1-17-17　图示解除右肾动脉阻断，图中红色箭头示外层缝合创面无渗血，蓝色箭头示相应解剖结构

二十一、为避免肾下垂或肾动脉折角，采用可吸收缝线将右肾固定并悬吊在周围组织（图1-17-18）。

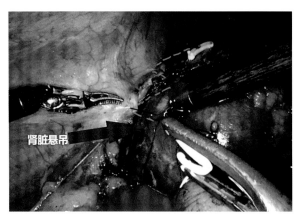

图1-17-18   图示将右肾固定并悬吊在周围组织，蓝色箭头示肾脏悬吊过程，绿色虚线为缝线走行位置

二十二、下图示术后大体标本（图1-17-19）。

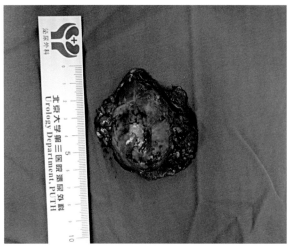

图1-17-19   术后大体标本

二十三、下图示肾肿瘤剖开观（图1-17-20）。

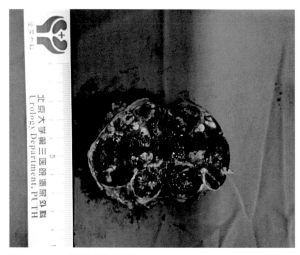

图1-17-20   肾肿瘤剖开观

（刘苗   张洪宪   马潞林   编写）
（赵勋   视频编辑）

视频9

第二章　肾癌癌栓手术学习笔记

第一节　机器人辅助腹腔镜下根治性右肾切除术联合下腔静脉癌栓取出术治疗右肾癌伴 Mayo Ⅱ 级下腔静脉癌栓（双支右肾静脉癌栓）

一、病例介绍：患者老年男性，诊断为右侧肾肿瘤伴随下腔静脉癌栓。癌栓进入下腔静脉内约3 cm，癌栓头端位于肝脏下缘，为MayoⅡ级癌栓（图2-1-1）。通过影像学检查可见右肾具有两支肾静脉（图2-1-2）。头侧肾静脉可见癌栓增粗，癌栓沿此肾静脉伸入至下腔静脉；足侧肾静脉亦可见癌栓，略凸入至下腔静脉内。术中需要同时取出双支肾静脉内癌栓。右肾动脉位于两支肾静脉之间，这可能在寻找、游离、切断右肾动脉时存在手术困难。通常患侧肾动脉术中寻找位置在患侧肾静脉背侧，而此例患侧肾动脉术中寻找位置在下腔静脉与腹主动脉之间。

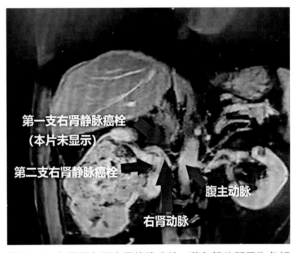

图2-1-2　右肾具有两支肾静脉癌栓，蓝色箭头所示为各解剖位置

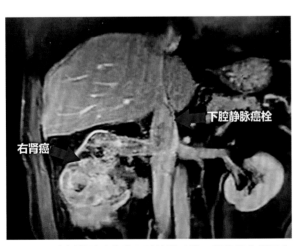

图2-1-1　右侧肾肿瘤伴随下腔静脉癌栓，蓝色箭头所示为各解剖位置

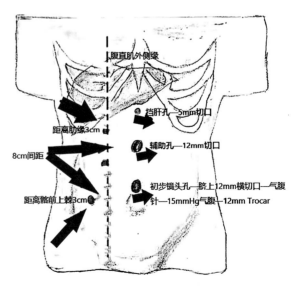

图2-1-3　机器人穿刺器位置，蓝色箭头所示为Trocar放置位置，蓝色虚线所示为腹直肌外侧缘

二、机器人穿刺器位置见图2-1-3。

三、MayoⅡ级癌栓术中需要阻断下腔静脉

近心端、下腔静脉远心端和左肾静脉。使阻断带之间的下腔静脉形成一个无血液流动的区域。这个"无血流区"能够避免在切开下腔静脉取栓的过程中大出血。在"无血流区"应该保证没有下腔静脉的属支静脉向其回血。在切开血管壁前应充分阻断这些可能回血的属支小静脉。属支静脉的解剖图见图2-1-4。

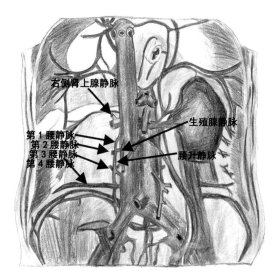

图2-1-4   蓝色箭头所示为下腔静脉的属支静脉

四、术中充分游离下腔静脉，可见增粗的下腔静脉，内含癌栓。头侧的右肾静脉癌栓延伸至下腔静脉，足侧的下腔静脉内癌栓略凸入下腔静脉内（图2-1-5）。

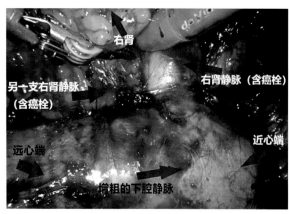

图2-1-5   增粗的下腔静脉内含癌栓，蓝色箭头所示为各解剖结构

五、右肾动脉在两支右肾静脉之间，由于空间狭小。术中可能对静脉挤压造成癌栓脱落，不

常规从下腔静脉的右侧、肾静脉背侧寻找右肾动脉，而从下腔静脉与腹主动脉之间寻找右肾动脉。

六、采用下腔静脉与腹主动脉之间的位置（以下简称"腔主之间法"）寻找右肾动脉，需要先寻找游离腹主动脉。手术实时探查结合术前影像学资料发现：从腹侧背侧位置关系上，腹主动脉在左肾静脉背侧。从头侧足侧位置关系上，右肾动脉在左肾静脉的足侧。

七、手术目标的操作顺序是：下腔静脉→左肾静脉→腹主动脉→右肾动脉。首先，在游离下腔静脉时找到左肾静脉的上角和下角，继而完全游离左肾静脉，见图2-1-6；其次，向游离的左肾静脉双重缠绕阻断带，由助手的腔镜用弯钳进行提拉，暴露其深方的腹主动脉；再次，在腹主动脉与下腔静脉之间寻找右肾动脉，在头侧足侧位置关系上，右肾动脉位于左肾静脉的足侧。最终的结果是顺利寻找到了右肾动脉（图2-1-7）。

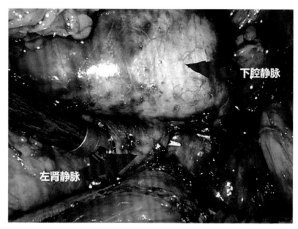

图2-1-6   游离下腔静脉时找到左肾静脉，蓝色箭头所示为左肾静脉及下腔静脉

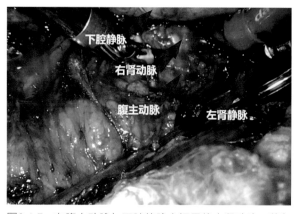

图2-1-7   在腹主动脉与下腔静脉之间寻找右肾动脉，蓝色箭头所示为各血管结构

八、由于"腔主之间法"寻找右肾动脉法的空间极为有限，仅允许置入一枚Hem-o-lok血管夹。但这足以阻断右肾动脉，控制住右肾和肿瘤的血供，为后续手术步骤创造了良好的环境，见图2-1-8。

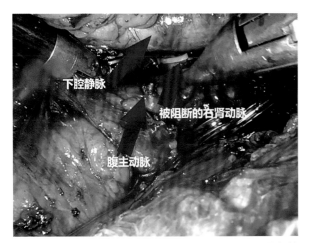

图2-1-8　置入一枚Hem-o-lok血管夹阻断右肾动脉，蓝色箭头所示为各血管结构

九、游离并切断右侧输尿管（图2-1-9）。

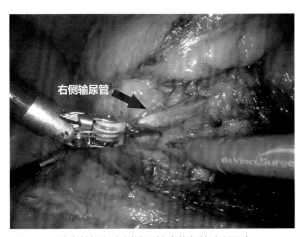

图2-1-9　游离并切断右侧输尿管（蓝色箭头所示）

十、下面的7张术中照片介绍了血管阻断的具体操作手法。与传统腹腔镜手术的直角钳不同，左手使用的机器人手术的马里兰钳可以弯曲至90°左右。右手单极剪刀闭合，"锐器钝用"（采用锐性器械，但应用类似钝性的分离方法，简称为"锐器钝用"），向上给予左手反作用力（图2-1-10）。左手钳头张开，以此完成下腔静脉背侧盲区的游离。

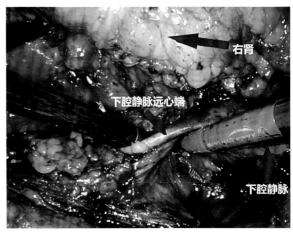

图2-1-10　左手马里兰钳，右手单极剪刀闭合，"锐器钝用"，蓝色箭头所示为各解剖结构

十一、助手用腔镜用弯钳夹持自制的血管阻断带，将阻断带一端传递给钳头张开的左手马里兰钳（图2-1-11）。完成下腔静脉远心端的第一圈缠绕。

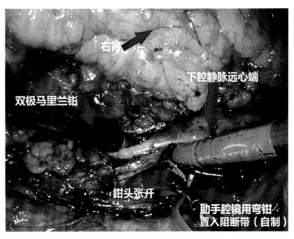

图2-1-11　助手用腔镜用弯钳置入血管阻断带，蓝色箭头所示为操作要领及解剖结构

十二、助手用腔镜用弯钳同时提拉血管阻断带的两头，使下腔静脉向腹侧悬吊。扩大下腔静脉背侧盲区的空间。左手马里兰钳在伸过背侧盲区后张开钳头（图2-1-12）。

十三、助手将阻断带的一头传递给张开钳头的马里兰钳，完成对下腔静脉的第二圈缠绕（图2-1-13）。

十四、将阻断带两头平行排列，置入自制的阻断环（图2-1-14）。

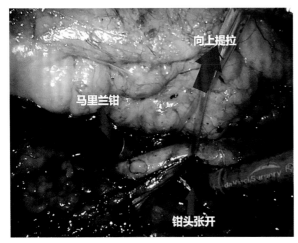

图2-1-12　助手同时提拉血管阻断带的两头（蓝色箭头所示）

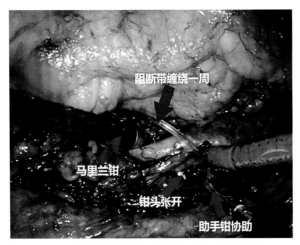

图2-1-13　对下腔静脉的第二圈缠绕（蓝色箭头所示）

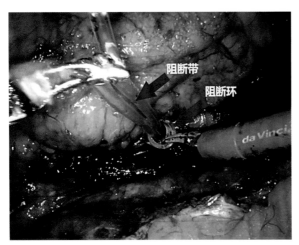

图2-1-14　置入自制的阻断圈（蓝色箭头所示）

十五、采用大号的黄色的血管夹（Hem-o-lok）夹闭阻断带两端（图2-1-15）。小号的紫色血管夹长径小，容易被拖入并卡顿在阻断圈中。血管夹应该夹持正中位置，太过靠近一侧也可能

被拖入并卡顿在阻断环中。应该在尽量靠近血管的位置置入血管夹，即尽量裁剪掉过多的线头，因为过多的线头可能会对后续手术造成干扰。

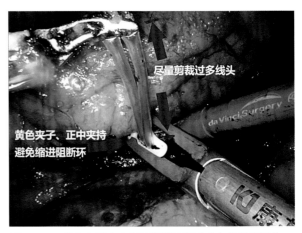

图2-1-15　黄色血管夹夹闭阻断带两端（蓝色箭头所示）

十六、最后用剪刀剪断线头。完成目标血管的阻断准备（图2-1-16）。

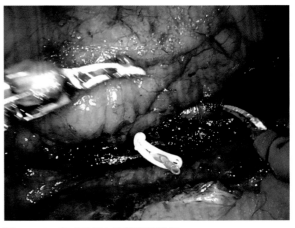

图2-1-16　完成目标血管的阻断准备

十七、下腔静脉近心端的游离是手术难点。游离中遇到的肝短静脉，用左手马里兰钳双极电凝后，用右手电剪切断（图2-1-17）。避免了血管夹的使用，以防止其对阻断带或阻断钳的干扰。

十八、本例术中我们采用"DOPI"技术延迟阻断下腔静脉近心端（图2-1-18）。具体方法见参考文献[1]。

十九、术中先阻断下腔静脉远心端阻断带，随后阻断左肾静脉阻断带，保留下腔静脉近心端

不阻断（图2-1-19）。将气腹压由12 mmHg提高至25 mmHg，切开血管壁快速取出癌栓后，在下腔静脉近心端置入血管阻断钳（"哈巴狗"钳）阻断近心端（图2-1-20和图2-1-21）。将气腹压恢复至12 mmHg后再缝合血管壁。最后解除所有血管阻断，恢复下腔静脉血流。

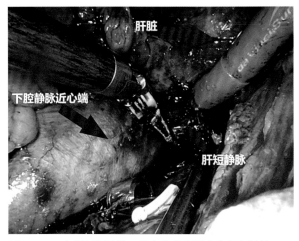

图2-1-17 离断肝短静脉，蓝色箭头所示为各解剖结构

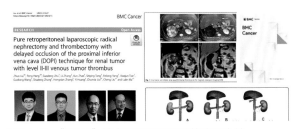

图2-1-18 "DOPI"技术延迟阻断下腔静脉近心端

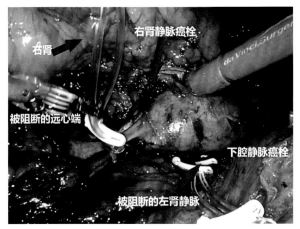

图2-1-19 先阻断下腔静脉远心端及左肾静脉，保留下腔静脉近心端不阻断，蓝色箭头所示为各解剖结构

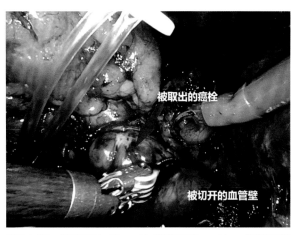

图2-1-20 气腹压由12 mmHg提高至25 mmHg，切开血管壁快速取出癌栓，蓝色箭头所示为各解剖结构

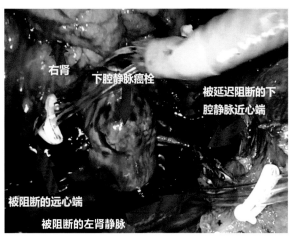

图2-1-21 在下腔静脉近心端置入血管阻断钳（哈巴狗钳）阻断近心端，蓝色箭头所示为各解剖结构

二十、术中可见头侧的第一支肾静脉内癌栓粗大，足侧的第二支肾静脉内可见癌栓略凸入至下腔静脉（图2-1-22）。

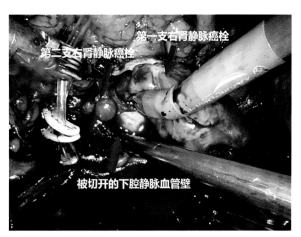

图2-1-22 头侧第一支肾静脉内癌栓及足侧的第二支肾静脉，蓝色箭头所示为各解剖结构

二十一、采用血管缝合线（4-0的不可吸收血管缝线）连续缝合下腔静脉血管壁（图2-1-23）。

其中，4-0的不可吸收缝线的针长为13～26 mm圆针，弧度为3/8或1/2，线长90 cm。

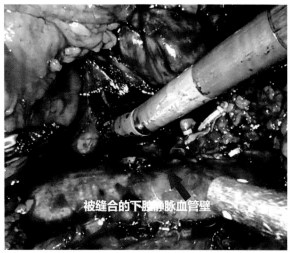

图2-1-23　采用血管缝合线连续缝合下腔静脉血管壁（蓝色箭头所示）

二十二、术后大体照片（图2-1-24和图2-1-25）。

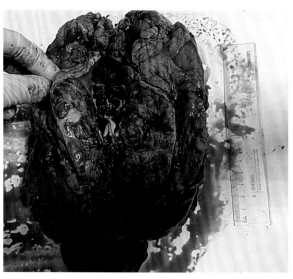

图2-1-24　术后大体照片1

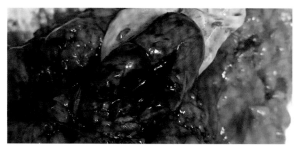

图2-1-25　术后大体照片2

参考文献

[1] Liu Z, Hong P, Zhu G, et al. Pure retroperitoneal laparoscopic radical nephrectomy and thrombectomy with delayed occlusion of the proximal inferior vena cava (DOPI) technique for renal tumor with level Ⅱ-Ⅲ venous tumor thrombus. BMC Cancer, 2021, 21(1): 627.

（刘苗　李宇轩　马潞林　编写）

第二节　机器人下腔静脉节段性切除术治疗右肾癌伴 Mayo Ⅱ 级癌栓

一、病例介绍：患者76岁女性，主因"右侧腰痛6个月伴随血尿2周"就诊。既往高血压，胆囊切除术后。诊断考虑右肾癌，直径6.6 cm，累及肾盂肾盏。下腔静脉癌栓为Mayo Ⅱ级，癌栓侵犯下腔静脉血管壁（图2-2-1和图2-2-2）。行机器人辅助腹腔镜根治性右肾切除术及下腔静脉节段性切除术。

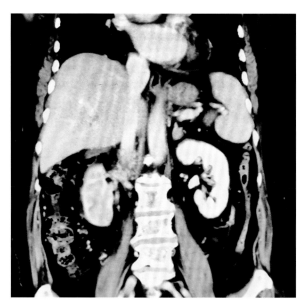

图2-2-1　右肾癌伴Mayo Ⅱ级癌栓

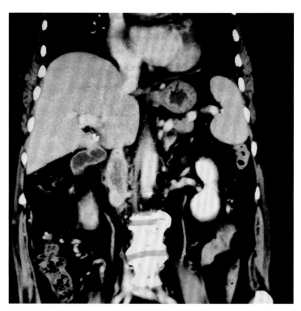

图2-2-2　考虑癌栓侵犯下腔静脉血管壁

二、本例患者术前阅片考虑癌栓侵犯下腔静脉血管壁。我们在既往的研究中曾经详细介绍过癌栓侵犯下腔静脉血管壁的影像学表现，并提出癌栓侵犯血管壁的预测模型[1-2]（图2-2-3）。具体见节后参考文献。术前影像学提示癌栓浸润性侵犯下静脉壁的表现包括：①下腔静脉管壁毛糙、不光滑，有"毛刺征"；②下腔静脉增粗，超过正常下腔静脉直径的1.5倍（正常下腔静脉宽度为肝段以上近心房处下腔静脉的宽度）；③下腔静脉管壁外侧可见水肿带。④下腔静脉内癌栓形态不规则。

从临床问题出发　　特殊临床现象——癌栓侵犯血管壁

特殊现象　肾癌下腔静脉癌栓侵犯血管壁的多模态预测模型

Research Article

A Predictive Model for Tumor Invasion of the Inferior Vena Cava Wall Using Multimodal Imaging in Patients with Renal Cell Carcinoma and Inferior Vena Cava Tumor Thrombus

Zhuo Liu,[1] Liwei Li,[2] Peng Hong ,[1] Guodong Zhu,[1] Shiying Tang ,[1] Xun Zhao,[1] Qiming Zhang,[1] Guoliang Wang,[1] Wei He,[1] Hua Zhang,[1] Heng Xue ,[1] Ligang Cui,[1] Huiyu Ge ,[2] Jie Jiang,[2] Shudong Zhang,[1] Fangting Cao,[1] Jing Yan,[2] Fengrong Ma,[1] Cheng Liu,[1] Lulin Ma ,[1] and Shumin Wang[2]

Hindawi

图2-2-3　癌栓侵犯血管壁的预测模型

三、术前仔细阅片发现癌栓恶性程度高，造成严重下腔静脉梗阻，癌栓逆血流方向向左肾静脉内生长（伸入左肾静脉2.6 cm），向下腔静脉远心端（肾静脉开口以下）生长（图2-2-4和图2-2-5）。我们在既往的研究中[3]，将这种特征的癌栓称之为GADVR型癌栓（tumor thrombus Growing Against the Direction of Venous Return）。GADVR型癌栓手术复杂程度高，预后不良（图2-2-6）。

四、在手术策略上，癌栓侵犯了下腔静脉的

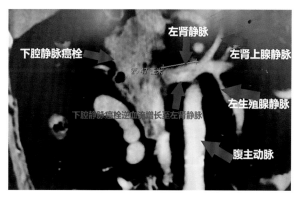

图2-2-4　下腔静脉癌栓逆血流增长至左肾静脉，蓝色箭头所示为各解剖结构

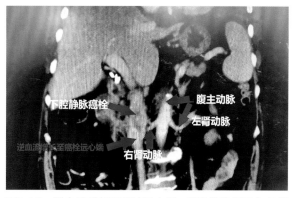

图2-2-5　逆血流增长至癌栓远心端，蓝色箭头所示为各解剖结构

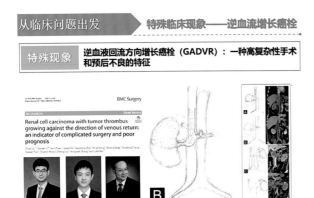

图2-2-6　逆血流回流方向增长癌栓（GADVR）

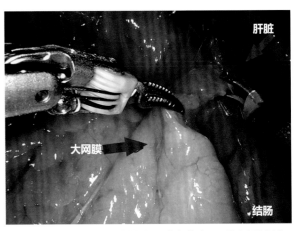

图2-2-9　大网膜与肝脏粘连松解，蓝色箭头所示为各解剖结构

左右侧壁，因此选择截断癌栓远心端，截断癌栓近心端和左肾静脉，将癌栓及其累及的下腔静脉血管壁进行节段性切除术。对于左肾血液回流，仅依靠左肾静脉属支（左肾上腺静脉、左生殖腺静脉和腰静脉回流）。我们在既往的研究中，介绍过癌栓侵犯血管壁不同类型，以及如何选择相应的治疗方式[4]，见图2-2-7和图2-2-8。

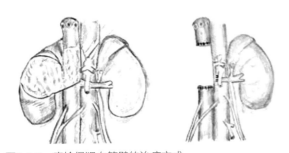

图2-2-7　癌栓侵犯血管壁的治疗方式

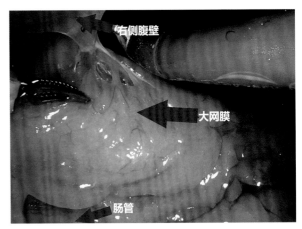

图2-2-10　大网膜与右侧腹壁粘连松解，蓝色箭头所示为各解剖结构

图2-2-8　下腔静脉节段性切除术

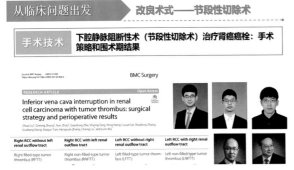

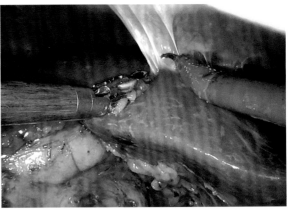

图2-2-11　腹壁与肝脏粘连松解

五、本例患者既往行腹腔镜胆囊切除术。在本次机器人手术中可以发现明显组织器官粘连。我们首先将这些粘连松解，以恢复正常的解剖结构（图2-2-9～图2-2-11）。

六、在术前方案上我们决定术中行节段性下腔静脉切除术。癌栓恶性程度较高，下腔静脉血管外膜寻找游离困难。因此将焦点优先集中在下腔静脉远心端的游离。在远心端阻断后，由足侧向头侧游离下腔静脉远心端，以降低手术难度。我们采用自制的血管阻断带缠绕下腔静脉远心端一圈后，向上方提拉阻断带，以寻找癌栓的远心端边界（位于肾静脉入下腔静脉处远端3~4 cm）。采用切割闭合器（Endo-GIA）将下腔静脉远心端截断（图2-2-12）。

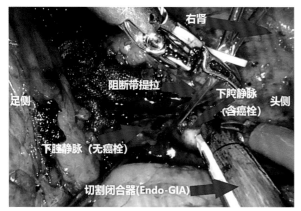

图2-2-12　用切割闭合器（Endo-GIA）将下腔静脉远心端截断，蓝色箭头所示为各解剖结构

七、这里我们介绍一下术中采用切割闭合器（Endo-GIA）的器械操作手法（图2-2-13）。其全称为（电动 腔镜 关节头 直线型 切割闭合器）。其型号大致分为45A和60A两种。45和60代表的是缝钉线长度为45 mm或60 mm。缝合钉数量分别为70枚或88枚，缝钉的排数均为6排。根据操作杆的长度有340 mm普通型、280 mm短型和440 mm长型。本例采用的是45 mm的白色钉仓。操作手法为：将切割闭合器置入穿刺器内，夹持目标血管。扣紧闭合杆可以观察到钳口闭合。闭合到位后可以听到"咔嚓"声表明闭合杆和钳口均已经锁定。打开红色激发杆锁后，按

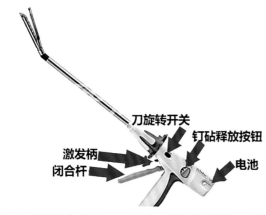

图2-2-13　切割闭合器（Endo-GIA），蓝色箭头所示为各操作部位

动激发柄，可以听到马达启动声音，直到马达停止说明达到断离末端。松开激发柄，马达再次启动，直到马达停止说明返回到起始端。松开闭合杆，按动钉砧释放开关，钳口打开。

八、下腔静脉远心端截断后，采用"下极上翻法"游离下腔静脉的背侧面（图2-2-14）。

九、在"下极上翻法"过程中，在下腔静脉与腹主动脉之间见到右肾动脉。采用血管夹夹闭并切断右肾动脉（图2-2-15）。

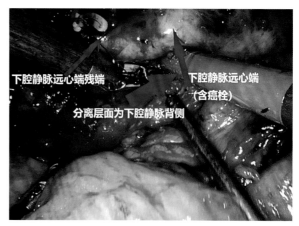

图2-2-14　游离下腔静脉的背侧面，蓝色箭头所示为各解剖结构

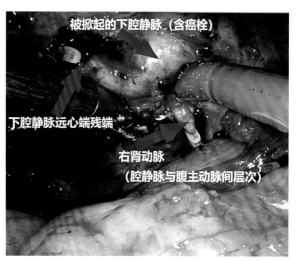

图2-2-15　血管夹夹闭并切断右肾动脉，蓝色箭头所示为各解剖结构

十、进一步从足侧向头侧游离下腔静脉，寻找到左肾静脉上角及下角。采用自制的血管阻断带向上提拉左肾静脉，寻找到左肾静脉充盈与空虚的交界，即为癌栓边界。采用黄色血管夹Hem-o-lok夹闭并切断左肾静脉（图2-2-16）。

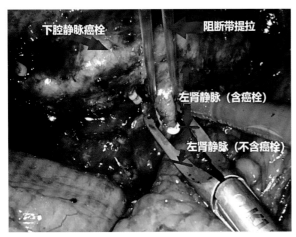

图2-2-16　血管夹夹闭并切断左肾静脉，蓝色箭头所示为各解剖结构

十一、进一步游离右肾下极，夹闭并切断右侧输尿管（图2-2-17）。采用"下极上翻法"游离右肾。

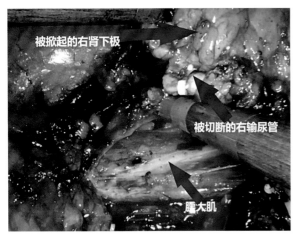

图2-2-17　夹闭并切断右侧输尿管，蓝色箭头所示为各解剖结构

十二、对于下腔静脉近心端的游离，一方面在下腔静脉腹侧层面，沿着下腔静脉表面向头侧游离，遇到肝短静脉则采用双极电凝夹闭并用单极电剪切断。另一方面，采用"下极上翻法"将癌栓远心端掀起，游离下腔静脉的背侧层面（图2-2-18）。

十三、采用自制的血管阻断带缠绕下腔静脉近心端一圈，向上提拉阻断带。采用血管闭合器截断下腔静脉近心端（图2-2-19）。

十四、至此完成下腔静脉节段性切除术

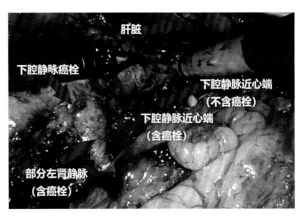

图2-2-18　游离下腔静脉近心端，蓝色箭头所示为各解剖结构

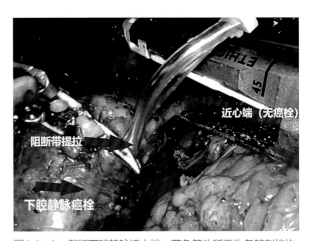

图2-2-19　截断下腔静脉近心端，蓝色箭头所示为各解剖结构

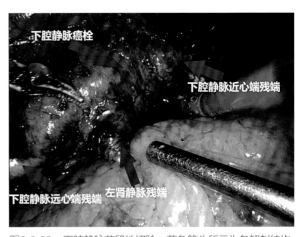

图2-2-20　下腔静脉节段性切除，蓝色箭头所示为各解剖结构

（图2-2-20）。进一步地将右肾游离。其中右侧肾上腺因其肾上腺动脉和中央静脉已经被切断，已无血液供应，因此切除右侧肾上腺。

十五、术后大体标本（图2-2-21、图2-2-22、图2-2-23和图2-2-24）。

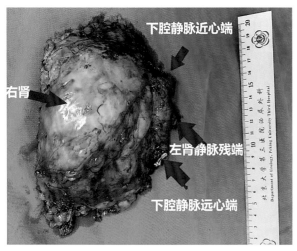

图2-2-21　术后大体标本（整体观），蓝色箭头所示为各解剖结构

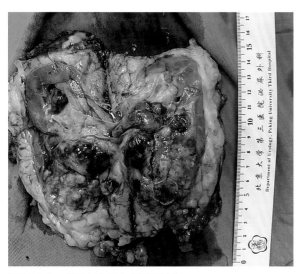

图2-2-22　术后大体标本（剖面观）

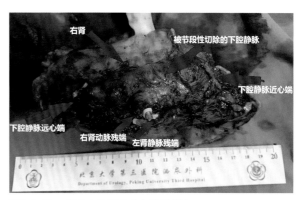

图2-2-23　术后大体标本（血管残端）

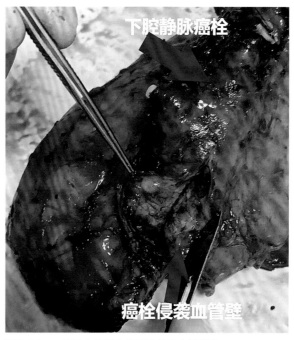

图2-2-24　术后大体标本（癌栓侵袭血管壁）

参考文献

[1] Zhuo Liu, Liwei Li, Peng Hong, et al.A predictive model for tumor invasion of the inferior vena cava wall using multimodal imaging in patients with renal cell carcinoma and inferior vena cava tumor thrombus. Biomed Research International, 2020, 10(6): 9530618.

[2] 刘苗，王国良，田晓军，等. 下腔静脉节段性切除术在肾癌伴下腔静脉癌栓中的应用［J］. 现代泌尿外科杂志，2018，23（9）：5.

[3] Zhuo Liu, Yuxuan Li, Xun Zhao, et al. Renal cell carcinoma with tumor thrombus growing against the direction of venous return: an indicator of complicated surgery and poor prognosis. BMC Surg, 2021, 21(1): 443.

[4] Zhuo Liu, Qiming ZhangQ, Xun Zhao, et al. Inferior vena cava interruption in renal cell carcinoma with tumor thrombus: surgical strategy and perioperative results. BMC Surg, 2021, 21(1): 402.

视频10

（刘苗　张洪宪　马潞林　李宇轩　编写）

（李宇轩　视频编辑）

第三节　机器人右肾癌伴癌栓手术
（肾门巨大淋巴结）心得体会

　　一、病例介绍：患者59岁男性，诊断右侧肾癌伴随下腔静脉Mayo Ⅱ级癌栓，伴随周围淋巴结转移（淋巴结最大直径4 cm）。行机器人辅助腹腔镜根治性右肾切除术伴下腔静脉癌栓取出术。

　　二、本例手术的特殊点在于：①右肾动脉寻找方式。由于右肾动脉穿过肿大融合淋巴结，故在下腔静脉与腹主动脉之间结扎右肾动脉。这有别于常规途径在下腔静脉右侧和肾静脉下方寻找肾动脉。②在下腔静脉游离和肾脏游离方面，不再遵循优先处理下腔静脉，即"IVC First"原则。肿大淋巴结常有静脉回流进入下腔静脉，血管壁切开后易出血。本例手术中游离肾脏下极、中部、上极及其周围淋巴结后，将下腔静脉被阻断段的所有属支切断，随后再进行癌栓取出术。

　　三、术前影像学检查（图2-3-1、图2-3-2）。

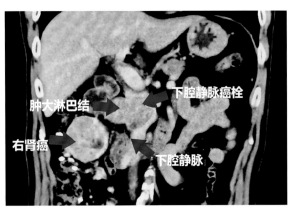

图2-3-1　肾门巨大淋巴结，蓝色箭头所示为各解剖结构

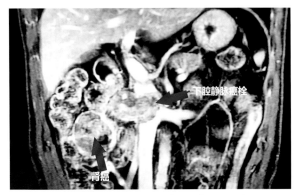

图2-3-2　右肾癌伴下腔静脉癌栓（蓝色箭头所示）

　　四、术中从腹主动脉和下腔静脉之间的层次寻找右肾动脉（图2-3-3）。在下腔静脉远心端缠绕阻断带后向一侧提拉，暴露下腔静脉下方空间。在腹主动脉表面脂肪层内寻找右肾动脉。

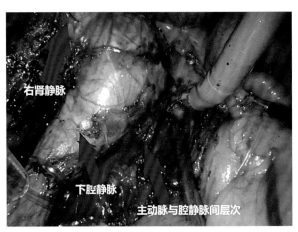

图2-3-3　主动脉与腔静脉间层次，蓝色箭头所示为各解剖结构

　　五、在腹主动脉与下腔静脉间寻找到右肾动脉并夹闭（图2-3-4）。

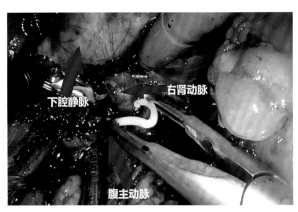

图2-3-4　夹闭右肾动脉，蓝色箭头所示为各血管结构

　　六、在游离肾脏及肾门肿大淋巴结后，切除所有向下腔静脉段的血液回流。随后阻断下腔静脉远心端和左肾静脉，而保留下腔静脉近心端不阻断（图2-3-5）。将气腹压从12 mmHg提高到20 mmHg，切开下腔静脉血管壁。

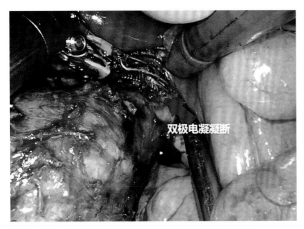

图2-4-14　蓝色箭头示马里兰钳电凝凝断肝短静脉

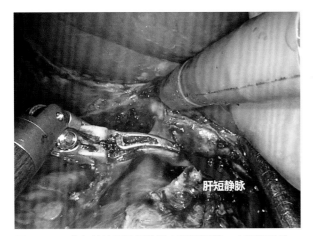

图2-4-15　蓝色箭头示马里兰钳电凝凝断第二支肝短静脉

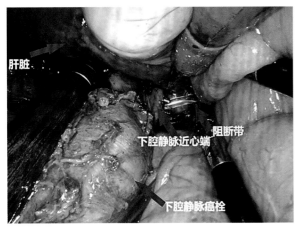

图2-4-16　留置血管阻断带，蓝色箭头示相应解剖结构

二十、左手向左下方牵拉血管阻断带，采用Milking技术挤压癌栓以暴露空间，右手采用直线切割器截断下腔静脉近心端（图2-4-17）。

二十一、图2-4-18示近心端被截断后的断端，此时受侵犯的下腔静脉血管壁及其内部封闭的癌栓已经完全游离。最后游离右肾。

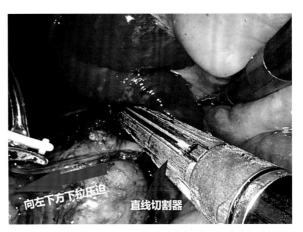

图2-4-17　截断下腔静脉近心端，蓝色箭头示直线切割器，红色箭头示左手向左下方牵拉

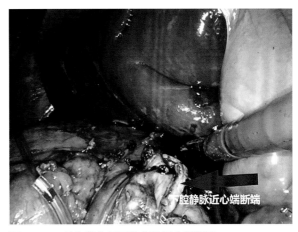

图2-4-18　蓝色箭头示下腔静脉近心端断端

二十二、为避免术后淋巴瘘，对淋巴结进行清扫。创面采用3-0可吸收缝合线连续缝扎（图2-4-19）。

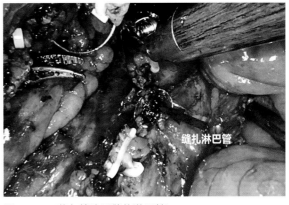

图2-4-19　蓝色箭头示缝扎淋巴管

二十三、图2-4-20示术后标本图片。
二十四、图2-4-21示肾癌剖开图片。

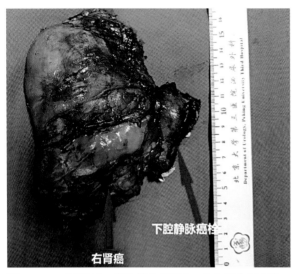

图2-4-20 术后标本，蓝色箭头示肾癌，红色箭头示癌栓

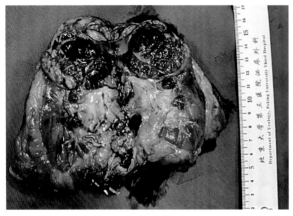

图2-4-21 肾癌剖面

二十五、图2-4-22示下腔静脉血管壁及癌栓剖开图片。

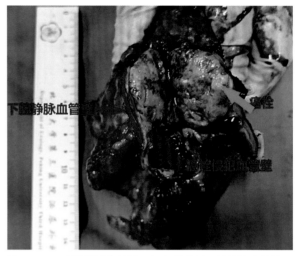

图2-4-22 癌栓侵犯血管壁，红色箭头示下腔静脉血管壁，绿色箭头示癌栓，蓝色箭头示癌栓侵犯血管壁

视频11

（刘茁 张洪宪 马潞林 李宇轩 编写）

（李宇轩 视频编辑）

第五节 机器人辅助左侧根治性肾切除术和Mayo Ⅱ级腔静脉瘤栓取出术（左肾下极上翻法切断肾动脉）

一、病例介绍：患者66岁男性，主因"左侧腰痛2个月"就诊。既往高血压、腔隙性脑梗死。诊断：左侧肾癌伴下腔静脉Mayo Ⅱ级癌栓，癌栓部分侵犯下腔静脉管壁，下腔静脉远心端及双侧髂总静脉长段机化血栓。行机器人辅助左侧根治性肾切除术和腔静脉瘤栓取出术。

二、术前泌尿系增强CT提示下腔静脉癌栓位于肝下，为Mayo Ⅱ级癌栓（图2-5-1）。左肾动脉位于左肾静脉癌栓的下方（术前阅片很重要，决定了后续手术中应用左肾"下极上翻法"的术式）。

三、手术体位选择先采用右侧卧位切除左肾并截断左肾静脉癌栓，再中转为左侧卧位行腔静脉瘤栓取出术。左侧肾癌伴癌栓手术穿刺器的具体位置（图2-5-2）。

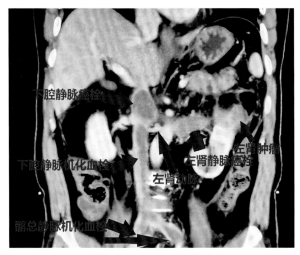

图2-5-1 左侧肾癌伴下腔静脉Mayo II级癌栓，蓝色箭头示相应解剖结构

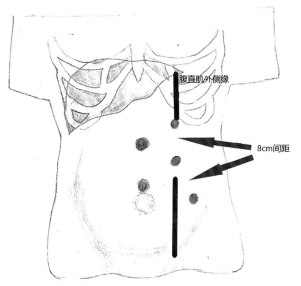

图2-5-2 穿刺器的具体位置，紫色箭头示穿刺器间距为8 cm

四、术中切开左侧结肠旁沟后，首先游离左肾下极。这有别于局限性左肾癌行根治性肾切除术中优先游离并阻断左肾动脉的做法。局限性左肾癌与左肾癌伴癌栓的区别在于左肾静脉是否空虚。在解剖结构上，左肾动脉在左肾静脉的头侧、背侧。在经腹腔途径手术中，可游离暴露左肾静脉后下挑左肾静脉以暴露其背侧的左肾动脉。但其前提是左肾静脉空虚。在癌栓充满左肾静脉后，左肾静脉无法发生形变，缺乏足够空间以暴露左肾动脉。因此对于左肾癌伴癌栓这种特殊类型将会采取特殊的肾动脉寻找方法。

五、在术前阅片中，发现左肾动脉位于左肾静脉（含癌栓）的足侧。因此采用"下极上翻

法"。当然如果术前阅片发现左肾动脉位于左肾静脉的头侧，可采用"上极下压法"。

六、采用"下极上翻法"的前提是充分游离左肾下极，而左侧输尿管会阻碍游离，因此需要率先游离并切断左侧输尿管（图2-5-3）。通常来说，为了避免左肾积水，常规的步骤是先切断左肾动脉再切断左侧输尿管。而本例手术路径是：左侧输尿管切断→左侧生殖腺静脉切断→左肾下极上翻→左肾动脉切断。

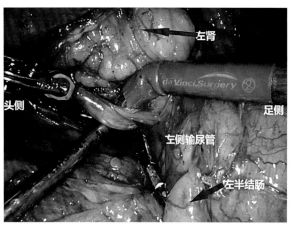

图2-5-3 游离切断左侧输尿管，蓝色箭头示相应解剖结构

七、在上翻左肾下极过程中，除了左侧输尿管的障碍外，还要切断左侧生殖腺静脉（图2-5-4）。

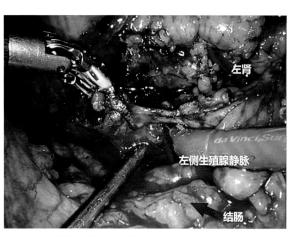

图2-5-4 切断左侧生殖腺静脉，蓝色箭头示相应解剖结构

八、将左侧肾脏下极向上挑起后，可以暴露出左肾静脉下方的左肾动脉，将其游离并切断（图2-5-5）。

九、采用血管阻断夹（Hem-o-lok）阻断左肾动脉，夹闭顺序是先夹闭动脉的近心端，再夹闭远

心端（图2-5-6）。静脉夹闭的顺序是先夹闭静脉的远心端，再夹闭静脉近心端。原因是防止静脉血管过度充血。

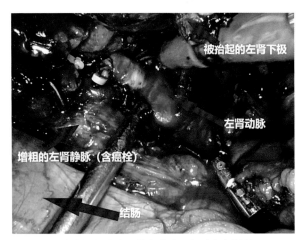

图2-5-5 游离左肾动脉，蓝色箭头示相应解剖结构

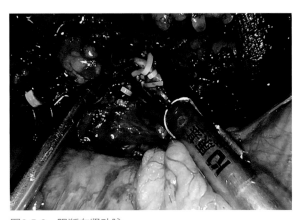

图2-5-6 阻断左肾动脉

十、左肾上极游离时需要注意与周围脏器的关系。尤其是脾脏、结肠、胰腺尾部（图2-5-7）。

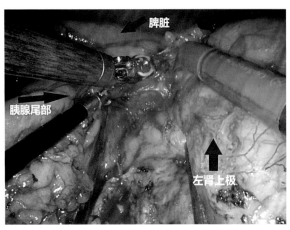

图2-5-7 游离左肾上极，蓝色箭头示相应解剖结构

十一、游离左肾静脉与腹主动脉间层次。充分游离左肾静脉，为下一阶段截断左肾静脉做准备（图2-5-8）。

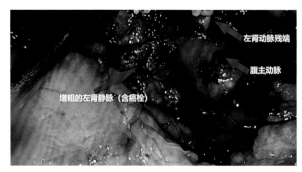

图2-5-8 游离左肾静脉与腹主动脉间层次，蓝色箭头示相应解剖结构

十二、采用自制的血管阻断带缠绕左肾静脉一圈后，向上提拉阻断带。采用切割闭合器（Endo-GIA）将下腔静脉远心端截断（图2-5-9）。

既往章节中介绍了切割闭合器（Endo-GIA）的器械和操作手法。其全称为（电动 腔镜 关节头 直线型 切割闭合器）。其型号大致分为45A和60A两种。45和60代表的是缝钉线长度为45 mm或60 mm。缝合钉数量分别为70枚或88枚，缝钉的排数均为6排。本例采用的是45 mm的蓝色钉仓（相比较白色钉仓，其厚度增加）。

操作手法：将切割闭合器置入穿刺器内，夹持目标血管。扣紧闭合杆可观察到钳口闭合。闭合到位后可听到"咔嚓"声表明闭合杆和钳口均已锁定。打开红色激发杆锁后，按动激发柄，可

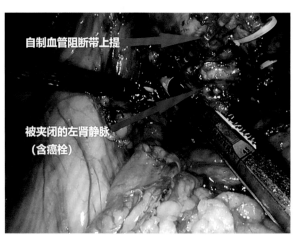

图2-5-9 截断下腔静脉远心端，蓝色箭头示被夹闭的左肾静脉，红色箭头示上提血管阻断带

听到马达启动声音，直到马达停止说明达到断离末端，松开激发柄，马达启动，直到马达停止说明返回到起始端。松开闭合杆，按动钉砧释放开关，钳口打开。

十三、图2-5-10可见切割闭合器（Endo-GIA）切断后的左肾静脉残端。肿瘤部分被封闭在残端内，这样可以避免肿瘤播散。左肾静脉残端将在中转体位后取出。

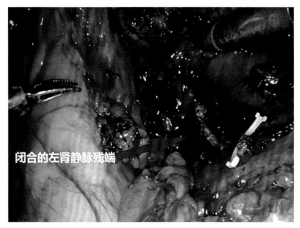

图2-5-10　蓝色箭头示左肾静脉残端

十四、本例患者肿瘤上极与脾粘连紧密（图2-5-11）。虽然本例患者保留了脾，但是对于肿瘤侵犯脾需要脾切除的情况，需要明确脾的血管解剖。

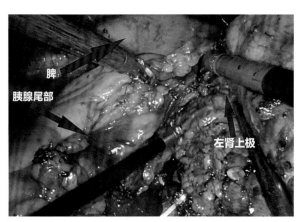

图2-5-11　肿瘤上极与脾粘连紧密，蓝色箭头示相应解剖结构

十五、脾动脉和胰腺动脉都来自腹腔干动脉。腹腔干动脉此外还有胃左动脉、肝固有动脉、脾动脉。脾动脉和胰腺动脉是同源的。脾的静脉最终回到门静脉系统（而非腔静脉系统）。

十六、游离左肾后，经过腹部正中切口取出左侧肾脏及部分左肾静脉癌栓（残端封闭）。放置左侧腹腔引流管。中转体位为左侧卧位。穿刺器放置方法见图2-5-12。

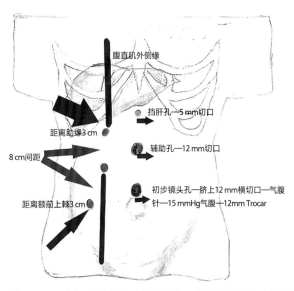

图2-5-12　左侧卧位穿刺器放置方法，蓝色箭头示各穿刺器位置，紫色箭头示间距为8 cm

十七、沿着右侧结肠旁沟切开，游离暴露下腔静脉远心端，见图2-5-13。

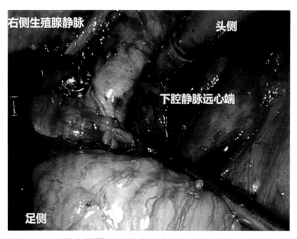

图2-5-13　游离暴露下腔静脉远心端，蓝色箭头示相应解剖结构

十八、游离下腔静脉远心端后，采用自制的血管阻断带双圈缠绕，以备阻断，见图2-5-14。

十九、游离暴露左肾静脉，留置阻断带以备阻断，见图2-5-15。

二十、游离暴露左侧肾静脉残端，见图2-5-16。

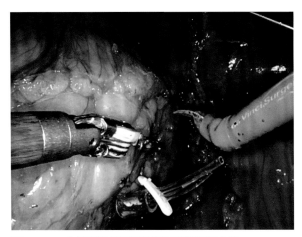

图2-5-14　血管阻断带双圈缠绕下腔静脉远心端

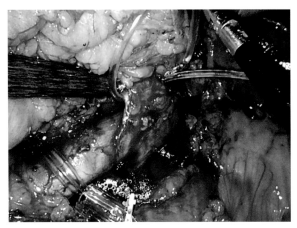

图2-5-15　游离暴露左肾静脉

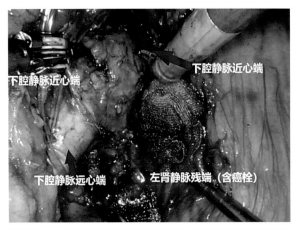

图2-5-16　游离暴露左侧肾静脉残端，蓝色箭头示相应解剖
　　　　　结构

二十一、术中阻断下腔静脉远心端、右侧肾静脉，而不阻断下腔静脉近心端。术中提高气腹压以减少出血，见图2-5-17。

二十二、本例术中采用"DOPI"技术即延迟阻断下腔静脉近心端。具体方法在前文中有介绍[1]。

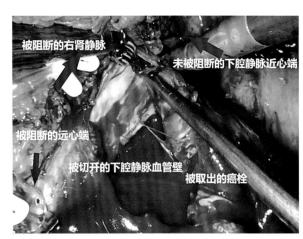

图2-5-17　阻断下腔静脉远心端、右侧肾静脉，蓝色箭头示
　　　　　相应解剖结构

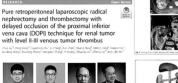
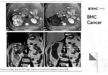

图2-5-18　"DOPI"技术延迟阻断下腔静脉近心端

二十三、采用血管缝合线（4-0的不可吸收血管缝线）连续缝合下腔静脉血管壁。下腔静脉远心端的机化血栓，被缝合固定于下腔静脉血管壁，见图2-5-19。

附注：在既往文章《泌尿外科术中常用缝线》一节中介绍了4-0的不可吸收缝线。其针长为13-26 mm圆针，弧度为3/8或1/2，线长90 cm，为不可吸收缝线。

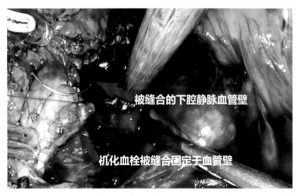

图2-5-19　机化血栓被缝合固定于下腔静脉血管壁，蓝色箭头示相应解剖结构

二十四、术后大体标本见图2-5-20和图2-5-21。

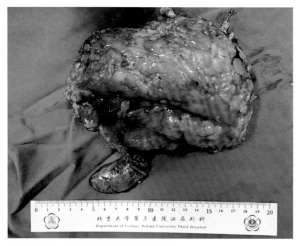

图2-5-20　术后大体标本（整体观）

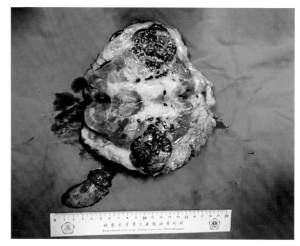

图2-5-21　术后大体标本（剖面观）

参考文献

[1] Zhuo Liu, Peng Hong, Guodong Zhu, et al. Pure retroperitoneal laparoscopic radical nephrectomy and thrombectomy with delayed occlusion of the proximal inferior vena cava (DOPI) technique for renal tumor with level Ⅱ-Ⅲ venous tumor thrombus. BMC Cancer, 2021, 21(1): 627.

视频12

（刘苗　张洪宪　马潞林　李宇轩　编写）

（李宇轩　视频编辑）

第六节　机器人辅助左侧肾癌伴癌栓行下腔静脉截断术的心得体会

一、病例介绍：患者59岁男性，主因"右下肢水肿40天"就诊。诊断为左侧肾癌伴下腔静脉Mayo Ⅱ级癌栓（癌栓长度为4.5 cm）。右侧髂总静脉、髂外静脉、左侧髂总静脉、下腔静脉血栓（图2-6-1）。

二、手术体位选择先进行右侧卧位切除左肾并截断左肾静脉癌栓（图2-6-2），再中转为左侧卧位行腔静脉瘤栓取出术（图2-6-3）。

三、切开左侧结肠旁沟游离肾脏内侧。本例患者组织水肿明显，肾脏周围可见多处迂曲的侧支静脉，见图2-6-4。

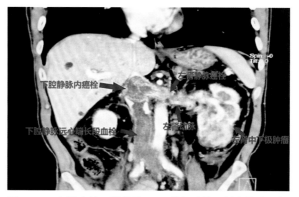

图2-6-1　左肾癌伴下腔静脉Mayo Ⅱ级癌栓，蓝色箭头示相应解剖结构

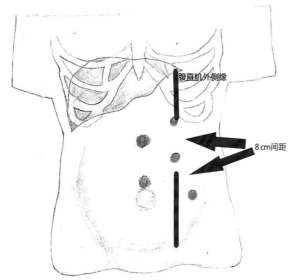

图2-6-2　右侧卧位穿刺器位置，蓝色箭头示间距8 cm

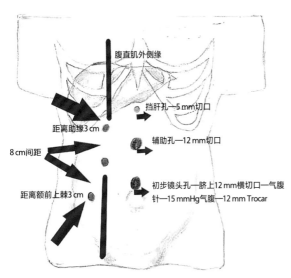

图2-6-3　左侧卧位穿刺器位置，蓝色箭头示各穿刺器位置

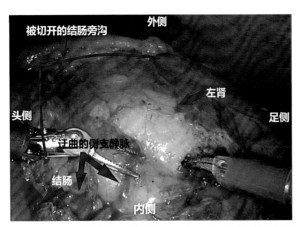

图2-6-4　切开左侧结肠旁沟游离肾脏内侧，蓝色曲线示被切开的结肠旁沟，蓝色箭头示相应解剖结构

四、左肾动脉位于左肾静脉（含癌栓）的足侧。因此采用"下极上翻法"。

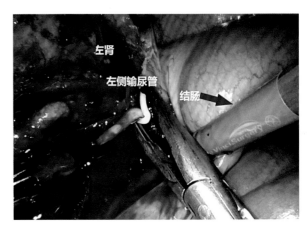

图2-6-5　离断左侧输尿管，蓝色箭头示相应解剖结构

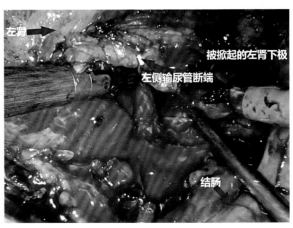

图2-6-6　左侧输尿管断端，蓝色箭头示相应解剖结构

五、"下极上翻法"的阻碍是输尿管和生殖腺静脉，分别予以游离和切断，见图2-6-5和图2-6-6。

六、手术中从"肾脏下极层面"和"肾脏内侧层面"双线游离，见图2-6-7。一方面采用"下极上翻法"掀起左肾下极，另一方面从腹侧向背侧游离肾脏内侧层面。双线游离的目的是找到肾门层面，游离并切断左肾动脉。

七、同时从下方层面和内侧层面游离，两个层面汇合的焦点是左侧肾门，见图2-6-8。

八、游离肾门血管后寻找到左肾动脉，游离并切断，见图2-6-9。

九、游离左肾静脉，可见明显增粗，其内部含有癌栓，其头侧可见左侧肾上腺中央静脉，予

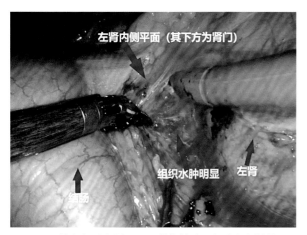

图2-6-7　游离肾脏内侧层面，蓝色箭头示相应解剖结构

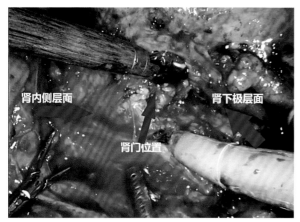

图2-6-8　同时从下方层面和内侧层面游离，蓝色箭头示相应解剖结构

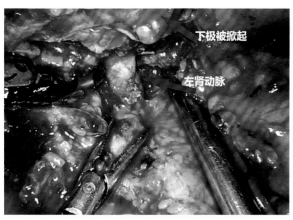

图2-6-9　游离切断左肾动脉，蓝色箭头示相应解剖结构

以游离并切断，见图2-6-10。

十、采用血管闭合器（45号蓝色钉仓）截断左肾静脉，见图2-6-11。随后将封闭的左肾静脉（含癌栓）和左侧肾脏装入标本袋。

十一、中转体位，沿着右侧结肠旁沟游离右肾内侧层面。从浅入深分别为"结肠层

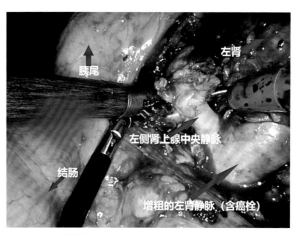

图2-6-10　游离切断左肾上腺中央静脉，蓝色箭头示相应解剖结构

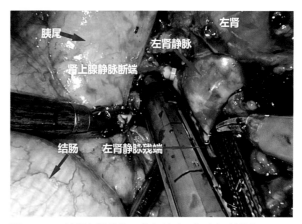

图2-6-11　截断左肾静脉，蓝色箭头示相应解剖结构

面"→"十二指肠层面"→"下腔静脉层面"。游离下腔静脉表面。分别向头侧和足侧游离暴露下腔静脉全貌，见图2-6-12。

十二、沿着下腔静脉找到右肾静脉的上角和下角，继而游离右肾静脉并备阻断（图2-6-13）。

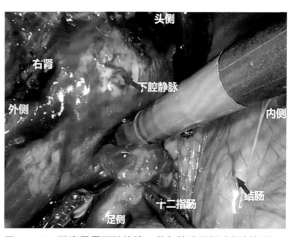

图2-6-12　游离暴露下腔静脉，蓝色箭头示相应解剖结构

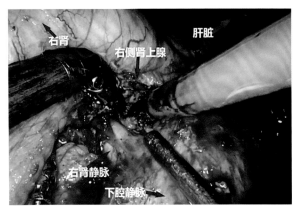

图2-6-13　游离右肾静脉，蓝色箭头示相应解剖结构

十三、由于下腔静脉远心端有长段血栓，血栓梗阻严重血流无法通过。决定采用血管闭合器（45号蓝色钉仓）截断下腔静脉远心端（图2-6-14）。

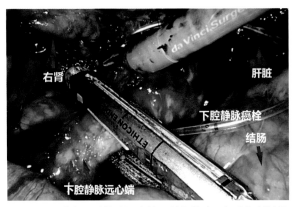

图2-6-14　截断下腔静脉远心端，蓝色箭头示相应解剖结构

十四、横断后所见（图2-6-15）。

十五、采用"下极上翻法"将下腔静脉残端掀起。阻断右肾静脉，提高气腹压，不阻断下腔静

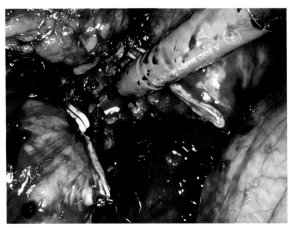

图2-6-15　横断后的下腔静脉远心端

脉近心端（DOPI技术）（图2-6-16）。切开血管壁后取出癌栓。

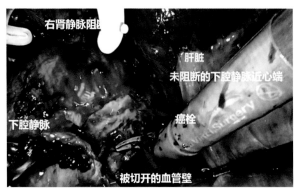

图2-6-16　不阻断下腔静脉近心端（DOPI技术），蓝色箭头示相应解剖结构

十六、采用不可吸收的4-0血管缝合线连续缝合下腔静脉开口（图2-6-17）。随后解除相应阻断。

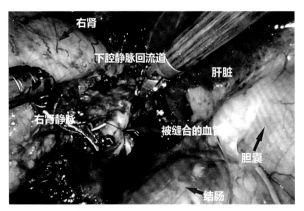

图2-6-17　连续缝合下腔静脉开口，蓝色箭头示相应解剖结构

十七、下腔静脉截断术的手术示意图（图2-6-18～图2-6-21）。

十八、术后大体所见，见图2-6-22～2-6-24。

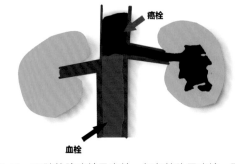

图2-6-18　下腔静脉癌栓及血栓，红色箭头示癌栓，黑色箭头示血栓

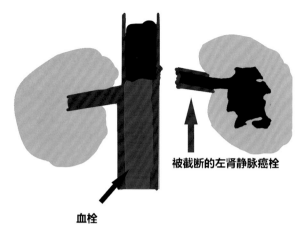

图2-6-19　蓝色箭头示被截断的左肾静脉癌栓，黑色箭头示血栓

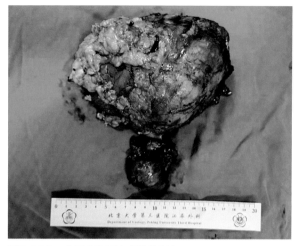

图2-6-22　术后大体标本（整体观）

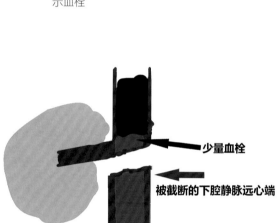

图2-6-20　蓝色箭头示被截断的下腔静脉癌栓远心端，黑色箭头示少量血栓和长段血栓

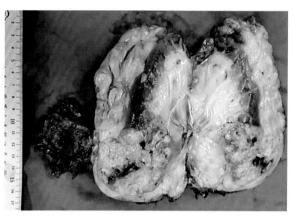

图2-6-23　术后大体标本（剖面观）

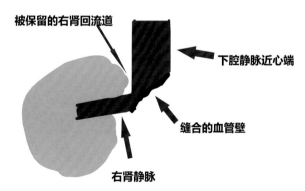

图2-6-21　缝合后的血管壁，蓝色箭头示相应解剖结构

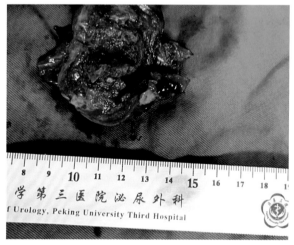

图2-6-24　术后大体标本（癌栓）

（刘茁　张洪宪　马潞林　李宇轩　编写）

第七节　一例机器人左肾癌伴下腔静脉癌栓（Mayo Ⅱ 级）手术的心得体会

一、病例介绍：患者38岁男性，主因"血尿2周"就诊，既往乙肝"大三阳"。泌尿系增强CT提示左肾下极肿瘤，直径8 cm，伴随左肾静脉及下腔静脉内充盈缺损，见图2-7-1。初步诊断为左肾癌伴随下腔静脉癌栓，Mayo Ⅱ 级。行机器人辅助腹腔镜下左肾根治性切除术和下腔静脉癌栓取出术。

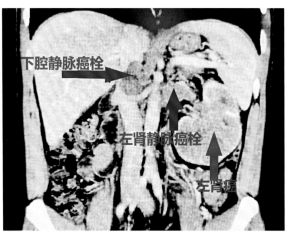

图2-7-1　左肾癌伴随下腔静脉癌栓Mayo Ⅱ 级，红色箭头示左肾癌，蓝色箭头示左肾静脉和下腔静脉癌栓

二、术前阅片提示左肾有4支动脉。图2-7-2所示可见CT冠状位两支肾动脉。

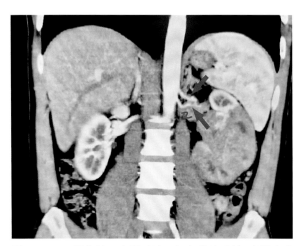

图2-7-2　CT冠状位两支肾动脉，红色箭头示第1支肾动脉分支和第2支肾动脉分支

三、图2-7-3示第3支肾动脉。

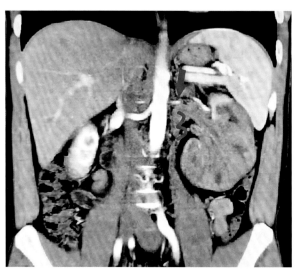

图2-7-3　第3支肾动脉，见图中红色箭头所示

四、图2-7-4示左肾下极第4支肾动脉。

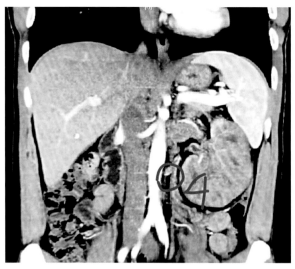

图2-7-4　左肾下极第4支肾动脉，图中红色圆圈所示

五、本例患者左侧肾静脉癌栓直径粗，梗阻严重，造成左肾周围静脉怒张增粗。图2-7-5可见增粗的侧支静脉。手术策略选择"下极上翻法"，首先游离左肾下极。

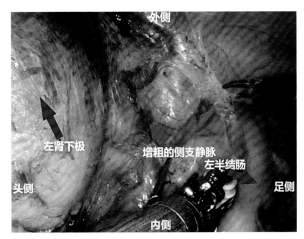

图2-7-5　增粗的侧支静脉，图中红色箭头示增粗的侧支静脉，蓝色箭头示相应解剖结构

六、游离左肾下极从浅层次到深层次，最深可见腰大肌，为后腹腔途径手术所熟悉的背侧解剖标志。图中依然可以看到增粗的侧支静脉（图2-7-6）。

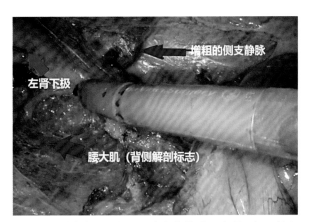

图2-7-6　游离左肾下极，图中红色箭头示左肾下极，蓝色箭头示相应解剖结构

七、游离切断左侧输尿管（图2-7-7）。

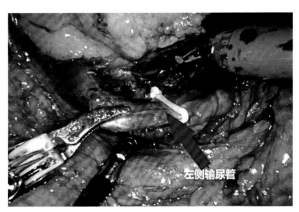

图2-7-7　游离切断左侧输尿管，图中蓝色箭头所示

八、游离切断左侧生殖腺静脉及小动脉血管丛。术前阅片所示的第4根肾动脉在此时被一并切断，见图2-7-8。

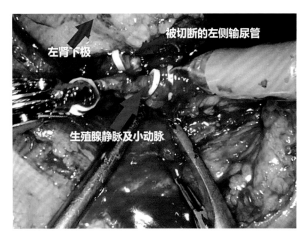

图2-7-8　图中红色箭头示游离切断生殖腺静脉及小动脉

九、游离左肾下极，采用下极上翻法。从肾脏内侧层面和肾脏下极层面"双线作战"联合游离。游离暴露左侧肾静脉，可见左肾静脉明显增粗，内含有癌栓，见图2-7-9。

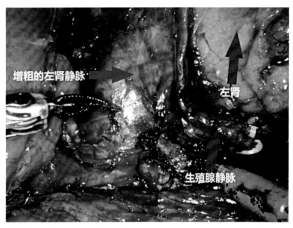

图2-7-9　图中红色箭头所示为游离暴露左侧肾静脉

十、本例患者左肾上极的三支肾动脉均位于左肾静脉头侧。术中采用"下极上翻法"，从足侧向头侧顺序游离暴露了两支肾动脉，见图2-7-10。

十一、采用血管夹夹闭并切断两支肾动脉，见图2-7-11。

十二、从肾脏上极游离，在左肾静脉头侧游离暴露上极的第3支肾动脉，采用血管夹夹闭并切断，见图2-7-12。

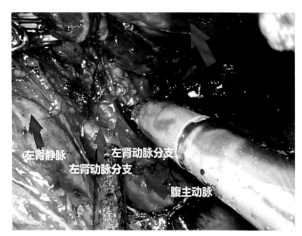

图2-7-10 游离暴露两支肾动脉，见图中红色箭头所示

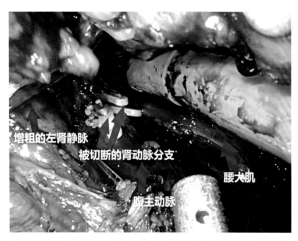

图2-7-11 夹闭并切断两支肾动脉，见图中红色箭头所示

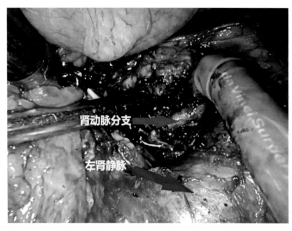

图2-7-12 游离暴露上极的第3支肾动脉，见图中红色箭头所示

十三、游离左肾静脉，从近肾门侧向近下腔静脉侧游离。在游离过程中，需要小心肠系膜上动脉，避免损伤（图2-7-13）。

十四、采用直线切割器切断左肾静脉及内部癌栓（图2-7-14）。

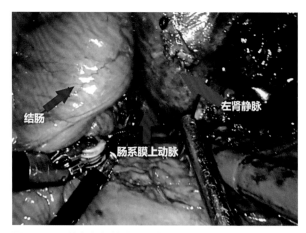

图2-7-13 游离左肾静脉，图中红色箭头示左肾静脉，蓝色箭头示肠系膜上动脉和结肠

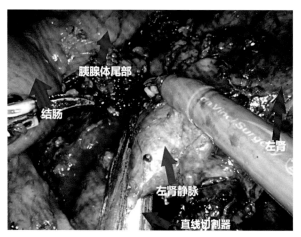

图2-7-14 切断左肾静脉及内部癌栓，红色箭头示左肾静脉，蓝色箭头示其他解剖结构

十五、图2-7-15示直线切割器切断左肾静脉后，癌栓封闭在静脉内部。

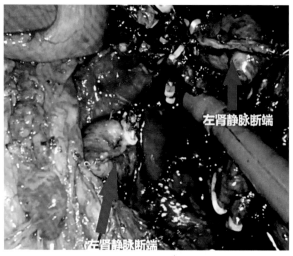

图2-7-15 癌栓封闭在静脉内部，图中红色箭头示左肾静脉断端

十六、通过辅助孔穿刺器置入标本袋，将左肾及左肾静脉断端（含部分癌栓）置入标本袋。待下腔静脉癌栓取出后一并取出（图2-7-16）。

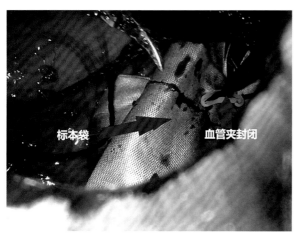

图2-7-16　左肾及左肾静脉断端置入标本袋，图中蓝色箭头示标本袋和血管夹

十七、图2-7-17显示了术中中转体位前，外景照片。此时标本袋（含左肾及左肾静脉断端的标本）仍然留在体内。对于左肾癌癌栓手术，术中需要先在右侧卧位（健侧卧位）下游离左肾，再中转为左侧卧位切开下腔静脉取栓。整台手术需要取出两份标本，包括左肾和下腔静脉癌栓。如果在右侧卧位时连接两个穿刺器取出左肾，那么在左侧卧位时，需要重新切开一个右侧腹部切口取出下腔静脉癌栓，即需要两个腹部大切口。而本中心保留左肾留置在腹腔，待中转体位后，在右侧腹部切口取出左肾和下腔静脉癌栓，即仅需要一个腹部大切口。

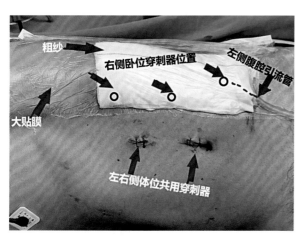

图2-7-17　术中中转体位前外景照片

十八、中转体位后术中视野见图2-7-18。因患者体型消瘦，术中可直接看到十二指肠和下腔静脉。

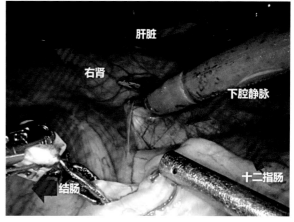

图2-7-18　中转体位后术中视野，蓝色箭头示相应解剖结构

十九、游离下腔静脉，可见右侧生殖腺静脉汇入右肾静脉，见图2-7-19。

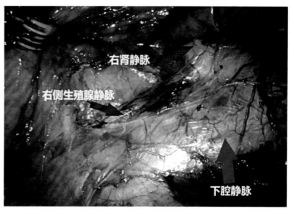

图2-7-19　游离下腔静脉，图中红色箭头示下腔静脉，蓝色箭头示右肾静脉和右侧生殖腺静脉

二十、游离下腔静脉远心端、对侧肾静脉，留置双圈阻断带以备血管阻断（图2-7-20）。游离左肾静脉断端。本例患者术中不阻断下腔静脉近心端，不阻断右肾动脉。

二十一、将气腹压由12 mmHg提高至20~25 mmHg。在左肾静脉汇入下腔静脉处，连接左肾静脉上角和下角，切开下腔静脉血管壁。可见癌栓组织糟脆（图2-7-21）。

二十二、剥离癌栓和下腔静脉血管壁的腹侧面间隙，从头侧向足侧（图2-7-22）。

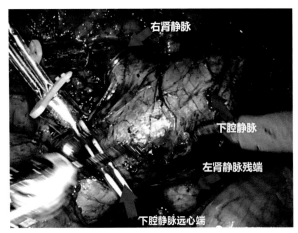

图2-7-20　游离下腔静脉远心端（图中下方红色箭头所示）、对侧肾静脉（图中上方红色箭头所示），蓝色箭头所示为其他解剖结构

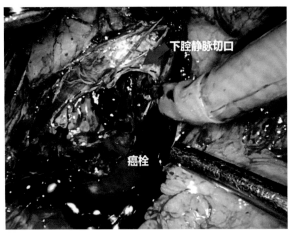

图2-7-21　切开下腔静脉血管壁，图中红色箭头所示为下腔静脉切口，蓝色箭头所示为癌栓

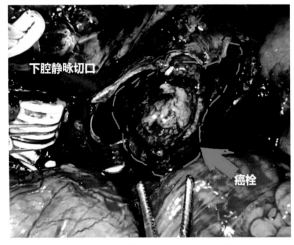

图2-7-22　剥离癌栓和下腔静脉血管壁的腹侧面间隙，图中蓝色箭头示下腔静脉切口，绿色箭头示癌栓

二十三、待剥离到癌栓足侧时，采用"下极上翻法"将其上挑，见图2-7-23。

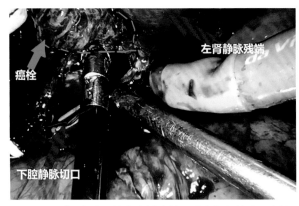

图2-7-23　"下极上翻法"上挑癌栓，图中绿色箭头示癌栓

二十四、前面步骤介绍过剪刀剪开了腹侧面的下腔静脉血管壁（左肾静脉汇入下腔静脉处，从左肾静脉上角到下角），此时用剪开背侧面的下腔静脉血管壁，连接下腔静脉切口，见图2-7-24。

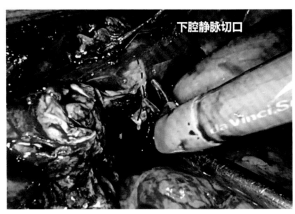

图2-7-24　剪开背侧面的下腔静脉血管壁，图中蓝色箭头示下腔静脉切口

二十五、将下腔静脉癌栓装入标本袋中，避免肿瘤播散，见图2-7-25。

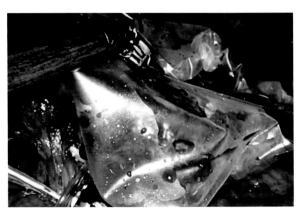

图2-7-25　下腔静脉癌栓装入标本袋

二十六、探查发现有残余癌栓侵犯下腔静脉血管壁，侵犯处位于左侧。血管壁采用剪刀将受侵犯的血管壁切除，见图2-7-26。

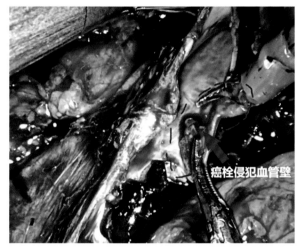

图2-7-26　癌栓侵犯血管壁，图中蓝色箭头示癌栓侵犯血管壁

二十七、采用末端夹Hem-o-lok血管夹的15 cm长的3-0的不可吸收血管缝合线，连续缝合下腔静脉血管壁切口，见图2-7-27。

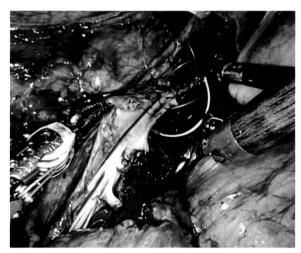

图2-7-27　连续缝合下腔静脉血管壁切口

二十八、拉紧血管缝合线，在不打结的情况下，解除下腔静脉远心端和右肾静脉的阻断带，将气腹压从25 mmHg降低至12 mmHg。未见明显出血。再将血管缝合线打结，见图2-7-28。

二十九、图2-7-29示下腔静脉血管壁缝合结束后的照片。

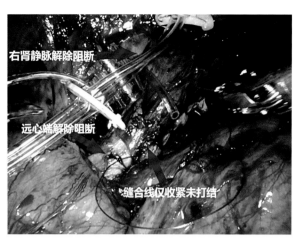

图2-7-28　缝合线仅收紧未打结时解除阻断

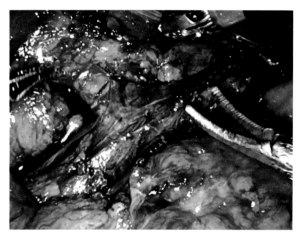

图2-7-29　下腔静脉血管壁缝合结束

三十、连接右侧两枚穿刺器形成大切口，取出下腔静脉癌栓标本袋，取出左肾标本袋（图2-7-30）。此切口下方为肝脏，是相对无肠管区，缝合简单。

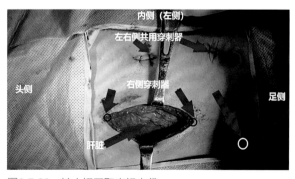

图2-7-30　扩大切开取出标本袋

三十一、图2-7-31示左肾癌及下腔静脉癌栓标本。

三十二、图2-7-32示左肾癌剖开后改变。

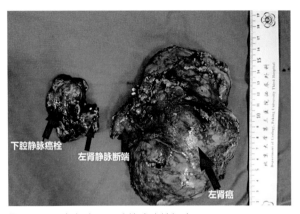

图2-7-31　左肾癌及下腔静脉癌栓标本

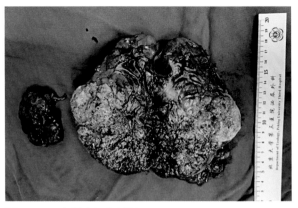

图2-7-32　左肾癌标本剖面

（刘茁　张洪宪　马潞林　李宇轩　编写）

第八节　肾癌伴充满型癌栓行下腔静脉节段性切除术，有这几点技巧需要注意！

一、病例介绍：患者53岁男性，主因"右腰痛3个月"就诊。3个月前出现右侧腰部钝痛，无明显血尿、尿频、尿急、尿痛等不适症状。既往高血压病史，家族史无特殊。术前增强磁共振成像（Magnetic Resonance Imaging，MRI）示右肾细胞癌伴下腔静脉Mayo Ⅱ级癌栓，可见癌栓充满整个下腔静脉，瘤栓侵犯下腔静脉左右壁，下腔静脉（Inferior Vena Cava，IVC）受累范围约12 cm（图2-8-1）。诊断考虑右侧肾癌伴Mayo Ⅱ级下腔静脉充满型癌栓。

二、考虑患者癌栓充满整个IVC，侧支循环已充分建立，且严重侵犯腔静脉壁，因此在行右肾根治性切除术下腔静脉癌栓取出术的同时，考虑行下腔静脉节段性切除术。由于手术难度较大、腹腔镜手术空间有限，手术采用开放方式进行。

三、手术取"人"字型切口（右肋缘下2 cm切口自剑突达腋前线，向左侧肋缘下延长约8 cm），

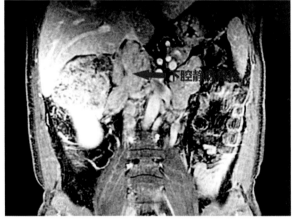

图2-8-1　患者术前增强MRI，红色箭头处为下腔静脉癌栓

沿Toldt线（覆盖于升结肠和降结肠系膜上的后壁腹膜的外侧返折）切开结肠旁沟处腹膜。切断右侧肝结肠韧带。将结肠肝曲及十二指肠向内侧游离，显露肾门及下腔静脉。断扎肾蒂周围淋巴管。游离出肾动脉并结扎后切断。游离出肾静脉并牵开。沿肾周筋膜外游离肾脏外侧、背侧、腹

侧及上缘。内侧打开血管外膜游离下腔静脉与肾之间的间隙。肾下极游离出输尿管约6 cm，结扎后切断。将肾脏完全游离后，将左肾静脉、下腔静脉远端和近端充分游离、暴露并套阻断带以备阻断。血管阻断顺序为先阻断肾静脉下方的下腔静脉远心端，再阻断左肾静脉，最后阻断下腔静脉近心端，见图2-8-2。

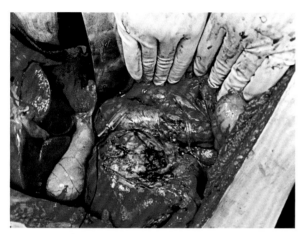

图2-8-2　手术切口

　　四、阻断血管后，切开下腔静脉壁，可见癌栓充满并完全阻塞下腔静脉，癌栓侵入左肾静脉入口处的静脉壁，可看到癌栓远端合并非肿瘤性质的血栓，见图2-8-3。随后横断下腔静脉远端、近端和左肾静脉。

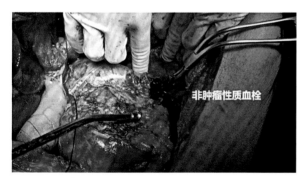

图2-8-3　癌栓远端合并非肿瘤性质血栓，图中蓝色箭头示血栓

　　五、血管残端用4-0不可吸收血管缝线缝合，完整切除肾脏、癌栓及部分下腔静脉壁。
　　六、下腔静脉节段性切除术缝合完成后血管残端如图2-8-5所见。创面充分止血后冲洗伤口、放置引流管，清点纱布器械后逐层关闭伤口，手术结束。术后标本见图2-8-6和图2-8-7。

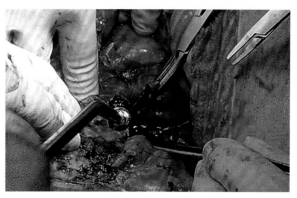

图2-8-4　采用不可吸收缝线缝合血管断端

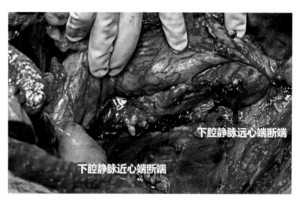

图2-8-5　蓝色箭头示血管残端

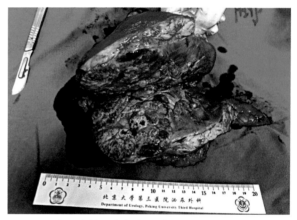

图2-8-6　术后大体标本（剖面观）

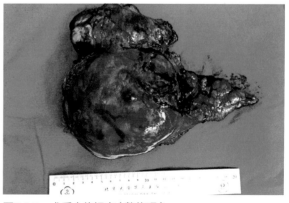

图2-8-7　术后大体标本（整体观）

总结

不同类型癌栓行节段性切除时的方式并不相同。对于右侧充满型癌栓，通常需要离断下腔静脉远心端、近心端、左肾静脉。由于左肾静脉被离断，与下腔静脉不再连通。术后健康的左肾的静脉血流通过侧支循环回流到下腔静脉，血管离断方式见图2-8-8。对于下腔静脉壁浸润面积较小的非填充型癌栓，则通常可以保留左肾静脉流出道。

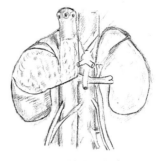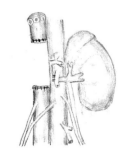

图2-8-8 血管离断方式

（刘苗 张洪宪 马潞林 李宇轩 赵勋 编写）

第九节 机器人中转开放的根治性肾切除和下腔静脉癌栓取出术

一、病例介绍：患者47岁女性。主因"左侧腰痛1个月"就诊。既往腹腔镜子宫肌瘤术后，高血压史。泌尿系增强CT提示左肾肿瘤10.3 cm×13.3 cm×6.8 cm（图2-9-1和图2-9-2）。行PETCT提示左肾高代谢肿块，考虑肾癌伴随左肾静脉和下腔静脉癌栓。左肾筋膜及腹膜受累及，左侧肾上腺受累及可能。未见远处转移。诊断考虑左肾癌

伴下腔静脉癌栓。癌检分级为MAYO Ⅱ级。先行机器人辅助腹腔镜手术，术中中转开放途径。

二、我们在既往的研究中曾经分析过肾癌癌栓患者先行腹腔镜根治性肾切除术和下腔静脉癌栓取出术，后中转为开放途径手术（主动中转或被动中转）的原因、临床表现、治疗策略选择等。

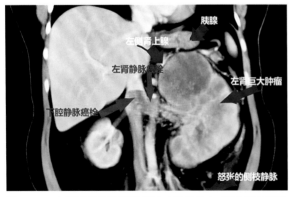

图2-9-1 左肾癌伴下腔静脉癌栓（冠状位），图中红色箭头示左肾静脉癌栓和下腔静脉癌栓，蓝色箭头示相应解剖结构

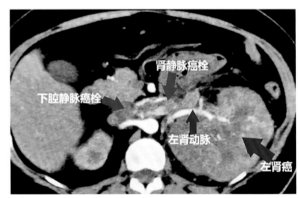

图2-9-2 左肾癌伴下腔静脉癌栓（水平位），图中红色箭头示左肾静脉癌栓和下腔静脉癌栓，蓝色箭头示相应解剖结构

三、中转开放最常见的原因是术中肾周游离困难，这包括了粘连严重造成手术无法进展，也包括了游离造成渗血严重，见图2-9-3。

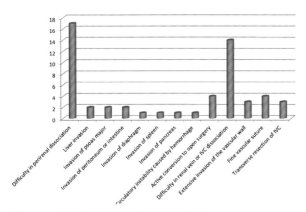

图2-9-3　癌栓手术中转开放的原因分析

四、如果我们将一台腹腔镜或机器人癌栓手术机械地分为两部分，即根治性肾切除术和下腔静脉癌栓取出术。我们发现大部分中转开放的时机处于肾脏游离部分。也就是尽早在肾脏游离过程就中转开放，见图2-9-4。

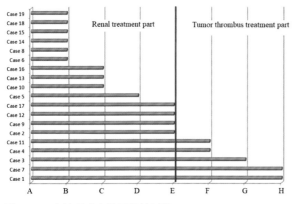

图2-9-4　癌栓手术中转开放的时机

五、肾癌癌栓手术难度大，不仅在于癌栓取出术的困难。静脉癌栓造成了肾脏血液回流梗阻。继而肾脏周围代偿形成大量怒张的侧支循环静脉，这造成了肾脏游离过程中的出血。

六、对于左侧肾癌癌栓而言，机器人腹腔镜手术的策略是：切开结肠旁沟→游离暴露肾脏内侧→切断生殖腺静脉和输尿管→游离肾脏下极→下极上翻法暴露肾脏背侧→在增粗的肾静脉背侧找到肾动脉→切断肾动脉。至此，一旦肾动脉得

以阻断，肿瘤切除的出血量将得到控制。

七、但在肾动脉控制前，在切断生殖腺静脉和游离肾脏下极这个前置步骤中，就可能造成出血量增多，最终使机器人腹腔镜手术无法进行下去，被迫进行中转开放。

八、本例手术行机器人腹腔镜手术的另一个难点在于空间暴露有限。通常认为经腹腔途径的空间已经较后腹腔途径更大，但巨大的肾脏肿瘤依然使腹腔空间明显缩小。在游离肾脏下极，使用"下极上翻法"时依然会因为空间不足，被迫进行中转开放。

九、第三个难点在于充满癌栓的肾静脉游离度降低，在经腹腔途径手术中，需要拨开静脉找动脉。而癌栓肾静脉明显增粗，位置固定，游离度差。这为肾动脉游离暴露造成困难。

十、那么开放手术是如何做到机器人或腹腔镜无法完成的内容呢？第一，外科医生的双手，操控性和准确性高于一切器械，包括机器人。这双手能够在最危机的时候控制住局面，转危为安，化险为夷。第二，足够大的空间，允许"下极上翻法"的实现。在游离肾脏下极和背侧层面后，可以将肿瘤上翻。在完全游离肾脏后仅剩肾动静脉相连。

十一、血管阻断时，采用"斜行阻断法"。传统左侧肾癌伴随Mayo II级癌栓的阻断方式是，先阻断下腔静脉远心端，再阻断右肾动脉、右肾静脉，最后阻断下腔静脉近心端。斜行阻断法避免右肾缺血，有利于保护右肾功能。具体方法如图2-9-5，在右肾静脉上角和下腔静脉远心端右侧套入阻断带。使右肾血液流出道通过下腔静脉远心端逆向回流，避免右肾淤血。

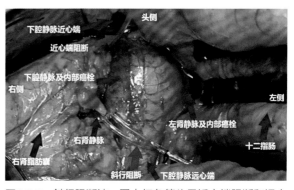

图2-9-5　斜行阻断法，图中红色箭头示近心端阻断和远心端斜行阻断，蓝色箭头示相应解剖位置

十二、在左肾静脉汇入下腔静脉处,沿着左肾静脉的管腔环形切开血管壁。采用3-0不可吸收血管缝线连续缝合下腔静脉切口(图2-9-6)。随后解除相应阻断。

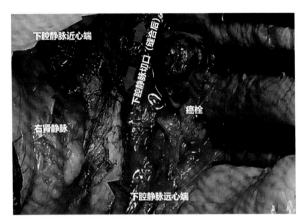

图2-9-6 连续缝合下腔静脉切口,图中红色箭头示缝合后的下腔静脉切口,蓝色箭头示相应解剖结构

十三、此外,记录几个术中细节和技巧:

①术中出血需要钻皮纱压迫止血时,应该采用干纱布。如果已经形成积血,需要用吸引器吸除后再用干纱布压迫。湿纱布或沾血纱布摩擦力小易滑动,止血效果差。

②在开放手术中,套阻断带时,可以采用心耳钳(侧壁钳)代替直角钳从血管下方掏出,引入阻断带。

十四、术后大体标本可见左肾肿瘤巨大,见图2-9-7。

十五、大体标本剖开可见肿瘤弥漫生长于肾脏,组织糟脆,可见坏死,见图2-9-8。

十六、癌栓微创手术中转开放途径,不能顾及颜面。张洪宪老师说过:"与患者的安全相比,外科医生的面子是最无关紧要的。"中转开放是外科医生以患者安全为初衷,以高度责任心为态度,做出的果断、冷静、有担当的决策。术

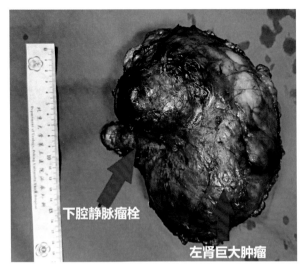

图2-9-7 术后大体标本,红色箭头示下腔静脉癌栓,蓝色箭头示左肾巨大肿瘤

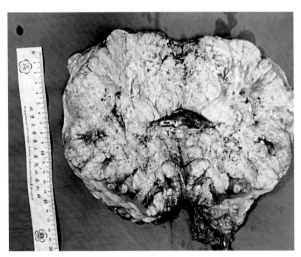

图2-9-8 术后大体标本(剖面观)

前与患者和家属的充分沟通交流是至关重要的,我们要感谢癌栓患者和家属对我们的支持和信任。我们愿意为此全力以赴。

(刘苗 张洪宪 马潞林 李宇轩 编写)

第十节 转移性肾癌伴下腔静脉癌栓的手术及靶向药物与免疫检查点抑制剂联合治疗

一、病例介绍：患者44岁男性，主因"体检发现右肾占位20天"于2019年9月就诊。体检时B超发现右肾占位伴随下腔静脉内瘤栓。患者临床表现存在发热、贫血等副肿瘤综合征。既往痛风10年。个人史吸烟20年，饮酒20年。

二、行泌尿系增强CT提示右肾混杂密度肿块，直径8.2 cm×6.4 cm×7.4 cm，增强扫描可见不均强化。右肾静脉内可见充盈缺损，向下腔静脉内延伸，下腔静脉内癌栓长度为4 cm，下腔静脉内亦可见血栓。诊断为右肾癌伴随下腔静脉癌栓（MayoⅡ级），见图2-10-1。

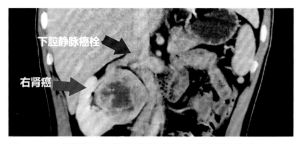

图2-10-1 增强CT示右肾癌伴随下腔静脉癌栓（MayoⅡ级），图中红色箭头示右肾癌，蓝色箭头示下腔静脉癌栓

三、下腔静脉增强MRI提示右肾团块影，呈现长T1长T2信号影，信号混杂，增强扫描可见明显不均匀强化，肾静脉和下腔静脉可见充盈缺损（图2-10-2）。

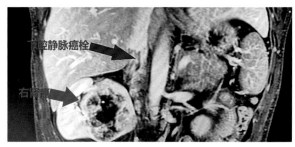

图2-10-2 MRI示右肾癌伴随下腔静脉癌栓（MayoⅡ级），图中红色箭头示右肾癌，蓝色箭头示下腔静脉癌栓

四、PET-CT提示右肾癌伴随下腔静脉癌栓，肾门淋巴结转移可能（图2-10-3）。

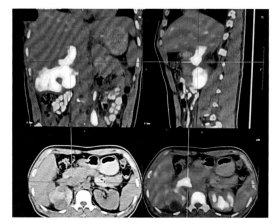

图2-10-3 PET-CT示肾门淋巴结转移可能

五、PET-CT提示双肺多发转移（图2-10-4）。

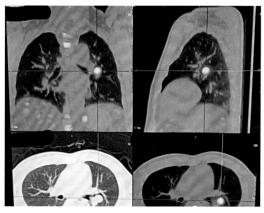

图2-10-4 PET-CT示双肺多发转移

六、PET-CT提示左侧锁骨上淋巴结转移（图2-10-5）。

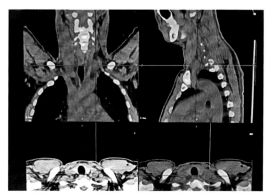

图2-10-5 PET-CT示左侧锁骨上淋巴结转移

七、PET-CT提示左侧腋窝淋巴结转移（图2-10-6）。

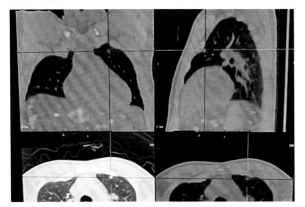

图2-10-6　PET-CT示左侧腋窝淋巴结转移

八、手术方式选择完全后腹腔镜下根治性右肾切除术和下腔静脉癌栓取出术。术中沿右肾背侧层面寻找到右肾动脉，游离并切断，见图2-10-7。

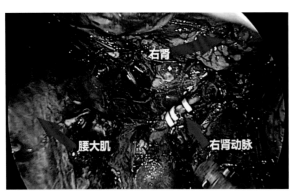

图2-10-7　游离并切断右肾动脉，图中红色箭头示右肾动脉，蓝色箭头示其他解剖结构

九、沿右肾背侧层面向深方游离暴露下腔静脉，见图2-10-8。

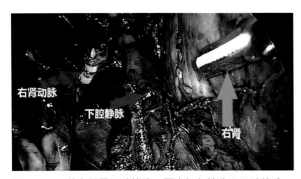

图2-10-8　游离暴露下腔静脉，图中红色箭头示下腔静脉，蓝色箭头示右肾动脉，绿色箭头示右肾

十、游离右肾腹侧层面，见图2-10-9。

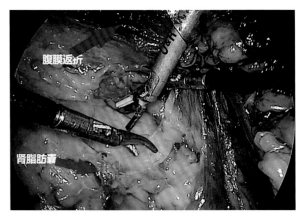

图2-10-9　游离右肾腹侧层面，图中红色箭头示肾脂肪囊，蓝色箭头示腹膜返折

十一、游离右肾下极，寻找游离并切断右侧输尿管，见图2-10-10。

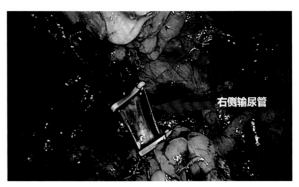

图2-10-10　游离并切断右侧输尿管，图中蓝色箭头示右侧输尿管

十二、左手采用"下极上翻法"协助将肾脏下极向头侧翻起，右手游离暴露肾门区域，见图2-10-11。

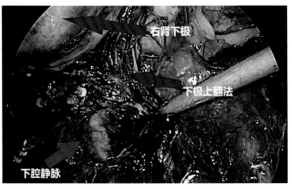

图2-10-11　游离暴露肾门区域，图中红色箭头示下腔静脉，蓝色箭头示右肾下极

十三、游离下腔静脉远心端、对侧肾静脉，双重缠绕血管阻断带以备阻断，见图2-10-12。

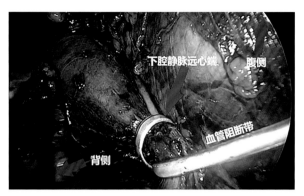

图2-10-12　游离下腔静脉远心端、对侧肾静脉，图中红色箭头示下腔静脉远心端

十四、切开腹膜，连通后腹腔空间与腹腔空间，其目的是将右肾推入腹腔空间内，为下腔静脉的处理创造空间，见图2-10-13。

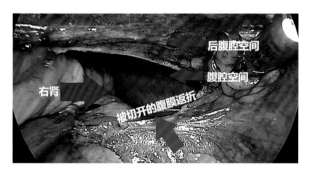

图2-10-13　切开腹膜，图中红色箭头示被切开的腹膜

十五、阻断下腔静脉远心端、左肾静脉，而保留下腔静脉近心端不阻断（DOPI技术）。提高气腹压，切开下腔静脉血管壁，见图2-10-14。

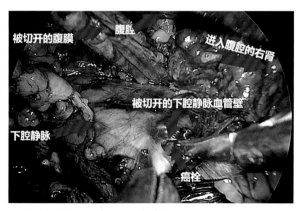

图2-10-14　DOPI技术阻断血管

十六、取出癌栓后，采用哈巴狗钳延迟阻断下腔静脉近心端，见图2-10-15，降低气腹压至正常。

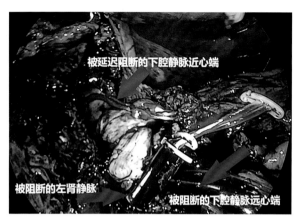

图2-10-15　延迟阻断下腔静脉近心端，图中红色箭头示被延迟阻断的下腔静脉近心端

十七、采用3-0的不可吸收缝合线连续缝合下腔静脉切口，见图2-10-16。

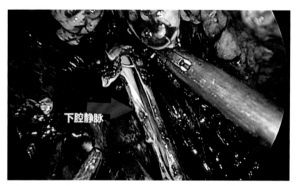

图2-10-16　连续缝合下腔静脉切口，图中蓝色箭头示下腔静脉

十八、缝合完成后解除血管阻断恢复血流，见图2-10-17。

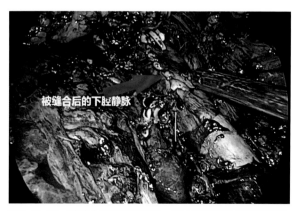

图2-10-17　被缝合后的下腔静脉，图中蓝色箭头示下腔静脉

十九、术后病理提示为右肾透明细胞型肾细胞癌，WHO/ISUP核分级 Ⅲ～Ⅳ级，伴大片坏死。腔静脉旁淋巴结清扫12枚，未见淋巴结转移。

二十、术前肺部CT：双肺多发转移瘤。左侧肺门旁软组织结节3 cm，见图2-10-18。

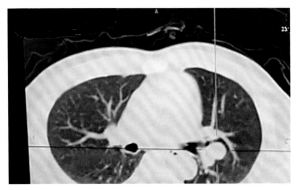

图2-10-18　术前肺部CT示左侧肺门旁软组织结节3 cm

二十一、术后辅助靶向药物：舒尼替尼。2020年12月肺部CT平扫提示双肺多发转移瘤。左侧肺门旁软组织结节较前缩小至1.9 cm，见图2-10-19。

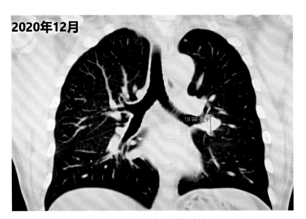

图2-10-19　2020年12月CT示结节较前缩小至1.9 cm

二十二、2022年1月肺部CT平扫提示双肺多发转移瘤，较前增大。左侧肺门旁软组织结节3.9 cm，见图2-10-20。考虑舒尼替尼疾病进展。更换为阿西替尼+PD1抑制剂。

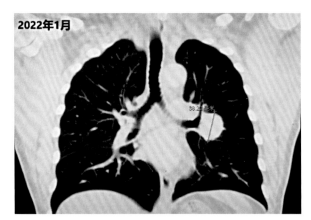

图2-10-20　2022年1月CT示结节3.9 cm

二十三、靶向药物：阿西替尼+PD1抑制剂。2022年2月肺部CT平扫提示双肺多发转移瘤，较前减少、变小。左侧肺门旁软组织结节较前缩小至2.4 cm。

二十四、靶向药物：阿西替尼+PD1抑制剂。2022年5月肺部CT平扫提示双肺多发转移瘤，较前减少、变小。左侧肺门旁软组织结节较前缩小至1.2 cm，见图2-10-21。

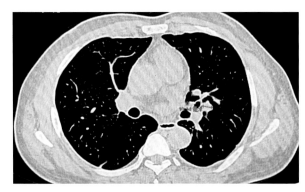

图2-10-21　2022年5月CT示结节1.2 cm

二十五、肾癌新辅助免疫治疗研究汇总，见图2-10-22。

二十六、肾癌辅助免疫治疗研究汇总，见图2-10-23。

二十七、晚期肾癌药物治疗，见图2-10-24。

二十八、免疫单药或联合治疗已获指南推荐用于晚期肾癌，见图2-10-25。

药物	NCT编号	阶段	治疗线	入组标准	用药方案	预计入组数	主要研究终点	初步结果
O药+/-伊匹单抗或贝伐珠单抗	NCT02210117	I	新辅助+辅助	可手术的转移性透明细胞肾癌	A: 新辅助: O药6周→手术→O药辅助治疗; B: 新辅助: O药+贝伐珠单抗 6周→手术→O药辅助治疗; C: 新辅助: O药+伊匹单抗6周→手术→O药辅助治疗	60	Safety	A: ORR: 42%, DCR: 775% B: ORR: 53%, DCR: 79% C: ORR: 38%, DCR: 46%
I药+/-曲美木单抗	NCT02762006	I	新辅助+辅助	T2b-4 期, 和/或N1, M0, 透明细胞肾癌或非透明细胞肾癌	A: 新辅助: I药x1→手术→I药x1 剂; B: 新辅助: I药+曲美木单抗 x1→手术→I药x 1剂; C: 新辅助: I药+曲美木单抗x1→手术 → I药 1年; D: 新辅助: I药+曲美木单抗x1→手术→I药+曲美木单抗x1, 然后I药辅助治疗1年	29	DLT	≥3级AE: 17%; 17%; 38%; 22%
O药	NCT02446860	II	新辅助+辅助	可手术的转移性肾癌	O药新辅助→手术 →O药辅助治疗:	15	Safety	ORR: 37%
B药+阿昔替尼	NCT03341845	II	新辅助	局部晚期肾透明细胞癌	B药+阿昔替尼新辅助→手术	40	ORR	ORR: 30%

图2-10-22　肾癌新辅助免疫治疗研究汇总

药物	NCT编号	阶段	治疗线	入组标准	用药方案	预计入组数	主要研究终点
T药	IMmotion010 (NCT03024996)	III	辅助	高危, M1NED, 透明细胞肾癌	A: T药, 1200mg, Q3W, 1年; B: 安慰剂	664	DFS
K药	KEYNOTE-564 (NCT03142334)	III	辅助	中高危, M1NED, 透明细胞肾癌	A: K药, 200mg, Q3W, 1年; B: 安慰剂	950	DFS
O药+/-伊匹单抗	Checkmate 914 (NCT03138512)	III	辅助	中高危, 透明细胞肾癌	A: O药; B: O药+ Ipilimumab, 6个月	800	DFS
O药	PROSPER RCC (NCT03055013)	III	新辅助+辅助	中高危, M1NED, 透明细胞肾癌或非透明细胞肾癌	新辅助: O药 4周+辅助治疗: O药 9个月	805	DFS
I药+/-Tremelimumab	PAMPART (NCT03288532)	III	辅助	中高危, 透明细胞肾癌或非透明细胞肾癌	A: 密切监测; B: I药; C: I药+ Tremelimumab, 1年	1,750	DFS, OS

图2-10-23　肾癌辅助免疫治疗研究汇总

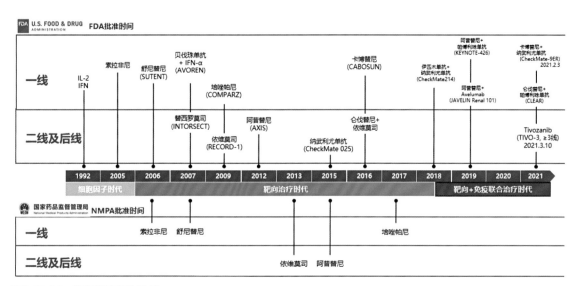

图2-10-24　晚期肾癌药物治疗

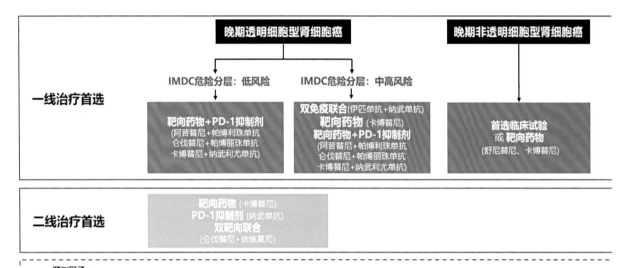

图2-10-25 免疫单药或联合治疗已获指南推荐用于晚期肾癌

二十九、晚期肾癌二线免疫联合治疗，见图2-10-26。

研究 ID	联合靶向药物				联合免疫	联合局部治疗	
	KEYNOTE-146 (NCT02501096)	NCT03015740	CALYPSO (NCT02819596)	NCT03024437	FRACTION-RCC (NCT02996110)	NIVES (NCT03469713)	RADVAX RCC (NCT03065179)
研究分期	Ⅰb/Ⅱ期	Ⅰ/Ⅱ期	Ⅰ/Ⅱ期	Ⅰ期	Ⅱ期	Ⅱ期	-
样本量	104	40	41	18	46	69	25
联合方案	帕博利珠单抗+Lenvatinib	纳武单抗+Sitravatinib	度伐单抗+Savolitinib	阿特珠单抗+entinostat+贝伐单抗	纳武单抗+伊匹单抗	纳武单抗+SBRT	纳武单抗+伊匹单抗+SBRT
mPFS	11.7月	10.3月	-	整体：7.6月 未经ICIs治疗：13.4月 经过ICIs治疗：7.6月	-	4.1月	8.21月
mOS	-	NR	-	-	-	22.07月	NR
ORR	51%	25%	36.8%	整体：47.1% 未经ICIs治疗：58.3% 经过ICIs治疗：20%	15.2%	17.4%	56%

图2-10-26 晚期肾癌二线免疫联合治疗

三十、免疫抑制剂阻断T细胞负性调控信号解除免疫抑制，增强T细胞抗肿瘤效应的同时，也可能异常增强自身正常的免疫反应，导致免疫耐受失衡，累积到正常组织时表现出自身免疫样的炎症反应，称为免疫相关的不良反应（immune-related adverse events，irAEs）（图2-10-27）。

三十一、治疗期间：识别预警信号，irAE分级管理（图2-10-28）。

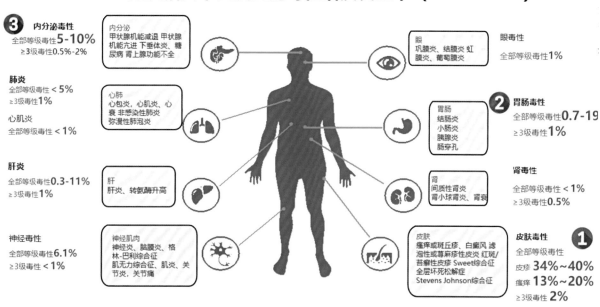

图2-10-27　免疫相关不良反应

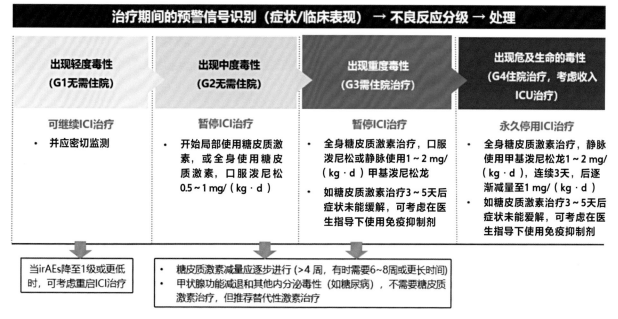

图2-10-28　治疗期间的预警信号识别及处理

（刘茁　李宇轩　编写）

（唐世英　视频编辑）

视频13

第三章　肾上腺及腹膜后肿瘤切除术学习笔记

第一节　后腹腔镜肾上腺肿物切除术的一些操作技巧总结（初学者适用）

一、病例介绍：患者59岁女性，主因"体检发现右侧肾上腺占位2个月"就诊。既往肺结核、糖尿病、克罗恩病、乳腺癌术后。初步诊断为右侧肾上腺腺瘤。行后腹腔镜下右侧肾上腺肿瘤切除术。

二、泌尿系增强CT提示右侧肾上腺低密度结节，直径2.6 cm×2.0 cm×1.7 cm。增强扫描可见轻度强化，见图3-1-1。

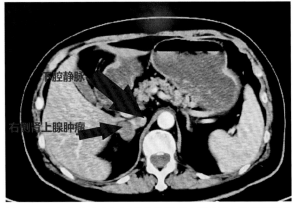

图3-1-2　肾上腺肿瘤与下腔静脉关系密切（蓝色箭头所示）

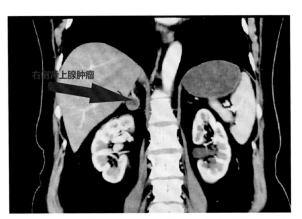

图3-1-1　泌尿系增强CT提示右侧肾上腺低密度结节（蓝色箭头所示）

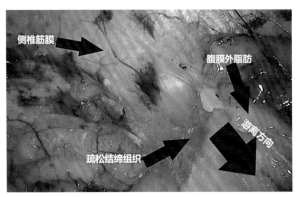

图3-1-3　从左上角向右下角游离腹膜外脂肪，蓝色箭头所示为各解剖结构

三、图3-1-2可见肾上腺肿瘤与下腔静脉关系密切。

四、腹膜外脂肪的清扫顺序为从右利手正下方沿着逆时针顺序游离脂肪。图3-1-3显示的是腹膜外脂肪游离的方向——从左上角向右下角。在后腹腔空间中，视野左侧为腰大肌，好比坚硬的"墙壁"。如果腹膜外脂肪游离的方向向左，将会"碰壁"。因此正确的方向应朝向空间更大的右下方。

五、在切开侧椎筋膜后，左右手的相对位置可以影响手术难度。左手向侧椎筋膜内侧（即视野左侧）压挡。其优势在于：一方面避免左右手器械干扰；另一方面左手器械向内侧（即视野左侧）压挡空间更大。而对于右侧后腹腔途径手术则有所区别。从图3-1-4可见，如果左右手不交叉，左手向侧椎筋膜外侧（即视野左侧）压挡，因腰大肌限制，空间小。

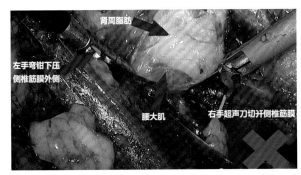

图3-1-4　因腰大肌限制不建议左手向侧椎筋膜外侧（即视野左侧）压挡，空间小，蓝色箭头所示为各解剖结构

六、此时推荐的做法是左手器械向内侧（即视野右侧）压挡，增加了左手弯钳的活动度，增加张力方便右手超声刀对侧椎筋膜的切割。其缺点在于此时出现了左右手交叉，需要尽量让双手器械间隔一点距离，避免互相阻碍。

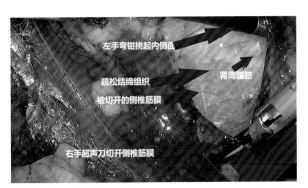

图3-1-5　推荐左手器械向内侧（即视野右侧）压挡，蓝色箭头所示为各解剖结构

七、图3-1-6示游离肾脏腹侧层面。分为三个步骤：第一步，需要双手器械配合，彼此替换。右手超声刀刀杆向内侧（图中视野的右侧）压挡腹膜返折，暴露空间以允许左手弯钳进入。左手弯钳向外侧（图中视野的左侧）压挡肾脂肪囊，将暴露的空间从浅层次引入深层次。双手彼此交替，直至暴露白色腹膜。

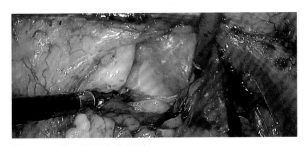

图3-1-6　游离暴露白色腹膜

八、图3-1-7示游离腹侧层面第二步：为了进一步增加空间。右手超声刀刀杆除了向内侧（图中视野的右侧）压挡腹膜外，还可以沿肾脏长轴方向（平行腹膜返折方向）游离，将暴露的空间向头侧和足侧延伸。

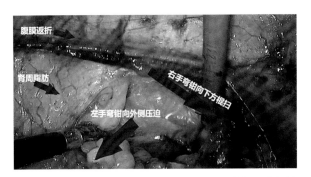

图3-1-7　向头侧和足侧延伸进一步增大暴露空间，蓝色箭头所示为各解剖结构

九、游离腹侧层面第三步：左手弯钳向下压迫肾脂肪囊。右手超声刀则发挥两个作用：超声刀的刀杆向上顶起腹膜返折，与左手形成对抗力，而超声刀头则锐性切割张力最大的位置，将空间向头侧延伸，见图3-1-8。

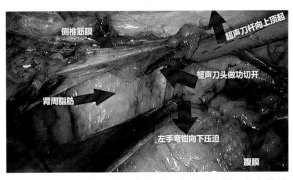

图3-1-8　向头侧进一步延伸彻底游离肾脏腹侧，蓝色箭头所示为各解剖结构

十、游离肾脏背侧层面、腹侧层面后，切开肾上极脂肪囊以游离肾上极层面。在越过肾上极后，暴露下腔静脉以避免损伤，见图3-1-9。

十一、游离暴露下腔静脉，沿着下腔静脉游离肾上腺，见图3-1-10。采用"下极上翻法"将肾上腺及脂肪团向上掀起。

十二、无论患者肥胖或消瘦，肾上腺腹侧层面的脂肪都很稀薄。图3-1-11示游离暴露肾上腺肿瘤。

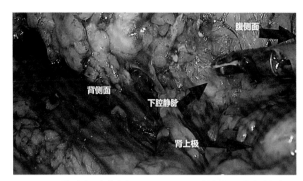

图3-1-9 游离肾脏背侧层面，暴露下腔静脉，蓝色箭头所示为各解剖结构

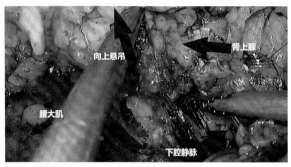

图3-1-10 沿着下腔静脉游离肾上腺，蓝色箭头所示为各解剖结构

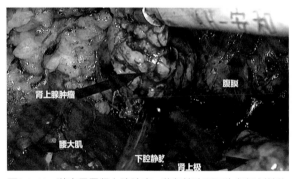

图3-1-11 游离暴露肾上腺肿瘤，蓝色箭头所示为各解剖结构

十三、在肿瘤近下腔静脉侧，游离暴露肾上腺中央静脉，采用血管夹夹闭，见图3-1-12。

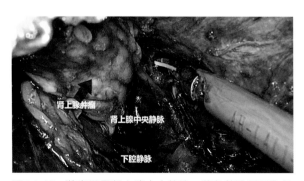

图3-1-12 游离暴露肾上腺中央静脉，蓝色箭头所示为各解剖结构

十四、图3-1-13显示右侧肾上腺肿瘤被切除后的视野。

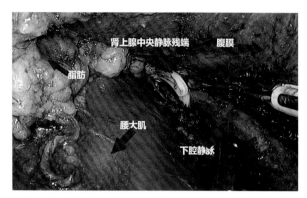

图3-1-13 右侧肾上腺肿瘤被切除后的视野，蓝色箭头所示为各解剖结构

十五、图3-1-14示术后大体标本照片。

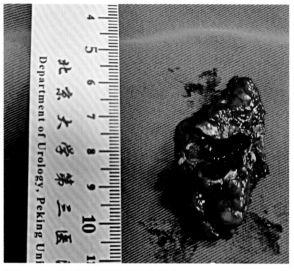

图3-1-14 右侧肾上腺肿瘤大体标本

（刘苗 张洪宪 赵勋 编写）
（朱国栋 视频编辑）

视频14

第二节 一例肥胖患者行后腹腔镜下左侧肾上腺腺瘤切除术的心得体会（腔镜初学者适用）

一、病例介绍：患者46岁女性，主因"体检发现左侧肾上腺肿物1个月"就诊。既往高血压病史、剖宫产术后。诊断考虑左侧肾上腺无功能腺瘤。患者体型肥胖，身高165 cm，体重97.5 kg，体重指数（BMI）高达35.8 kg/m²，图3-2-1示BMI中国标准。行后腹腔途径下左侧肾上腺腺瘤切除术。

BMI 中国标准

分类	BMI 范围
偏瘦	≤ 18.4
正常	18.5 ~ 23.9
过重	24.0 ~ 27.9
肥胖	≥ 28.0

图3-2-1 BMI中国标准

二、术前影像学提示左侧肾上腺类圆形低密度结节，直径2.4 cm × 1.8 cm，见图3-2-2和图3-2-3。诊断考虑肾上腺腺瘤。

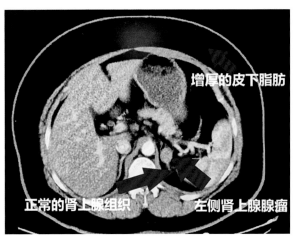

图3-2-2 增强CT示左侧肾上腺类圆形低密度结节（横断面），蓝色箭头示各解剖结构

三、患者肥胖的体型增加了手术难度。后腹腔空间建立上存在困难。在腰大肌前第12肋下切

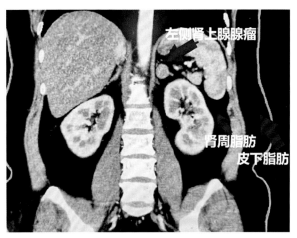

图3-2-3 增强CT示左侧肾上腺类圆形低密度结节（冠状面），蓝色箭头示各解剖结构

开皮肤后，采用弯钳穿刺突破腰背筋膜需要穿过厚脂肪层。在术者采用手指扩张后腹腔间隙时，能触及的腹膜外脂肪有限。采用气囊扩张后，后腹腔空间仍有脂肪悬吊在腹壁的"天花板"上。采用腹腔镜镜身钝性游离腹膜外脂肪直到后腹腔空间扩张满意。

四、对于左侧后腹腔途径手术而言，游离腹膜外脂肪的首刀位置是右利手超声刀正对的右上角位置。右上角游离的目的是找到腹膜外脂肪与侧椎筋膜之间的层次（白色），见图3-2-4。在操作手感上超声刀尾部（操作杆）下压得较低，紧贴腹壁，活动有一定困难。

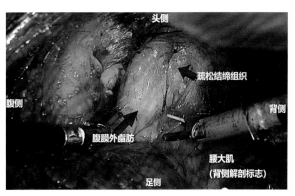

图3-2-4 游离腹膜外脂肪与侧椎筋膜之间的层次（白色），蓝色箭头所示为各解剖结构

五、沿着逆时针顺序从右上角迁移到左上角以游离腹膜外脂肪，见图3-2-5。左上角腹膜外脂肪游离的难点在于此处容易损伤腹膜。本例术中从背侧层面和腹侧层面向中间"两面夹击"，中间血管束丰富，将组织分为条束，再用超声刀逐一切断。迁移过程尽量从已知层面到未知层面。同时注意超声刀头尖端的位置，避免损伤腹膜。

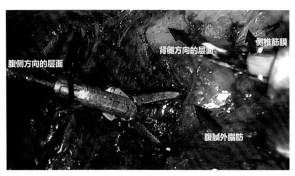

图3-2-5　从背侧和腹侧向中间游离腹膜外脂肪，蓝色箭头所示为各解剖结构

六、腹膜外脂肪左下角的脂肪游离是难点。此处有供应脂肪的血管，是容易出血的位置。另外左手穿刺器位置的局限性不易帮助右手牵张。本例选择"首尾夹击"的方法，分别在头侧方向和足侧方向游离，最终汇合。完成左下角脂肪游离的困境。随后过程中，左手需要向右上提拉暴露，为右手创造张力，见图3-2-6和图3-2-7。如果左手提拉方向错误（例如向下提拉），容易导致空间受限。

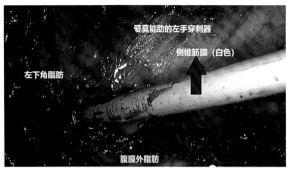

图3-2-6　游离左下角腹膜外脂肪，蓝色箭头所示为各解剖结构

七、腹膜外脂肪右下角的游离难度来自术者手腕的不适感。为了清扫右下角脂肪，左右手器械基本垂直于腹壁，甚至呈现钝角反张（刀头朝向足侧，刀尾朝向头侧），见图3-2-8。

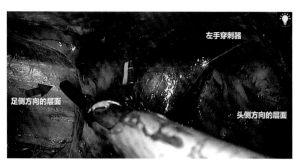

图3-2-7　从头侧和足侧向中间游离左下角腹膜外脂肪，蓝色箭头所示为各结构

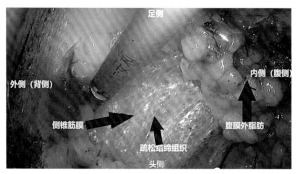

图3-2-8　游离右下角腹膜外脂肪，蓝色箭头所示为各解剖结构

八、在切开侧椎筋膜过程中有少量出血。其原因有以下两点：①侧椎筋膜也有血供。超声刀前1/3刀头做功时间要足够。②直视下手术具有重要性，腹膜外脂肪一角遮挡住刀头视野造成观察不清。采用吸引器和双极电凝止血满意。血管的切断需要超声刀刀头横跨血管全截面，如果刀头没有覆盖到血管全截面则可能造成出血。出血后最佳止血的"黄金三秒"。能够在血池出现前准确辨识出血确切部位，方便精准止血，见图3-2-9、3-2-10。在心态方面需要冷静，积极应对术中突发事件。

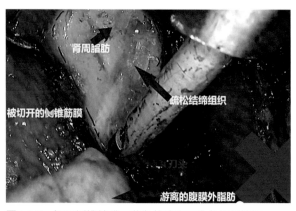

图3-2-9　切开侧椎筋膜，蓝色箭头所示为各解剖结构

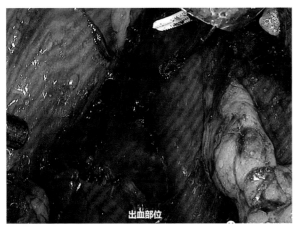

图3-2-10　切开侧椎筋膜过程中出血（蓝色箭头所示）

　　九、在游离背侧层面时，对于身材矮体重大的患者需要警惕胸膜损伤。在向头侧游离时，要沿着肾周脂肪外的疏松结缔组织切开。增加钝性游离的比例，降低锐性游离的比例。位置太过靠近背侧有损伤胸膜的风险。麻醉监测上可能会出现气道压增高表现。术中应该降低气腹压，采用左手弯钳夹闭胸膜破口后，右手用血管夹夹闭破口，见图3-2-11至图3-2-15。

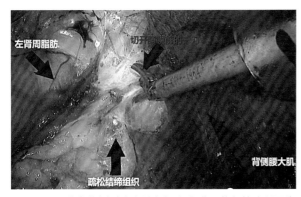

图3-2-11　游离背侧时注意避免损失胸膜，蓝色箭头所示为各解剖结构

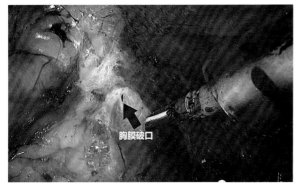

图3-2-12　胸膜被打破（蓝色箭头所示）

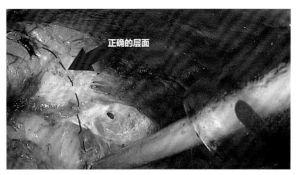

图3-2-13　正确的游离层面（蓝色箭头所示）

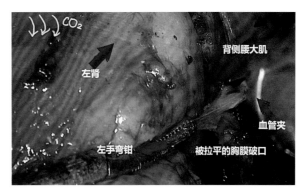

图3-2-14　弯钳拉平胸膜破口，蓝色箭头所示为各解剖结构

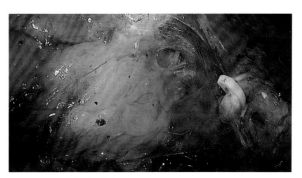

图3-2-15　夹闭胸膜破口

　　十、寻找肾脏腹侧层面宜从肾脏中下极位置寻找。正确的层面是肾周脂肪外与腹膜返折之间的层面。如错误地进入肾周脂肪内部层面或肾被膜层面应该及时矫正，如图3-2-16。

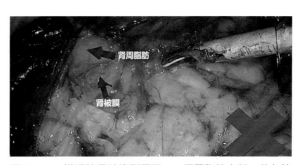

图3-2-16　错误的肾脏腹侧层面——肾周脂肪内部，蓝色箭头所示为各解剖结构

十一、在进行层面矫正时，可以选择从错误层面头侧的层面开始。左手使用弯钳夹持腹膜返折向上提拉，左右手再向相反方向拉开层面，见图3-2-17。

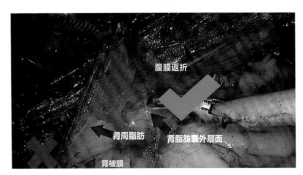

图3-2-17　早期腹侧层面游离，弯钳夹持腹膜返折向上提拉，蓝色箭头所示为各解剖结构

十二、左手采用弯钳夹持腹膜返折，随后更换为吸引器向上挡起腹膜返折。这是腹侧层面由浅入深过程中操作手法的变化，见图3-2-18。

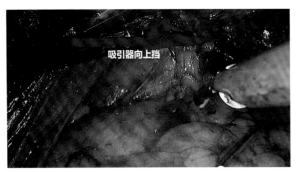

图3-2-18　后期腹侧层面游离，吸引器向上挡起腹膜反折（蓝色箭头所示）

十三、左右手的距离不宜太远。如果左手太远，所形成的张力将会下降。左右手器械头端距离在2 cm以内为宜，见图3-2-19。

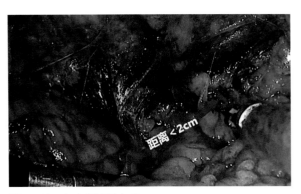

图3-2-19　左右手持械方式

十四、游离靠近肾上腺的组织时血运会更加丰富，更易出血。这是暴露肾上腺"冰山一角"前的征兆，见图3-2-20。

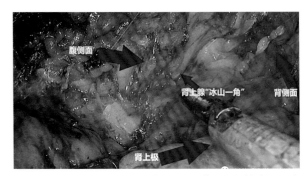

图3-2-20　游离靠近肾上腺"冰山一角"，蓝色箭头所示为各解剖结构

十五、游离肾上腺腺瘤的腹侧层面、背侧层面和肾脏上极。在腺瘤与正常肾上腺组织间夹闭血管夹。在血管夹靠近肿瘤一面，用超声刀慢档切断，见图3-2-21。

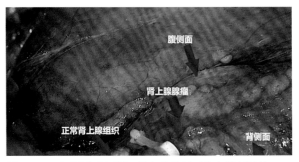

图3-2-21　切断肿瘤足侧，蓝色箭头所示为各解剖结构

十六、肾上腺腺瘤充分游离后，左手轻夹肾上腺腺瘤一端，右手采用血管夹或超声刀切断最后的连接组织，见图3-2-22。

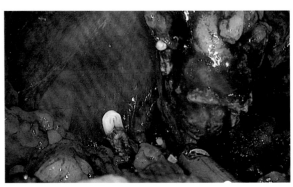

图3-2-22　彻底切断肾上腺肿瘤

十七、图3-2-23示切除后创面充分止血。

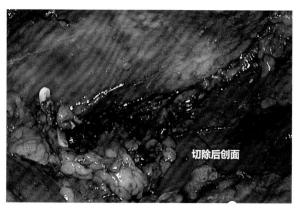

图3-2-23　切除后创面充分止血

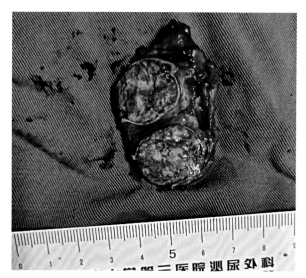

图3-2-24　大体标本

十八、图3-2-24示术后大体标本所见。

（刘茜　张洪宪　赵勋　编写）

（朱国栋　视频编辑）

视频15

第三节　肥胖患者行后腹腔镜右侧肾上腺巨大髓样脂肪瘤切除术

一、病例介绍：患者25岁男性，主因"体检发现右肾上腺占位5个月"就诊。临床症状方面无阵发性高血压、心悸、头痛、四肢无力、痤疮、多饮多食、血尿等症状。既往体健。身高177 cm，体重100 kg。诊断考虑为右肾上腺髓样脂肪瘤。BMI 31.9。行后腹腔镜下右肾上腺肿瘤切除术。

二、泌尿系增强CT提示右侧肝肾间巨大类圆形混杂低密度病灶，内含脂肪成分，大小9.1 cm×9.1 cm×8.3 cm。边缘清晰。增强扫描相对实性成分稍低强化，见图3-3-1。诊断考虑为肾上腺髓样脂肪瘤可能性大。

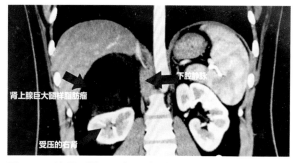

图3-3-1　泌尿系增强CT提示右侧肾上腺髓样脂肪瘤，蓝色箭头所示为各解剖结构

三、肾上腺巨大髓样脂肪瘤内侧可见少量正常肾上腺组织，见图3-3-2。

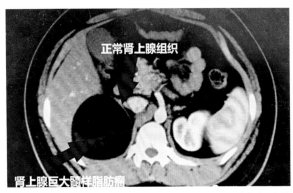

图3-3-2 泌尿系增强CT提示仍有少量正常肾上腺组织（蓝色箭头所示）

四、采用经后腹腔镜途径手术。穿刺器放置位置如图3-3-3。在第12肋骨下腰大肌前缘置入左手穿刺器，在髂棘上腋中线置入镜头穿刺器，在腹侧置入右手穿刺器。

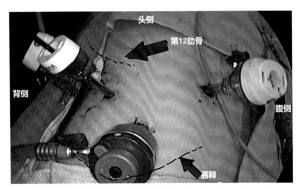

图3-3-3 后腹腔镜途径穿刺器放置位置，蓝色箭头所示为各解剖结构

五、为了保证游离肾上腺肿瘤足够的空间，先游离肾脏，使肾脏向足侧移动，见图3-3-4。在手术策略上，游离肾上腺的三个层面：顺序为肾脏背侧层面、肾脏腹侧层面、肾上极层面。

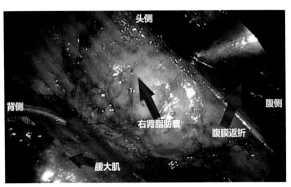

图3-3-4 开始游离肾脏，蓝色箭头所示为各解剖结构

六、切开侧椎筋膜后，游离肾脏背侧层面，见图3-3-5。在肾脏下极寻找到右侧输尿管。在深层次寻找到下腔静脉。沿下腔静脉从足侧向头侧游离。在肾门水平（超声刀刀杆与腹壁夹角45°时超声刀头正对位置）寻找到右肾动脉。跨越右肾动脉，在其头侧间隙暴露下腔静脉。此处暴露下腔静脉的作用有两点：其一，暴露肾上腺肿瘤背侧层面；其二，分离肾上极被膜与肿瘤间的层面时，避免损伤其背面盲区的下腔静脉。

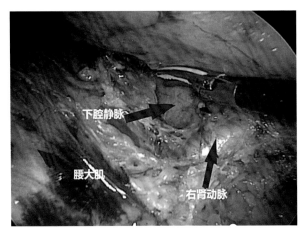

图3-3-5 游离肾脏背侧面，蓝色箭头所示为各解剖结构

七、继而游离肾脏腹侧层面，在肾脂肪囊与腹膜间层面游离，见图3-3-6。

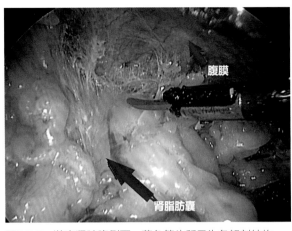

图3-3-6 游离肾脏腹侧面，蓝色箭头所示为各解剖结构

八、在肾脏上极，切开肾脂肪囊，暴露肾上极的肾被膜，见图3-3-7。由此，将肾脏腹侧层面与背侧层面贯通。

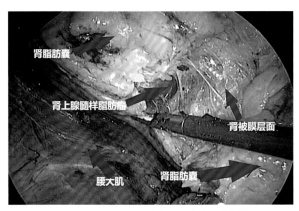

图3-3-7　游离肾上极，蓝色箭头所示为各解剖结构

九、在切开肾上极与肾上腺肿瘤间的层面并向深部游离时，需要避免下腔静脉损伤。在前期步骤时，先游离下腔静脉以便保护。这是前期操作为此时步骤留下的伏笔，见图3-3-8。

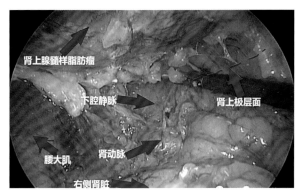

图3-3-8　游离肾上腺深部下腔静脉以避免损伤，蓝色箭头所示为各解剖结构

十、肾上腺三大层面（背侧面、腹侧面、肾上极面）游离完毕后，肾上腺肿瘤将悬吊于"天花板"上。沿着肿瘤游离其周围层面（图3-3-9）。

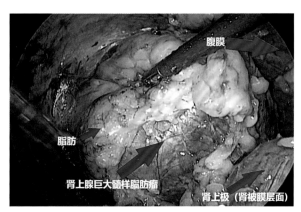

图3-3-9　游离肾上腺肿瘤，蓝色箭头所示为各解剖结构

十一、后腹腔镜途径下肾上腺巨大肿瘤切除术的难点在于肿瘤位置靠近头侧。图3-3-10可见双侧穿刺器尖端与髓样脂肪瘤的相对位置关系。双手穿刺器正对的位置是右侧肾脏，而髓样脂肪瘤位置过高。双手器械为了达到肾上腺肿瘤高度，需要把操作手柄下压更加贴近腹壁，直到达到限位。

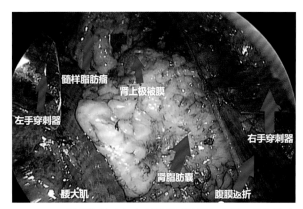

图3-3-10　髓样脂肪瘤与穿刺器相对位置示意图，蓝色箭头所示为各解剖结构

十二、术前阅片发现在肾上腺巨大髓样脂肪瘤的内侧，可见少量正常肾上腺组织，术中予以保留。采用Hem-o-lok夹闭肿瘤与肾上腺正常组织之间交界组织，并切断，见图3-3-11。

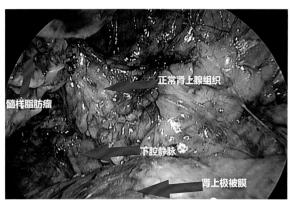

图3-3-11　正常肾上腺组织在肿瘤内侧，蓝色箭头所示为各解剖结构

十三、图3-3-12示切断后改变。可见术中对于正常肾上腺组织的保留，避免了术后肾上腺皮质功能不全。

十四、对于体型标准或体型偏瘦的患者，后腹腔镜途径手术可以完成完全腔镜下操作。本例患者肥胖，腹壁增厚明显；双手器械手柄下压贴近腹壁，即使达到限位程度，依然无法触碰到肾上腺肿瘤上极，见图3-3-13。

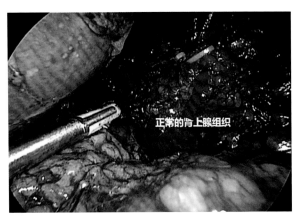

图3-3-12 切断肿瘤后可见正常肾上腺组织得以保留（蓝色箭头所示）

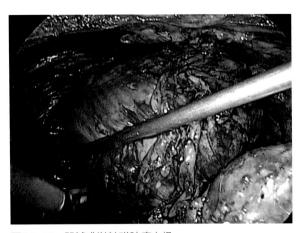

图3-3-13 器械难以触碰肿瘤上极

十五、遂采用腹腔镜与开放途径结合的术式。在肋缘下行9 cm小切口，术者右手进入切口，钝性游离肿瘤上极。再引入腹腔镜镜头，采用双极电凝确切止血。最终肾上腺肿瘤被完全游离，见图3-3-14。

十六、术后大体标本如图3-3-15。

十七、肿物剖开后如图3-3-16。

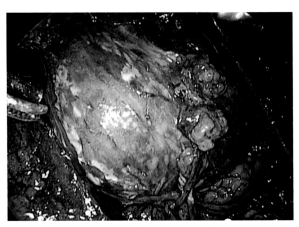

图3-3-14 腔镜与开放途径相结合以彻底游离肿瘤

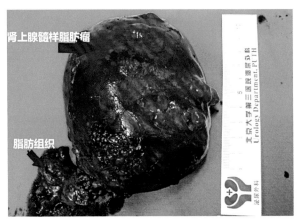

图3-3-15 大体标本，蓝色箭头所示为肾上腺髓样脂肪瘤及脂肪组织

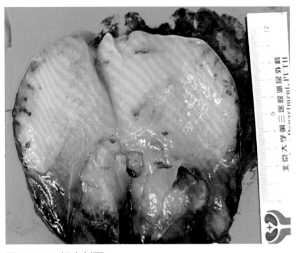

图3-3-16 标本剖面

总结

1. 后腹腔镜途径下完成巨大肾上腺肿瘤切除术，空间的充分暴露是关键。术中需要游离肾脏。使肾脏尽可能下压至足侧，以暴露足够空间游离肾上腺肿瘤。

2. 肾上腺肿瘤位置偏高，更加靠近头侧。术中双手器械会更加贴近腹壁。

3. 对于肥胖患者，可采用开放联合腹腔镜的杂交手术完成。腹腔镜下肿瘤"看到摸不到"，开放途径下肿瘤"摸到看不到"。完整安全切除肿瘤需要结合两者优势。

4.对于右侧肿瘤，优先游离肾动脉头侧的下腔静脉，在肾上极层面游离暴露时，可避免对下腔静脉的误伤。

（刘苗 张洪宪 赵勋 编写）

第四节 你不知道的"非常规"腹膜后肿瘤所采用的"非常规"手术技巧

一、通过本例"非常规"手术我们能学到什么？核心知识点在于：①直观认识腰大肌层面的解剖结构及膈肌脚在后腹腔手术中的解剖位置；②学习"下极翻起法"的手术技巧在腹膜后肿瘤手术切除策略中的应用；③学习后腹腔镜手术中胸膜损伤的缝合方法。

二、患者为15岁男性，主因"体检发现腹膜后肿瘤1个月"就诊。CT见图3-4-1。

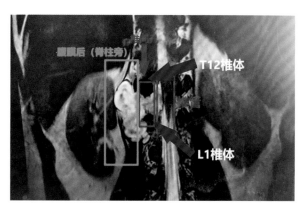

图3-4-1 CT提示腹膜后肿瘤，蓝色箭头示相应椎体，绿方框示腹膜后肿瘤，红色箭头及方框示椎间孔内肿瘤，紫色方框示椎管内肿瘤

三、本例患者的外科治疗需要泌尿外科与神经外科联合手术。其中泌尿外科进行经后腹腔途径右侧腹膜后肿瘤切除术，手术切除脊柱旁（腹膜后）肿瘤和部分椎间孔肿瘤。神经外科进行显微镜下旁正中入路T12~L1椎管内肿瘤切除术（图3-4-2）。

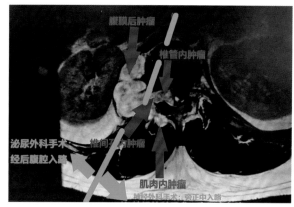

图3-4-2 泌尿外科与神经外科联合手术，绿色箭头及绿线分别示泌尿外科与神经外科手术入路及分界线，蓝色箭头示不同部位的肿瘤

四、手术床需要能同时满足两个科室的手术体位要求。神经外科方面：手术床下方空间满足C型臂X线机置入；泌尿外科方面：满足侧体位的手术床折叠。

五、手术体位：俯卧位中转左侧卧位。

六、切口选择：神经外科后正中线右侧1 cm行旁正中直切口，长5 cm（图3-4-3）；泌尿外科手术常规经后腹腔途径切口（同经后腹腔途径腹腔镜根治性肾切除术切口）。

七、神经外科切除右侧竖脊肌肿瘤、椎管内肿瘤和椎间孔肿瘤（图3-4-4）。椎管内肿瘤是肿瘤起源部位，起源于脊神经后根，其性质为硬膜外神经鞘瘤。

八、手术入路采用的正是"初学者易犯的错误解剖层次"。在经典经后腹腔途径手术中，切

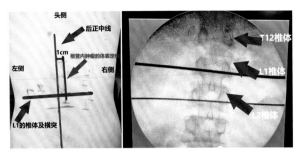

图3-4-3 神经外科手术切口示意图

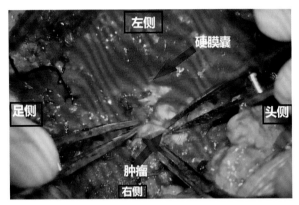

图3-4-4 切除椎管内肿瘤和椎间孔肿瘤，蓝色箭头示相应解剖结构

开侧椎筋膜后，正确的层次是在腰大肌表面与肾脏脂肪囊之间游离肾脏背侧层面（图3-4-5）。如果初学者侧椎筋膜切口位置过于偏向背侧，将进入腰大肌筋膜与腰大肌肌肉纤维的错误层面，从而迷失方向。本例患者的肿瘤位于腰大肌内，因此采用的正是初学者在常规手术中的"错误层次"。通过本例患者手术的学习，不仅了解腹膜后肿瘤这种"非常规"手术的操作步骤及手法，更大的意义是让初学者认清并在常规手术中避免进入错误层次。

九、本例手术中可见腹膜后肿瘤在腰大肌表

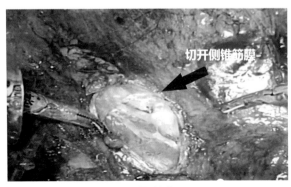

图3-4-5 蓝色箭头示切开侧椎筋膜

面造成的凸起，从而明确肿瘤的定位（图3-4-6）。但是如果肿瘤较小，凸起不明显时，应该提前准备术中B超。

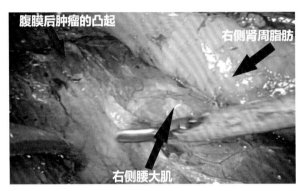

图3-4-6 可见腹膜后肿瘤凸起，蓝色箭头示相应解剖结构

十、沿着身体长轴轴线切开腰大肌，尽量避免肌肉纤维的横断，以保留其肌肉功能（图3-4-7和图3-4-8）。

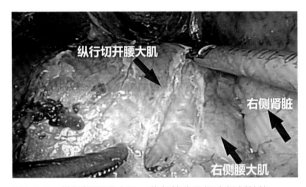

图3-4-7 纵行切开腰大肌，蓝色箭头示相应解剖结构

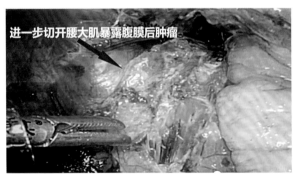

图3-4-8 蓝色箭头示进一步切开腰大肌暴露肿瘤

十一、术者对膈肌脚的下限位置容易低估。经后腹腔途径手术出现膈肌或胸膜损伤时往往位置较高。但通过影像学检查可以发现本例患者的膈肌脚在肾门水平才止于腰大肌。因此对于腹膜

后肿瘤，应该重点关注肿瘤与膈肌的相对解剖位置（图3-4-9~3-4-11）。

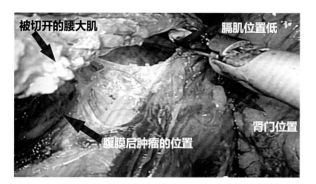

图3-4-9 膈肌位置相对较低，蓝色箭头示相应解剖结构

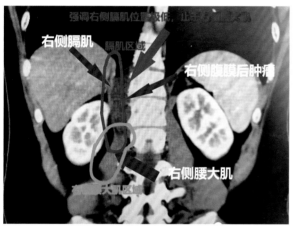

图3-4-10 CT示膈肌角位置相对较低，蓝色箭头示相应解剖结构，红圈示膈肌区域，绿圈示腰大肌区域

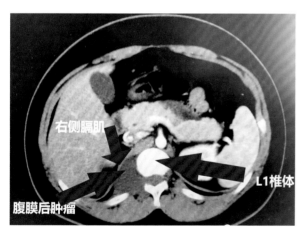

图3-4-11 CT示膈肌角位置相对较低（横断面），蓝色箭头示相应解剖结构

十二、术中采用"下极翻起法"的手术策略：即先游离肿瘤下极，再由足侧向头侧翻起肿瘤。"下极翻起法"的优势在于合理利用肿瘤上极自然悬吊的特点（图3-4-12和图3-4-13）。

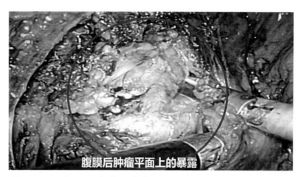

图3-4-12 红圈示腹膜后肿瘤平面的暴露

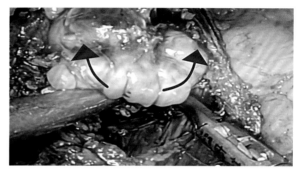

图3-4-13 "下极翻起法"示意图，蓝色箭头示翻起方向

十三、从远镜头来看全景，肿瘤床的位置较高，靠近头侧（图3-4-14）。这种非常规手术的难度明显增高。

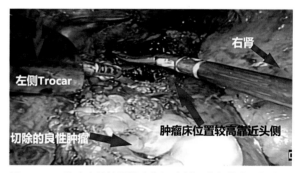

图3-4-14 肿瘤床的位置较高靠近头侧，蓝色箭头示相应解剖结构

十四、膈肌胸膜的缝合采用的是3-0的可吸收倒刺缝线（图3-4-15）。手法采用反针缝合。术中注意与麻醉医生配合：在缝合最后一针拉紧缝线之前，将气腹压从12 mmHg降低至5 mmHg。由麻醉医生进行鼓肺。再由泌尿外科医生拉紧缝线并加强缝合后，再提高气腹压至原来水平。

十五、肿瘤切除后将肿瘤床用双极电凝彻底止血。放入止血材料（图3-4-16）。放置引流管，关闭伤口，手术结束。

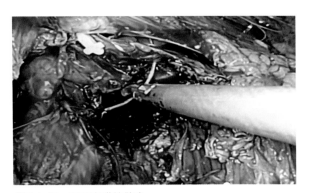

图3-4-15　膈肌胸膜的缝合

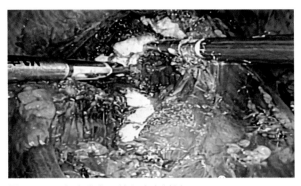

图3-4-16　彻底止血，放入止血材料

（刘苗　张洪宪　赵勋　编写）

（唐世英　视频编辑）　　视频16

第五节　飞流精选：一台开放复发性腹膜后平滑肌肉瘤切除术的手术体会

一、病例介绍：中年女性患者，主因"右肾静脉平滑肌肉瘤切除术后9年，体检发现肿物复发1个月"就诊。平素无腰背疼痛、血尿、消瘦、乏力、发热、下肢水肿等症状。既往无其他合并症。泌尿系增强CT提示右侧肾门和下腔静脉之间腹膜后肿瘤，病变最大径约7 cm，右肾动脉穿瘤而过，右肾静脉闭塞，见图3-5-1～图3-5-3。

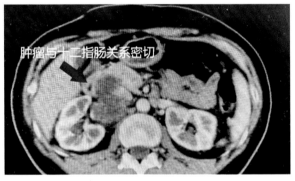

图3-5-2　泌尿系增强CT，蓝色箭头示肿瘤与十二指肠、胆总管关系密切

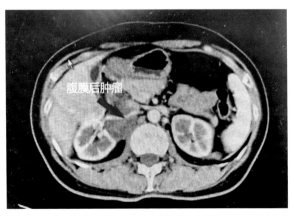

图3-5-1　泌尿系增强CT，蓝色箭头示右侧肾门和下腔静脉之间腹膜后肿瘤

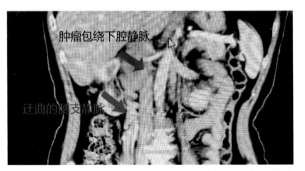

图3-5-3　蓝色箭头示肿瘤包绕下腔静脉右侧壁，红色箭头示右肾下极迂曲的侧支静脉

二、手术难点

1. 二次手术，术区粘连严重，正常解剖层次消失。

2. 肉瘤复发率高，需完整切除甚至扩大切除。

3. 右肾动静脉、右侧肾上腺及下腔静脉受累。需切除右肾及肾上腺，并进行下腔静脉重建。

4. 肿瘤与十二指肠、胆总管关系密切，警惕术中医源性损伤。

三、手术步骤及心得体会

1. 麻醉后平卧位，切口选择为双侧肋缘下2 cm切口。右侧自剑突至腋后线附近，左侧自剑突延长约10 cm（图3-5-4）。

在消毒时应注意右侧消毒范围要充足，至少达腋后线。必要时可在侧腰部垫上腰垫，铺单时应在右侧垫上中单。切口应与肋弓下缘预留一定距离，为伤口缝合留空间。

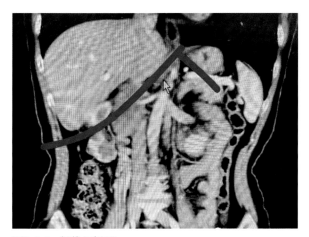

图3-5-4　红线示切口

2. 二次手术腹腔粘连严重，开腹时应仔细辨认腹膜。同时仔细游离腹腔粘连带，避免损伤肠壁。沿结肠旁沟打开腹膜，将结肠肝区和十二指肠向内侧游离。可见胆囊颈部、胆总管、十二指肠球部与后方的肿瘤紧密粘连。

遇到肿瘤与周围组织器官粘连紧密时，不要心急于快速将其游离，否则容易导致周围脏器损伤。应耐心寻找有层次有间隙的部位，而后逐步向无层次的地方游离，不要纠结于粘连最重的地方。多用锐性分离，少用钝性分离，避免组织撕裂。

3. 将紧密粘连的十二指肠、胆囊颈部及胆总管与肿瘤分离后，肿瘤逐步暴露于眼前。可见长约8 cm的下腔静脉2/3周长被肿瘤侵犯。接下来的手术策略类似于肾癌伴下腔静脉Ⅱ级癌栓手术。沿下腔静脉寻找左肾静脉开口。将左肾静脉根部完全游离后套血管阻断带。在左肾静脉后方，下腔静脉和主动脉之间寻找到右肾动脉。使用血管夹夹闭右肾动脉并离断。

肾脏血管的离断顺序应为：先离断肾动脉后离断肾静脉。因为先断静脉会导致患肾淤血，造成术区出血增多。术中顺利找到右肾动脉的关键在于术前影像中准确判断下腔静脉和腹主动脉之间，右肾动脉与左肾静脉的相对位置。术中使用手指感受动脉搏动也是寻找肾动脉的技巧。此外，术前明确肾动脉的数目是动脉血供完全切断的前提，该理念对于肾部分切除手术尤为重要。

4. 逐步游离右肾，将下极的输尿管及扩张的侧支静脉分束断扎。右侧肾上腺与肿物关系密切，离断肾上腺中央静脉，将右侧肾上腺整体切除。

5. 游离受侵犯节段下腔静脉的远近心端，分别套带。

游离下腔静脉的过程中需要离断其主要分支（图3-5-5），以免后续行下腔静脉阻断时因分支来源的静脉回流造成出血。右侧肾上腺中央静脉和右侧生殖腺静脉汇入下腔静脉，而左侧肾上腺中央静脉和左侧生殖腺静脉则汇入左肾静脉。游离下腔静脉时需注意其后外方的腰静脉。若不慎损伤，静脉可能缩进深方组织，电凝不易止血，此时可使用血管线进行缝扎止血。在外科手术中，缝扎止血是最确切的止血方式，推荐使用血管缝线进行缝扎止血。其优势在于作为滑线可随意调整缝线长短，另外即使误缝到下方血管，也不易形成血栓。

6. 依次阻断远端下腔静脉、左肾静脉、近端下腔静脉。使用血管剪将受侵犯下腔静脉壁完全剪除，至此肿瘤已完整切除（图3-5-6）。

左肾静脉存在肾上腺中央静脉、生殖腺静脉、第二腰静脉这些分支。阻断左肾静脉根部不会明显影响左肾静脉回流，造成左肾淤血。术中无需同时阻断左肾动脉。

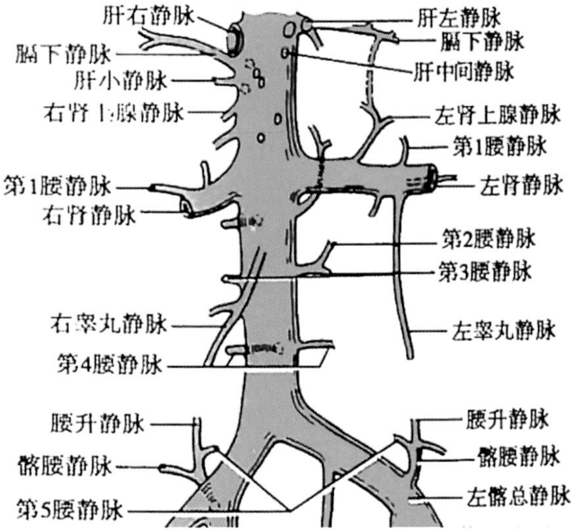

图3-5-5　下腔静脉分支示意图

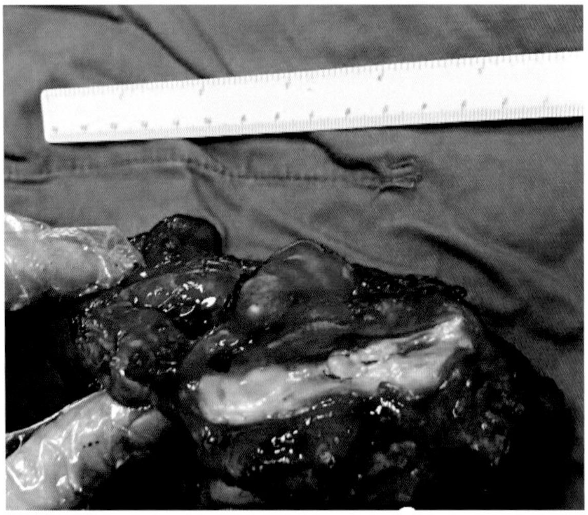
图3-5-6　肿瘤大体标本

7. 受侵犯节段下腔静脉剩余1/3周长，使用生物补片（牛心包）进行下腔静脉重建（图3-5-7）。

一般认为肿瘤侵犯下腔静脉超过1/2周长需要进行下腔静脉重建，以免下腔静脉过窄。补片的长度可略短于缺损下腔静脉壁，缝合下腔静脉壁的针距和边距约3 mm。均匀缝合是避免解除阻断后下腔静脉出血的关键。缝合时可适当调整手术床的倾斜度为术者创造更加舒适的缝合角度。缝合前使用肝素生理盐水将下腔静脉壁冲净。在最后一针收紧缝线前向管腔内注入肝素生理盐水并拉紧缝线。观察有无明显渗漏处（图3-5-8）。

8. 按照和下腔静脉阻断相反的顺序依次松开阻断。观察有无出血，在出血处局部缝合加固。

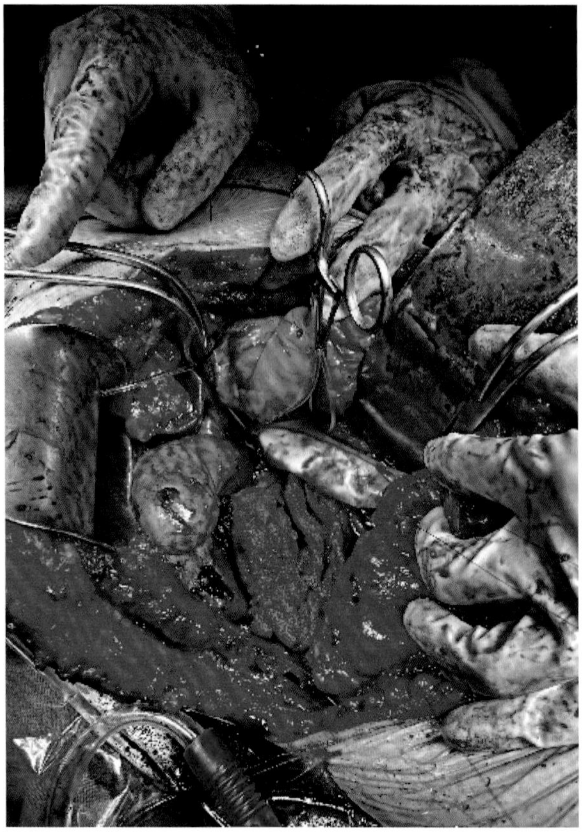
图3-5-7　裁剪完毕的牛心包补片

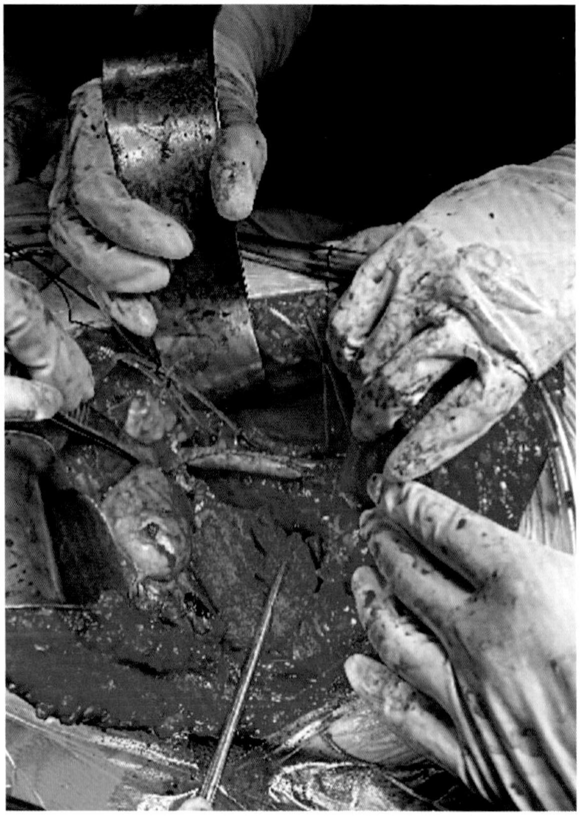
图3-5-8　重建后的下腔静脉

9. 冲洗创面，确切止血后关腹，手术结束。

关腹可采用10号丝线全层间断缝合或PDS线全层连续缝合。注意辨认腹膜和肠管的界限，避免关腹时缝到肠管造成术后肠梗阻。

（张启鸣　赵勋　刘磊　编写）

第六节　飞流精选：一例左侧腹膜后巨大肿物切除术的心得体会

一、病例介绍：患者男性，68岁。因"体检发现左侧腹膜后肿物8年,肿物增大1个月"就诊。患者8年前体检时发现左侧腹膜后肿物，直径2.6 cm，未予治疗。1个月前因黑便、呕血急诊就诊，诊断考虑胃溃疡出血，予抑酸治疗。腹盆腔增强CT示左腹膜后（肾上腺区）巨大占位，大小14.6 cm×11.0 cm×17.3 cm，诊断考虑左腹膜后恶性肿瘤。患者自发病来体重减轻5 kg。既往高血压，脾切除术后。

2014年泌尿系增强CT见图3-6-1。

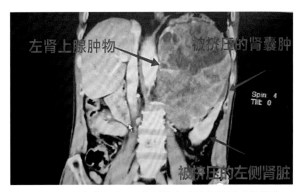

图3-6-2　2022年增强CT示左侧肾上腺肿物较前明显增大，图中红色箭头示相应解剖结构

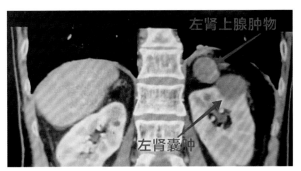

图3-6-1　2014年增强CT示左侧肾上腺肿物，见图中红色箭头所示

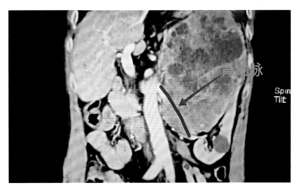

图3-6-3　增强CT示左肾动脉被腹膜后肿物包绕，图中蓝色箭头示肾动脉

2022年3月泌尿系增强CT见图3-6-2。对比可见左腹膜后肿物较前明显增大，挤压左肾明显。左肾动脉被腹膜后肿物包绕，见图3-6-3。

二、手术难点

1. 肿物巨大，并与周围组织粘连严重，正常解剖层消失。手术空间狭小，且分离困难。

2. 肿物术前穿刺病理考虑神经束膜瘤，肿瘤性质不明，需术后病理明确诊断。

3. 左肾动静脉被肿物包绕，需同期行左肾切除术。

4. 腹膜后肿物与胰尾、胃底、膈肌、胸膜、肠管、大网膜、腹主动脉、胃短动脉（脾动脉分出）、左肾上腺中央静脉关系密切，警惕损伤。

三、手术步骤及心得体会

1. 麻醉后，平卧位，常规消毒铺巾。做左肋缘下2 cm切口自剑突达腋中线，向右侧肋缘下延长约15 cm，尖部向上延伸至剑突。在消毒时应注意术区左侧消毒范围要充足，至少达腋后线。铺单时应在左侧腋后线垫上中单，术区铺贴防水膜。切口应与肋弓下缘预留一定距离（约2横指），为伤口缝合预留空间。（参考本章第五节"飞流精选：一台开放复发性腹膜后平滑肌肉瘤切除的手术体会"）

图3-6-4示手术选择Chevron切口。

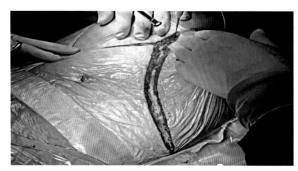

图3-6-4　Chevron切口

2. 切开皮肤、皮下脂肪、肌肉组织、打开腹膜。切断左侧膈结肠韧带，将结肠脾曲向内侧游离。显露肾周筋膜前叶。发现肿瘤巨大，长径约18 cm（图3-6-5）。肿物巨大，并与周围组织挤压严重，手术空间狭小，且分离困难。此时考验术者对周围重要脏器、血管及组织的辨别，以及分离肿瘤步骤的选择。

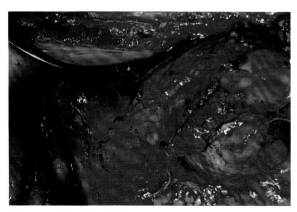

图3-6-5　巨大腹膜后肿物

3. 在手术策略上优先游离肿瘤及肾脏下极。在肾下极游离出输尿管。采用7号线结扎后切断。沿肾内侧与腹主动脉之间向头侧游离，显露肾门。断扎肾蒂周围淋巴管。术中发现肾静脉双支。结扎下支肾静脉，游离出上支肾静脉并牵开。于其上方背侧找到肾动脉。结扎肾动脉并切断（图3-6-6）。最后切断下支肾静脉。沿肾周筋膜外游离肾脏及肿瘤。将肾脏及肿瘤外侧、背侧、腹侧充分游离。肾脏血管的离断顺序应为先肾动脉后肾静脉，因为先断静脉会导致患肾淤血，造成术区出血增多。顺利找到左肾动脉的关键在于熟悉其走行，并在术前阅片了解其位置。术中使用手指感受动脉搏动也是寻找肾动脉的技巧。术前明确肾动脉的数目是动脉血供完全切断的前提。术者术前仔细阅片，了解肿瘤外侧、背侧无重要血管及组织，术中用手紧贴肿瘤包膜与腰大肌进行之间的层次进行钝性分离（图3-6-7），节约手术时间。（参考本章第五节）

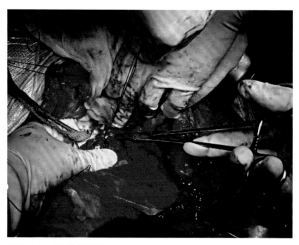

图3-6-6　结扎肾动脉

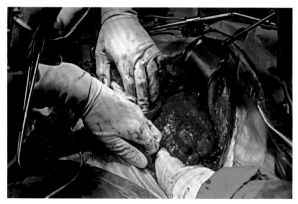

图3-6-7　分离肿瘤背侧层面

4. 肿瘤上极腹侧与胰尾粘连，肿瘤上极另与胃底粘连。将肿瘤的中下极完全游离出来并向上提拉，仔细分离肿瘤与胰腺及胃底粘连部位，将肿瘤完全游离并取出。遭遇肿瘤与周围组织器官粘连时，应耐心寻找层次间隙，而后逐步向无层次的地方游离，不要纠结于粘连最重的地方。例如本例患者术中，粘连严重处为胰尾和胃底（图3-6-8）。

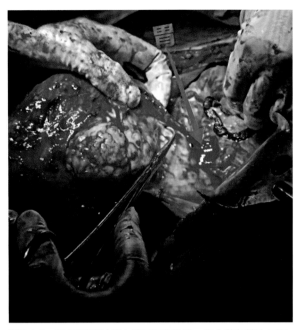

图3-6-9　游离松解肿瘤上极与胃底粘连，图中蓝色箭头示胃

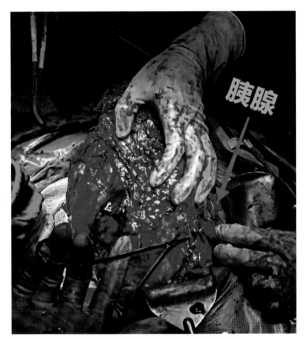

图3-6-8　"下极翻起法"，图中蓝色箭头示胰腺

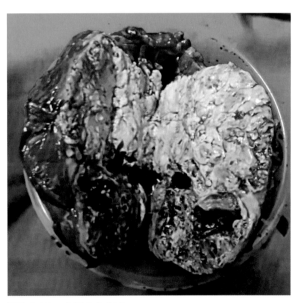

图3-6-10　术后大体标本

5. 出血部位使用血管线缝合止血。3-0可吸收线缝合部分胃浆膜层。创面渗血处止血纱布压迫止血。采用无菌蒸馏水和盐水冲洗伤口。充分止血，放置肾周引流管，清点纱布器械无误。依层次关闭切口，手术结束。术中如何有效止血，是手术关键。止血方法主要包括电凝、血管夹夹闭、血管线缝合止血。

（张之臣　刘磊　编写）

第七节　飞流精选：一例巨大腹膜后肿瘤联合多脏器切除术的经验分享

本例患者所患疾病为左侧腹膜后巨大肿物，脂肪肉瘤可能性大。肿瘤恶性程度高，包绕左肾、肾上腺、降结肠系膜血管等多个脏器组织，手术复杂程度较高，手术难度较大。腹膜后肉瘤极易复发，采取何种策略能够降低肿瘤复发率仍是临床尚未完全解决的难题。正如莎士比亚所言——"一千个人眼中有一千个哈姆雷特"。对于疾病和手术范围的理解亦是如此，有术者"大刀阔斧"，把手术范围尽量扩大；也有术者"谨小慎微"，把手术范围尽量缩小。可谓见仁见智。希望通过本例患者经验分享帮助读者加深对巨大腹膜后肿瘤联合脏器切除术的理解。

一、病例介绍：老年男性，主因"左上腹胀痛、纳差5月余"收住普通外科。腹盆腔CT示左上腹部巨大肿物，大小约15 cm×12 cm×8.7 cm，平扫期肿物密度不均，增强扫描见肿物呈不均匀强化（图3-7-1）。普通外科考虑肿物腹膜后来源可能，且肿物的主要血供来源于左肾静脉，故提请泌尿外科会诊，同时进一步完善上腹部MR平扫检查，请放射科共同阅片。腹部MR示肿物呈稍长T1、稍长T2信号，扩散加权成像（diffusion-weighted imaging, DWI）呈斑片状高信号，表观弥散系数（apparent diffusion cofficient, ADC）值减低。仔细观察左肾周脂肪亦呈异常信号，考虑肾周脂肪亦是肿瘤的一部分（图3-7-2）。诊断考虑左腹膜后肿物，起源于左肾周脂肪组织的脂肪肉瘤可能性大。其后患者收入我科，完善术前准备。

二、初诊阅片对于肿瘤范围的理解容易出现低估，正如图3-7-1所示。

三、仔细阅片后发现实际肿瘤范围应更大，如图3-7-2红线标注范围。图中左侧（患侧）肾周脂肪的影像学表现与右侧（健侧）肾周脂肪有明显不同。实际上左侧异常密度的肾周脂肪依然是腹膜后肿瘤的一部分。因肿瘤异质性特点，表现与肿瘤主体有所不同，在手术中应保证足够的切除范围。

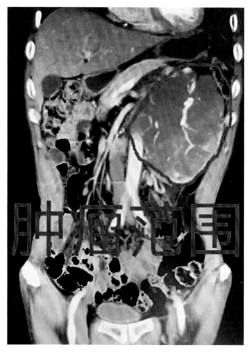

图3-7-1　增强CT示肿瘤范围，图中红圈所示为低估的肿瘤范围

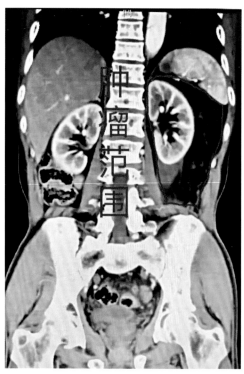

图3-7-2　实际的肿瘤范围，图中红圈所示为实际的肿瘤范围

四、本例患者行开放巨大腹膜后肿瘤切除+左肾切除+左肾上腺切除+节段降结肠整块切除术。手术取剑突下L型切口（上腹正中切口自剑突至脐，脐上垂直向左侧肋缘下延长至腋前线）。术中见左侧腹膜后巨大黄色脂性肿物，上至胰腺，下至左髂窝。肿瘤将腹侧的结肠系膜和腹膜顶起。沿Toldt线切开左结肠旁沟腹膜。拟将横结肠、降结肠翻向右下腹。但术中发现游离困难，表现在肿物与结肠系膜和后腹膜粘连紧密。且肿物局部包绕结肠系膜血管。为保证肿瘤完整切除，决定联合普外科将部分降结肠和肿瘤整块切除。图3-7-3所示肿瘤包绕结肠血管。

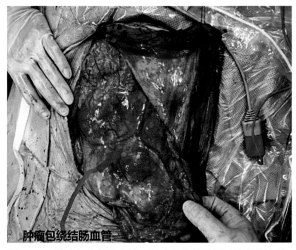

图3-7-3　肿瘤包绕结肠血管，图中红色箭头所示为结肠血管

五、于肿物下极游离肿物与乙状结肠、髂血管间的解剖层次。断扎左侧输尿管、生殖腺血管。此时因左肾动脉尚未切断，在断扎左侧输尿管后如左肾动脉持续供血可能造成肾积水，并增加游离渗血。术者在断扎左侧输尿管后于其近肾门端剪个小口以缓解肾积水，从而降低手术难度。

六、内侧游离肿物与腹主动脉、十二指肠间的解剖层次；外侧、背侧游离肿物与腹壁间的解剖层次；上极游离肿物与胰腺、脾脏、横结肠间的解剖层次。因肿物巨大难以抬举，故采用"先易后难""顺逆结合""多方向游离"的手术策略：先游离组织层次相对清晰、易于游离的区域，再"扩大战果"延伸层次。多角度深入并逐步抬举瘤体。最后游离粘连最紧密、最难游离的区域。

七、减少肿瘤复发的关键在于在沿着肿瘤包膜外层面进行游离。图3-7-4所示可见光亮完整的肿瘤包膜。待肿物大部游离后，抬起肿物下极后显露并断扎左肾门血管。最终将整个腹膜后肿瘤连同左肾、左肾上腺及部分降结肠整块（En-Bloc）切除。

八、图3-7-4中箭头所示为离断的结肠。肿瘤表面可见光亮完整的肿瘤包膜。

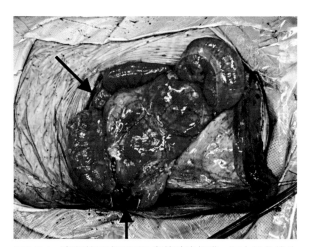

图3-7-4　离断结肠表面可见完整肿瘤包膜，图中黑色箭头所示为肿瘤包膜

九、恢复结肠连续性，完成手术。术中出血量：200 ml，手术时间240 min。

十、图3-7-5所示为肿瘤完整切除术后进行的结肠吻合步骤。

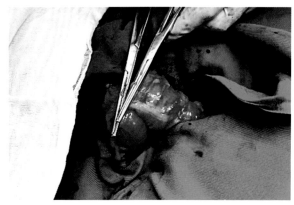

图3-7-5　结肠吻合

十一、图3-7-6所示为肿瘤正面观（腹侧面）。

十二、图3-7-7所示为肿瘤背面观（背侧面）。

十三、图3-7-8所示为肿瘤标本切开后表现。

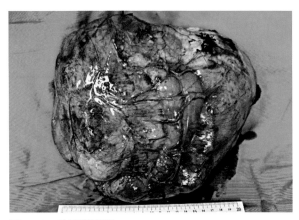

图3-7-6 肿瘤腹侧面

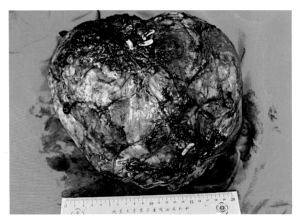

图3-7-7 肿瘤背侧面

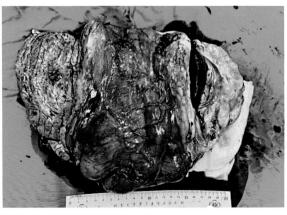

图3-7-8 肿瘤切开剖面

总结

1. 腹膜后脂肪肉瘤常具有明显异质性，部分肿瘤组织分化较好，易误认为正常脂肪组织而误判切除范围；

2. 遵循层面外科理念，严格在肿瘤包膜外游离，如发现无法达到此目的，则需扩大切除范围，一并切除相邻器官；

3. 切除范围尚存争议：我们认为如能在肿瘤包膜外切除，则无须切除相邻器官，故本例胰腺、十二指肠升部、腹主动脉均予以保留；

4. 将胰腺自后腹膜游离并向切口外托起，可使显露明显改善，便于游离；

5. 行肿瘤及受侵脏器整块（En-bloc）切除，有利于减少术后肿瘤复发风险。

（徐楚潇　王国良　编写）

第四章　上尿路尿路上皮癌手术学习笔记

第一节　完全后腹腔镜半尿路切除淋巴结清扫术的心得体会
（初学者适用）

一、病例介绍：患者76岁女性，主因"间断全程无痛肉眼血尿2个月"就诊。既往阑尾切除术后、上颌癌术后、子宫切除术后、左髋关节术后。主要诊断为左侧肾盂癌。

二、泌尿系增强CT提示左侧肾盂肾盏可见团块状高密度影，直径3.4 cm×2.4 cm×2.6 cm，与肾实质分界不清，增强可见强化，诊断印象为左侧肾盂癌，见图4-1-1。

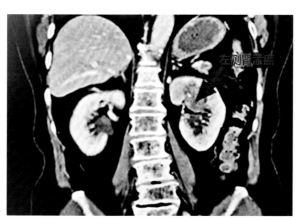

图4-1-1　患者术前泌尿系增强CT提示左侧肾盂团块（蓝色箭头所示）

三、本例患者选择完全后腹腔镜下左肾输尿管全长切除术，肾门及腹主动脉周围淋巴结清扫术。本文除了介绍手术流程步骤（尤其是淋巴结清扫过程）以外，还总结了腹腔镜手术初学者可能遇到的一些问题以及解决问题的方法。

四、在清扫腹膜外脂肪之后，准备切开侧椎筋膜前，超声刀刀头位置通常选择反手刀头。反手刀头操作更加方便，见图4-1-2和图4-1-3。

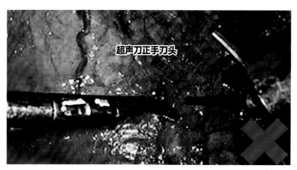

图4-1-2　切开侧椎筋膜前，超声刀正手操作不方便（蓝色箭头所示）

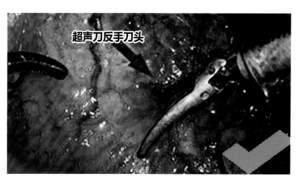

图4-1-3　超声刀刀头反手操作更方便精准（蓝色箭头所示）

五、切开侧椎筋膜时需要尽量避免左右手器械交叉互相干扰。右手超声刀反手向足侧切开侧椎筋膜，或正手向头侧切开侧椎筋膜。左手器械应尽量避免交叉。没有必要挑起对侧的侧椎筋膜，而是向左侧下压肾脂肪囊，见图4-1-4～图4-1-7。

六、在左肾动脉靠近腰大肌（近心端）通常横跨一根血管——第二腰静脉。在游离时可以采用血管钳游离第二腰静脉。在使用超声刀能量时，避免刀头直对深方，以避免损伤第二腰静脉深层的肾静脉，见图4-1-8。

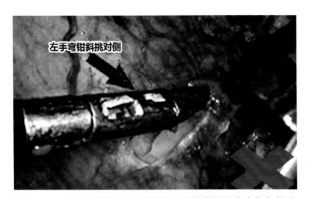

图4-1-4 左手器械没有必要挑起对侧侧椎筋膜（蓝色箭头
所示）

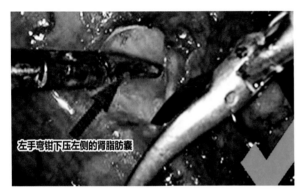

图4-1-5 左手器械向左下按压脂肪囊方便右手器械操作
（蓝色箭头所示）

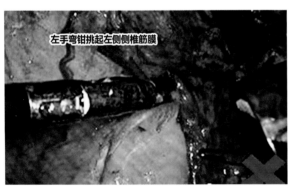

图4-1-6 左手器械挑起左侧侧椎筋膜不方便操作（蓝色箭
头所示）

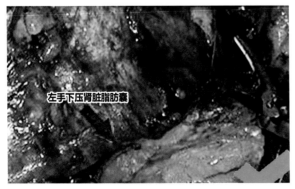

图4-1-7 左手器械下压肾脂肪囊方便切开侧椎筋膜（蓝色
箭头所示）

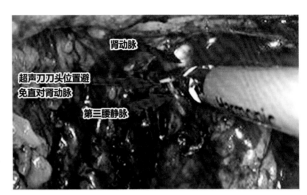

图4-1-8 第二腰静脉的暴露及超声刀切断，蓝色箭头所示
为各解剖结构

七、在手术熟练度方面，初学者和经验丰富者的区别之一在于对超声刀刀头的驾驭。力量传导方向：术者右手→超声刀手柄→超声刀操作杆→超声刀刀头。图4-1-9示游离肾动脉周围的一支小静脉的过程。图中显示右手超声刀在游离小静脉周围的结缔组织。在随后切断小静脉的一系列过程中，刀头转移→定位→张开→夹闭→做功切断，是一套完整流畅的过程。

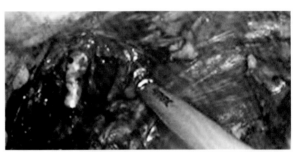
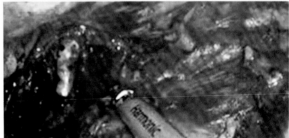

图4-1-9 游离肾周动脉周围一支小静脉过程

八、类似的，笔者比较了初学者在游离腹膜外脂肪切断结缔组织的一系列操作：刀头转移→定位→张开→夹闭→做功切断，是不流畅的动作。刀头转移到目标位置后定位，这个过程刀头可能在"晃动"或"抖动"（见图4-1-10中①至②过程）。张开到夹闭过程中，超声刀刀头的

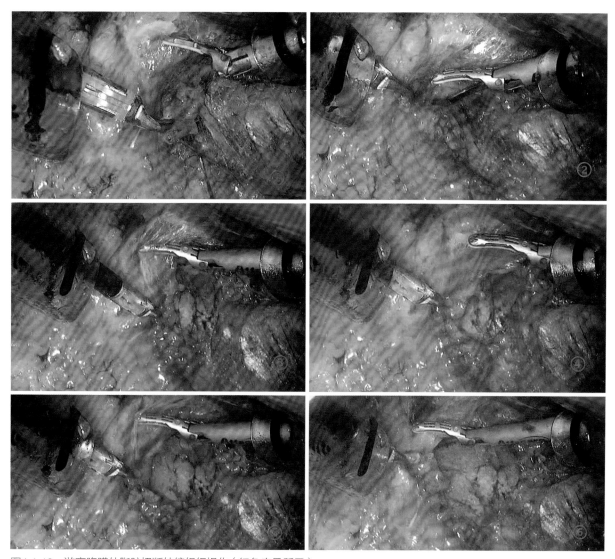

图4-1-10　游离腹膜外脂肪切断结缔组织操作（红色序号所示）

金属杆或塑料杆可能会刮蹭到组织（图②到④过程）。夹闭可能会导致组织夹闭不全可能（图⑤）。在完成这一过程中（图⑥）多余的无用功动作比较多，效率低。这是熟练程度问题，手法跟不上思路，不能做到熟练驾驭，随心所欲。

九、在手术流程步骤上，游离阻断左肾动脉，见图4-1-11。

十、切断左肾动脉后，游离暴露其深方的左肾静脉。术中可见肾静脉属支——肾上腺中央静脉，见图4-1-12。

十一、在肾静脉远心端夹闭并切断，保留左侧肾上腺中央静脉的血液回流，见图4-1-13。

十二、图4-1-14示游离肾脏腹侧层面。

十三、游离肾脏上极，切开肾上极脂肪囊，

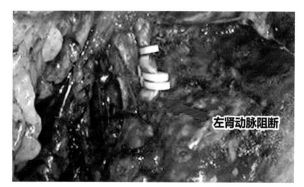

图4-1-11　蓝色箭头所示为阻断左肾动脉

术中见到肾上腺边缘，见图4-1-15。

十四、左肾游离结束后将肾脏向足侧下压，充分暴露空间，为淋巴结清扫做准备，见图4-1-16。

十五、手术策略选择下极上翻法。优先游离

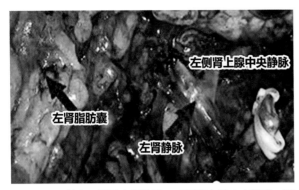

图4-1-12 游离及暴露左肾静脉，可见肾上腺中央静脉，蓝色箭头所示为各解剖结构

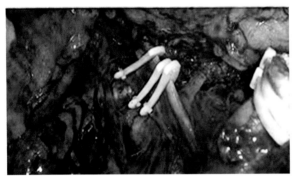

图4-1-13 夹闭左肾静脉

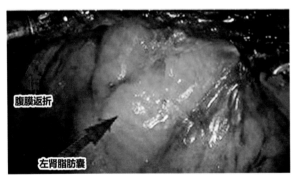

图4-1-14 游离肾脏腹侧面，蓝色箭头所示为各解剖结构

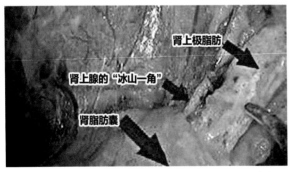

图4-1-15 肾上腺边缘在肾上极可见，蓝色箭头所示为各解剖结构

脂肪淋巴结团的下极，随后向上翻起。层面选择腹主动脉表面层次。因淋巴结周围血供丰富，直

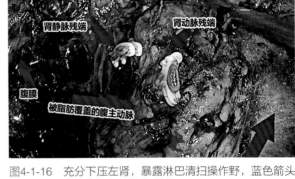

图4-1-16 充分下压左肾，暴露淋巴清扫操作野，蓝色箭头所示为各解剖结构

接在脂肪淋巴结团内部切开渗血严重。而腹主动脉血管鞘的内部层次为相对无血管区，故在脂肪淋巴结团下极切开，直达腹主动脉表面，在此层面向两侧和头侧延伸，扩大空间，见图4-1-17。

十六、在下极上翻法清扫淋巴结时，可能在脂肪淋巴结团中遭遇腰静脉，为了避免术后淋巴瘘，采用血管夹（Hem-o-lok）夹闭血管和淋巴管，见图4-1-18。

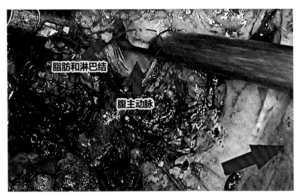

图4-1-17 利用"下极上翻"策略游离腹主动脉旁淋巴结团，蓝色箭头所示为各解剖结构

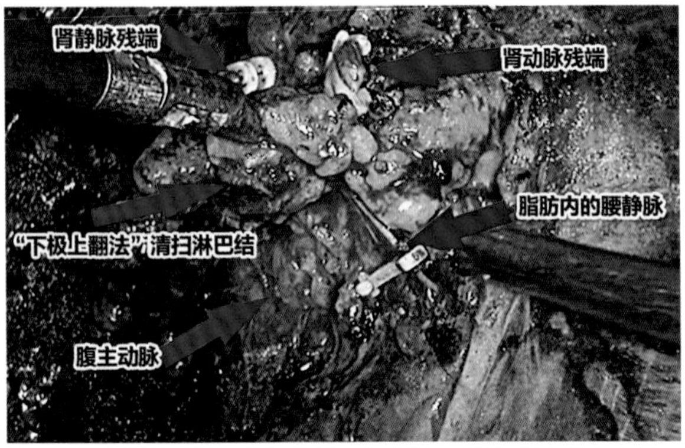

图4-1-18 用血管夹夹闭清扫中遇到的血管及淋巴管，蓝色箭头所示为各解剖结构

十七、夹闭淋巴管后切断，以避免术后淋巴瘘，见图4-1-19。

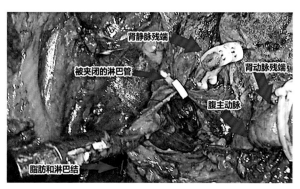

图4-1-19　夹闭淋巴管备切断，蓝色箭头所示为各解剖结构

十八、调转镜头，在右手穿刺器放置镜头。在新视野下游离输尿管，见图4-1-20。

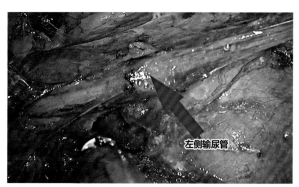

图4-1-20　新视野下游离输尿管（蓝色箭头所示）

十九、图4-1-21显示了淋巴结清扫后，腹主动脉血管骨骼化。

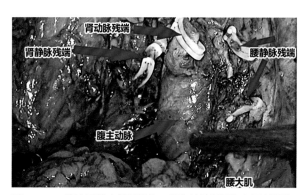

图4-1-21　腹主动脉血管骨骼化，蓝色箭头所示为各解剖结构

二十、图4-1-22示术后大体标本照片。

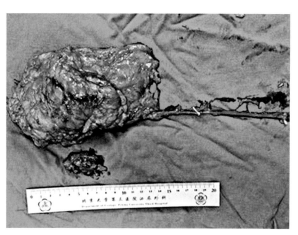

图4-1-22　肾输尿管全长大体标本

二十一、图4-1-23示标本剖开照片。

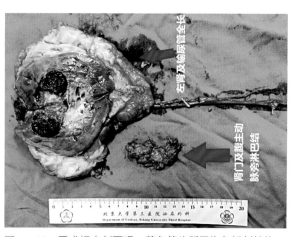

图4-1-23　手术标本剖面观，蓝色箭头所示为各解剖结构

（刘茁　王凯　编写）

第二节　六支肾动脉变异！
——机器人辅助腹腔镜肾输尿管切除术

一、本节为读者介绍一例特殊的输尿管癌手术。其特殊之处在于患者左侧肾脏具有6支肾动脉，为机器人辅助腹腔镜肾输尿管切除术增加了难度。希望通过本文的归纳总结，增加读者对于多支肾动脉变异的手术处理经验。

二、病例介绍：患者66岁男性，主因"体检发现左肾积水2周"住院，无肉眼血尿等病史。既往痛风、脑梗死、糖尿病史。尿液TCT及特殊染色提示散在异型细胞，形态符合尿路上皮癌。FISH检测部分细胞存在3号和17号染色体数目异常（3~4倍体）。于2022年4月行左侧经尿道输尿管镜活检术，术中发现左侧输尿管口上行3 cm处可见输尿管肿物，呈浸润性生长，基底宽，触之易出血，局部管腔狭窄，术中未留置输尿管支架管。诊断考虑左侧输尿管癌。行机器人辅助腹腔镜肾输尿管切除术。

三、术前泌尿系增强CT提示左侧输尿管下段占位，诊断考虑左侧输尿管癌，见图4-2-1。

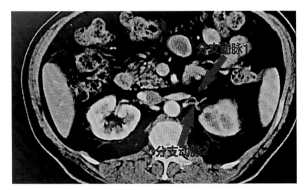

图4-2-2　红色箭头示肾静脉背侧可见2支分支动脉

五、左肾中极可见第3支肾动脉，见图4-2-3。对于后续手术遇到的其他肾动脉，术前影像学寻找具有难度，很难将细小的动脉分支和纤维索条影进行鉴别。

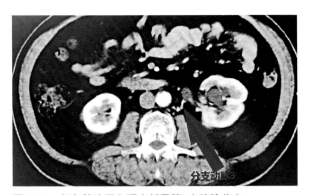

图4-2-3　红色箭头示左肾中部见第3支动脉分支

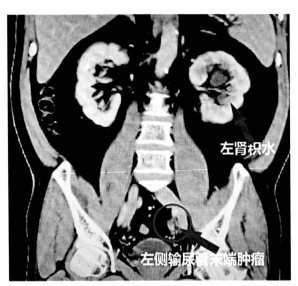

图4-2-1　术前泌尿系增强CT（动脉期），红圈内示左侧输尿管末端肿瘤，蓝色箭头示相应解剖结构

四、术前阅片寻找到3支肾动脉。在肾静脉背侧可见两支肾动脉分支，见图4-2-2。

六、在脐部置入气腹针，建立腹腔空间。在左侧锁骨中线、脐水平偏足侧两横指置入镜头穿刺器（图4-2-4）。其他穿刺器在腹腔镜直视下置入。

七、在左侧锁骨中线水平，在镜头穿刺器的头侧约8 cm处置入左手穿刺器。在镜头穿刺器足侧约8 cm处置入右手穿刺器，连线夹角呈120°。在前正中线置入两个12 mm辅助穿刺器。辅助穿刺器与机器人穿刺器略呈等边三角形。整体而言，机器人辅助腹腔镜肾输尿管切除术较普通机器人辅助腹腔镜肾根治性切除术的穿刺器位置更

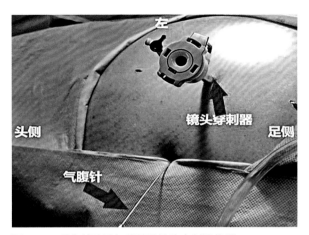

图4-2-4 蓝色箭头示气腹针及镜头穿刺器位置

偏向足侧，以方便术中对于输尿管下段和膀胱的处理（图4-2-5）。

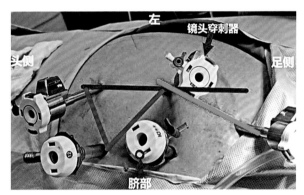

图4-2-5 各穿刺器分布图，蓝色箭头示相应结构，蓝线、绿线、紫线示各穿刺器间位置及距离

八、术中首先切开左侧结肠旁沟，进入肾脏内侧层面（图4-2-6）。

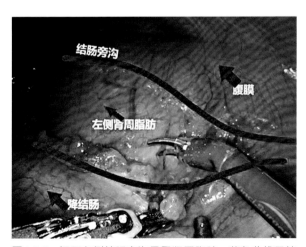

图4-2-6 切开左侧结肠旁沟暴露肾周脂肪，蓝色曲线示结肠旁沟，蓝色箭头示相应解剖结构

九、在肾脏内侧层面寻找到左侧输尿管和左侧生殖腺静脉。左侧生殖腺静脉作为重要的解剖标志，可将其从足侧向头侧方向游离，直至找到左肾静脉（图4-2-7）。

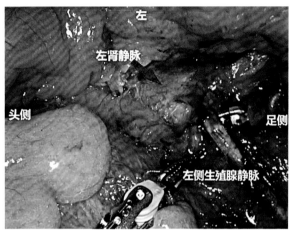

图4-2-7 通过左侧生殖腺静脉寻找左肾静脉，蓝色箭头示相应解剖结构

十、在肾脏中下极位置寻找到第1支肾动脉分支（动脉分支1）（图4-2-8）。

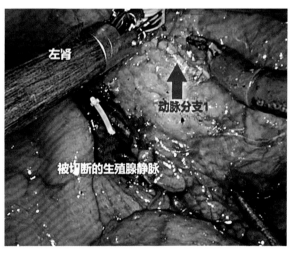

图4-2-8 红色箭头示肾动脉分支1，蓝色箭头示相应解剖结构

十一、动脉分支1在术前影像学阅片成功预测。见前文中图4-2-2。

十二、采用血管夹Hem-o-lok夹闭并切断动脉分支1（图4-2-9）。

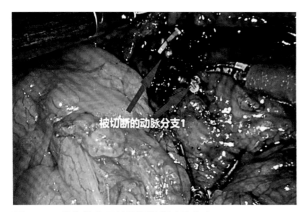

图4-2-9　蓝色箭头示被切断的肾动脉分支1

十三、在肾静脉背侧寻找到第2支肾动脉（动脉分支2）（图4-2-10）。

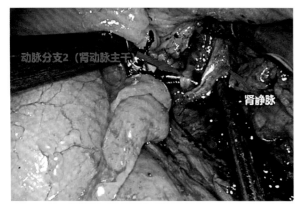

图4-2-10　寻找肾动脉分支2，蓝色箭头示相应解剖结构

十四、此支肾动脉在术前影像学成功预测。见前文中图片4-2-2。

十五、采用血管夹Hem-o-lok夹闭并切断动脉分支2，见图4-2-11。

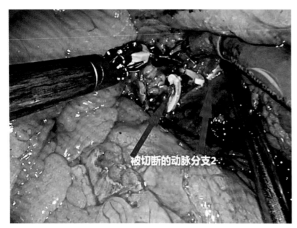

图4-2-11　蓝色箭头示被切断肾动脉分支2

十六、在切断两支肾动脉，控制肾脏血运后，手术流程转向输尿管的游离。沿左侧输尿管从头侧向足侧游离（图4-2-12）。机器人辅助腹腔镜肾输尿管切除术的思路是：肾动脉阻断→控制血运→输尿管游离→输尿管口处游离→夹闭输尿管末端→切断输尿管→缝合膀胱切口→游离肾脏→肾静脉阻断。在前文章节中多次介绍过经后腹腔途径腹腔镜下游离肾脏输尿管中上段+中转开放游离输尿管下段及膀胱袖状切除术。其手术思路是：肾动脉阻断→控制血运→游离肾脏→肾静脉阻断→输尿管游离→中转开放→输尿管口处游离→夹闭输尿管末端→切断输尿管→缝合膀胱切口。其区别在于机器人辅助腹腔镜肾输尿管切除术将肾脏游离步骤后移，利用自然悬吊制造了张力。

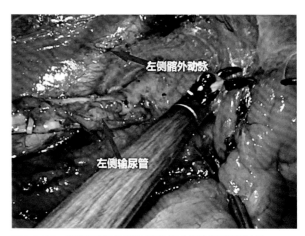

图4-2-12　游离远端输尿管,蓝色箭头示相应解剖结构

十七、在输尿管肿瘤的远端用血管夹夹闭，以避免肿瘤细胞脱落。沿着输尿管走行游离膀胱的脂肪层、肌肉层直到黏膜层。切开黏膜层。见图4-2-13。

十八、采用2-0可吸收倒刺缝合线连续缝合膀胱黏膜切口（图4-2-14）。

十九、将手术区域从输尿管末端转至肾脏区域。在肾静脉背侧下方寻找到第3支肾动脉（动脉分支3）（图4-2-15）。

二十、此支肾动脉在术前影像学成功预测。见前文中图片4-2-3。

二十一、采用血管夹Hem-o-lok夹闭并切断动脉分支3。在其头侧发现肾静脉分支1（图4-2-16）。

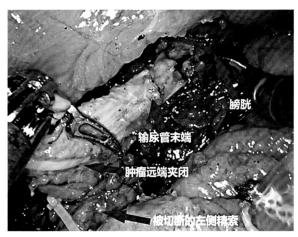

图4-2-13　夹闭输尿管肿瘤远端，分层游离膀胱直至暴露黏膜层并切开,蓝色箭头示相应解剖结构

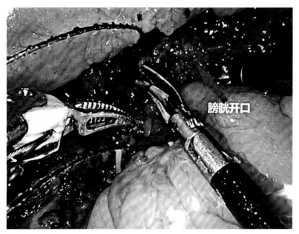

图4-2-14　倒刺线连续缝合膀胱黏膜切口，蓝色箭头示膀胱开口

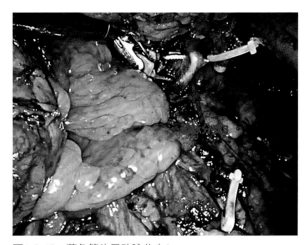
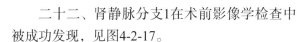

图4-2-15　蓝色箭头示动脉分支3

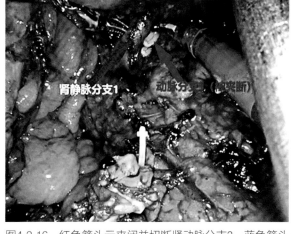

图4-2-16　红色箭头示夹闭并切断肾动脉分支3，蓝色箭头示肾静脉分支1

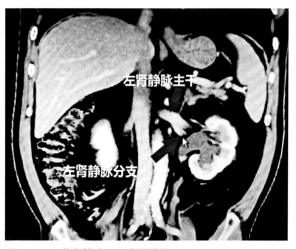

图4-2-17　蓝色箭头示两支肾静脉

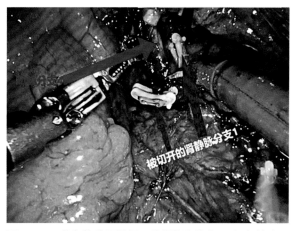

图4-2-18　蓝色箭头示被切开的肾静脉分支1，红色箭头示肾静脉头侧发现的肾动脉分支4

二十二、肾静脉分支1在术前影像学检查中被成功发现，见图4-2-17。

二十三、在肾静脉背侧偏向头侧位置，偶然发现第4支肾动脉（动脉分支4），见图4-2-18。

二十四、术前阅片时对于肾动脉分支4的认识不足，没有发现。术后复盘阅片发现其位置如下图，是最靠近腹主动脉的分支，见图4-2-19。

二十五、采用血管夹切断动脉分支4。在其

头侧可见肾静脉主干2，见图4-2-20。

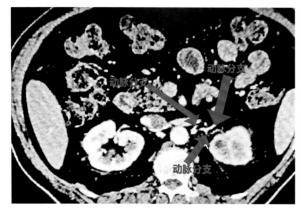

图4-2-19 术后复盘发现动脉分支4，红色箭头示相应的肾动脉分支

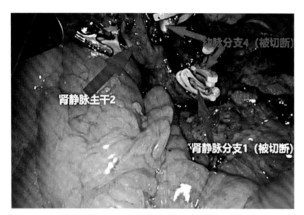

图4-2-20 红色箭头示夹闭并切断肾动脉分支4，蓝色箭头示肾静脉主干2和被切断的肾静脉分支1

二十六、肾静脉主干如图4-2-17所示。

二十七、游离肾脏内侧层面，偏向上极游离时发现渗血增多。偶然发现第5支肾动脉（动脉分支5）（图4-2-21）。因此时两支肾静脉均已切

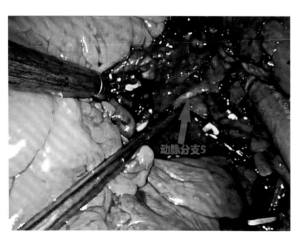

图4-2-21 红色箭头示术中偶然发现的肾动脉分支5

断，而动脉持续供血造成肾脏上极淤血，因而渗血增多。采用血管夹夹闭。

二十八、术前阅片时对于动脉分支5的认识不足，没有发现。术后复盘阅片发现其位置见图4-2-22。

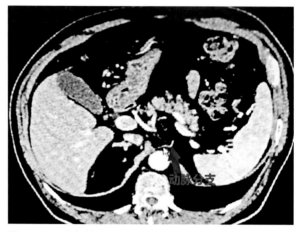

图4-2-22 蓝色箭头示术后复盘时考虑肾动脉分支5的位置

二十九、在肾脏内侧层面偏向足侧位置发现渗血再次增多，偶遇第6支肾动脉（动脉分支6），见图4-2-23。采用血管夹夹闭。

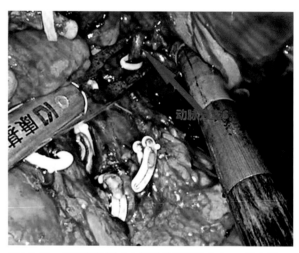

图4-2-23 红色箭头示术中发现的肾动脉分支6，并夹闭

三十、术前阅片时对于动脉分支6的认识不足，没有发现。术后复盘阅片发现其位置见图4-2-24。

三十一、在完整切断上述6支肾动脉和2支肾静脉后，肾脏被完全孤立。术后大体标本见图4-2-25。

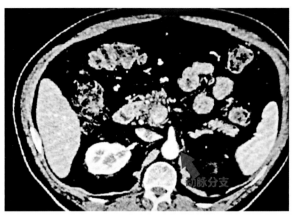

图4-2-24 红色箭头示术后复盘时考虑肾动脉分支6的位置

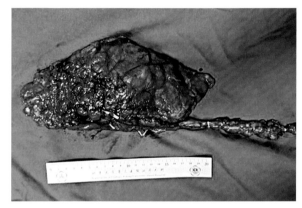

图4-2-25 肾输尿管全长大体标本

三十二、标本剖面观（图4-2-26）。

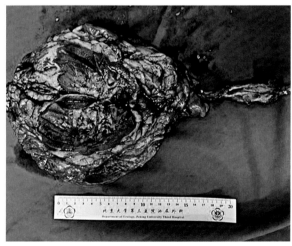

图4-2-26 手术标本剖面观

三十三、左侧输尿管末端剖开可见输尿管癌，见图4-2-27。

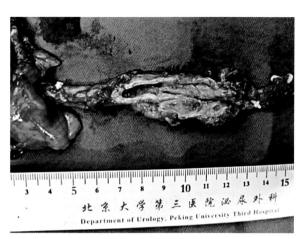

图4-2-27 输尿管远端剖面可见癌

总结

本例手术介绍了临床罕见的一种多支肾动脉及静脉畸形。6支肾动脉中3支术前影像学发现，另外3支术中偶然发现并在术后复盘时在影像学检查中找到。术前阅片找到全部6支肾动脉存在难度，很难与纤维索条影鉴别。对于肾动脉分支的术中发现，有以下几点经验：①肾周游离时渗血增多需考虑残余肾动脉分支未被阻断可能；②钝性游离，利用脂肪等结缔组织的组织脆性大于动脉的组织脆性的特点寻找肾动脉分支；③如锐性误切肾动脉分支造成喷血，需要冷静应对并重视"出血的黄金三秒"，在早期出血未形成积血时，及时、精准、完全地钳夹血管残端以控制出血。

致谢

1. 感谢北京大学第三医院泌尿外科副主任医师毕海博士对于机器人手术穿刺器置入位置的指导及手术台上的帮助。

2. 特别感谢张洪宪老师的耐心讲解。术后张老师带领诊疗组成员进行重新阅片，结合记忆和录像寻找影像学资料中的每一支动脉、每一支静脉，全面复盘。手术虽已结束，但外科医生对完美手术的追求永无止境！

（刘茁 王凯 赵勋 编写）

第三节　输尿管癌术中淋巴结清扫的心得体会

一、病例介绍：63岁女性，主因"全程无痛肉眼血尿2个月"就诊。诊断为左侧输尿管癌伴淋巴结转移，左肾积水，左侧无功能肾。见图4-3-1。行经后腹腔途径腹腔镜左侧肾输尿管切除术、淋巴结清扫术、膀胱袖状切除术。

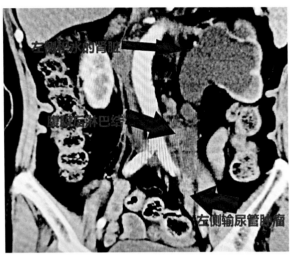

图4-3-1　患者术前影像学见左输尿管占位，蓝色箭头示相应解剖结构

二、手术体位的摆放：患者背部所在平面，应与手术床所在平面垂直。过度偏向背侧或偏向腹侧都可能增加手术难度，见图4-3-2。

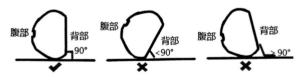

图4-3-2　患者侧卧位应与手术床平面垂直

三、在平卧位时，侧体位手术折叠床其腰部折叠点位置应该与患者的髂棘水平位置对齐。在手术床折叠时患者往往会向足侧小幅度移动，最终使髂棘与肋骨的中点与折叠点对齐。

四、腹腔镜所在观察孔的Trocar位置应在髂棘上方2～3 cm，避免过度靠近髂棘骨性结构。

五、腹膜外脂肪的游离应注意以下几点：①充分重视左手的牵拉暴露见图4-3-3；②下刀的位置选择右利手直对的脂肪组织；③首要目的不是直截了当地切割，而是找到合适的层次（图4-3-4～图4-3-6）。

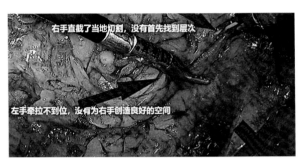

图4-3-3　常见错误：蓝色箭头示左手器械牵拉暴露不到位，右手无解剖层次

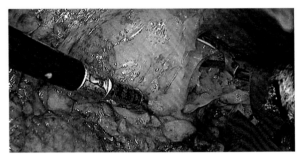

图4-3-4　常见错误：右手器械解剖缺乏层次

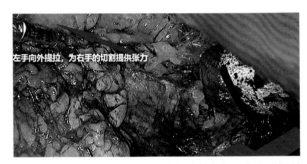

图4-3-5　红色箭头示左手充分向外牵拉组织，为右手切割提供张力

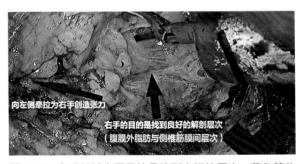

图4-3-6　右手器械主要目的是找到良好的层次，蓝色箭头示左右手的相应操作

六、侧椎筋膜切开：左手要为右手创造良好的张力（图4-3-7）。左手暴露不充分，背侧的空间就不易显露。左手充分暴露后，如果层次清楚、没有粘连，右手仅靠操作杆的钝性分离即可暴露满意层次（图4-3-8～图4-3-10）。

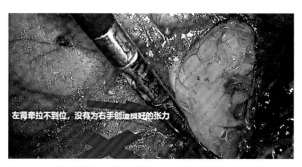

图4-3-7　常见错误：蓝色箭头示左手器械牵拉不充分

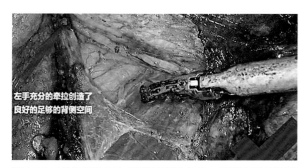

图4-3-8　蓝色箭头示左侧器械牵拉充分，创造了足够的背侧空间，有利于暴露

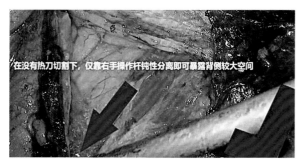

图4-3-9　蓝色箭头示右手器械仅靠钝性分离即可暴露足够的操作空间

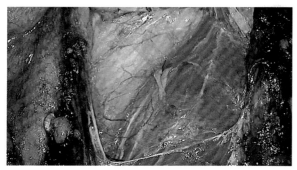

图4-3-10　钝性分离后的操作空间效果

七、在解剖结构上，输尿管和生殖腺静脉在走行方向上有交叉，其交叉点在肾下极附近。在足侧，生殖腺静脉位于输尿管内侧（图4-3-11）。在肾下极交叉后走行于输尿管外侧，汇入左肾静脉。

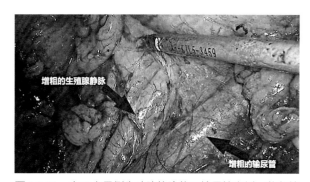

图4-3-11　交叉点足侧生殖腺静脉位于输尿管内侧，蓝色箭头示输尿管和生殖腺静脉

八、肾盂积水中小纱布的应用：左手与积水肾脏间垫置小纱布，在保证相同压力下增加接触面积，减小压强以防止较薄的肾皮质破裂引起肿瘤种植转移，见图4-3-12和图4-3-13。

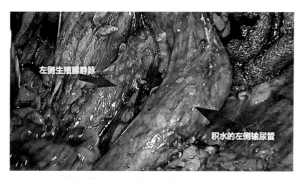

图4-3-12　蓝色箭头示左侧生殖腺静脉及输尿管增粗扩张

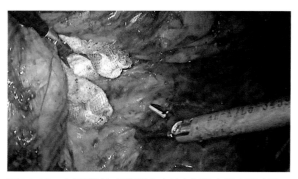

图4-3-13　左手器械与组织间垫小纱布以防止肾皮质破裂

九、输尿管癌术中行腹主动脉旁淋巴结清扫术。手术层面在腹主动脉脂肪内层面，需切开腹

主动脉脂肪（图4-3-14）。这有别于传统肾根治性切除术的肾脏背侧层面（即腹主动脉脂肪与肾周脂肪间层面）。

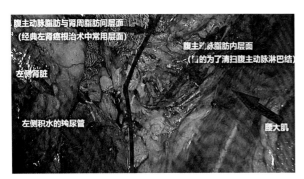

图4-3-14 切开腹主动脉旁脂肪，蓝色箭头示相应解剖结构，蓝色曲线示相应手术层面

十、腹主动脉旁淋巴结清扫术中无需刻意寻找淋巴结，而是将腹主动脉骨骼化（图4-3-15），将其周围脂肪和淋巴结彻底清扫切除。

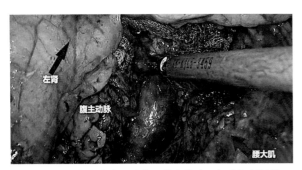

图4-3-15 将腹主动脉骨骼化，蓝色箭头示相应解剖结构

十一、肾动脉游离阻断与腹主动脉淋巴结清扫的顺序问题：由于腹主动脉淋巴结的遮挡，因此需要先清扫腹主动脉表面的淋巴结和脂肪组织（图4-3-16）。增大积水的肾盂为左肾动脉的暴露

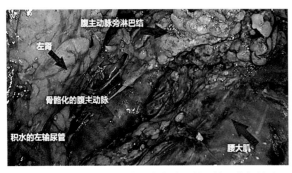

图4-3-16 彻底清除腹主动脉旁脂肪及淋巴结，蓝色箭头示相应解剖结构

增加了难度（图4-3-17）。由于术前阅片提示左肾动脉与腹主动脉交界处有钙化板块，因此血管夹阻断和切除的位置需距离根部一定的安全距离（图4-3-18）。

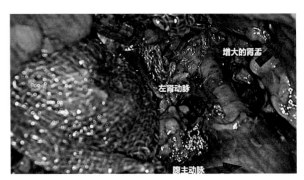

图4-3-17 增大的肾盂给左肾动脉暴露增加了困难，蓝色箭头示相应解剖结构

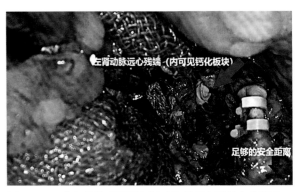

图4-3-18 蓝色箭头示阻断左肾动脉并留有足够安全距离，红色箭头示动脉断端内可见斑块

十二、左肾静脉切除时机的选择：在阻断左肾动脉后，左侧肾静脉被游离。由于受到巨大积水肾脏的遮挡，左肾静脉游离存在困难（图4-3-19）。另有左侧肾上腺中央静脉向左肾静脉回流。基于以上两点，左肾静脉切除时机延后，将在整体游离左肾后再切除。

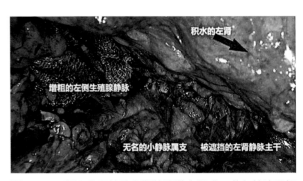

图4-3-19 肾积水阻挡致左肾静脉游离困难，蓝色箭头示相应解剖结构

十三、左侧生殖腺静脉足侧采用两枚血管夹夹闭，头侧采用双极电凝凝闭后超声刀切断（图4-3-20）。后续的左侧肾上腺静脉切断时也是选择了远端上血管夹，近端凝断的方法（图4-3-21）。这种方式主要是为了给左肾静脉阻断时采用血管夹留够操作空间。如果生殖腺静脉和肾上腺静脉近端采用血管夹，将会缩小操作空间，并和左肾静脉血管夹互相干扰、冲突。

十五、左肾静脉切断的策略：在完全游离左肾后，仅剩下左肾静脉与肾脏连接（图4-3-23）。此时可通过两种途径进行切断。一种是将肾上极下压，一种是从肾背侧层面切断。通常两种方法均可，但此例患者左肾巨大积水，肾上极下压后，镜头翻越肾上极具有很大难度，最终术者选择了从肾背侧层面切断左肾静脉（图4-3-24）。

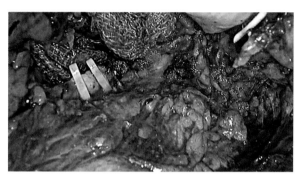

图4-3-20　生殖腺静脉切断：足侧血管夹夹闭，于头侧凝断

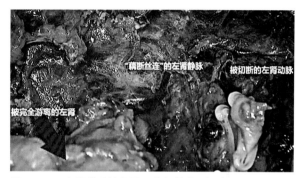

图4-3-23　左肾静脉的暴露，蓝色箭头示相应解剖结构

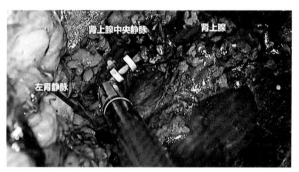

图4-3-21　肾上腺中央静脉处理：远端血管夹，于近端凝断，蓝色箭头示相应解剖结构

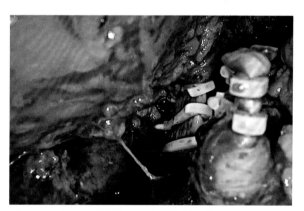

图4-3-24　肾背侧层面夹闭并切断左肾静脉

十四、肾上腺的保留：在游离肾脏上极时应注意对肾上腺的识别。观察两者颜色的不同，敏锐的找到肾上腺的位置（图4-3-22）。

十六、继续向足侧游离腹主动脉，将会遇到肠系膜下动脉，注意保护。清扫其周围的脂肪组织和淋巴结（图4-3-25）。

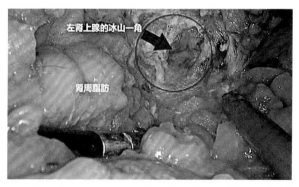

图4-3-22　红圈内示左侧肾上腺的位置（露出"冰山一角"）

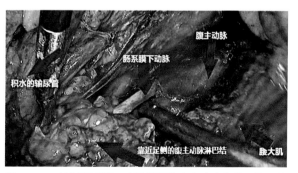

图4-3-25　清扫肠系膜下动脉周围的腹主动脉旁淋巴结，蓝色箭头示相应解剖结构

十七、清扫后的腹主动脉（完全骨骼化），
见图4-3-26 ~ 图4-3-28。

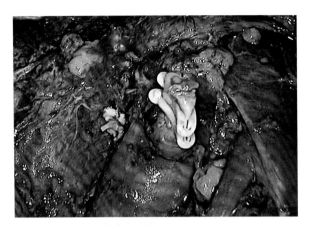

图4-3-26　清扫后的腹主动脉

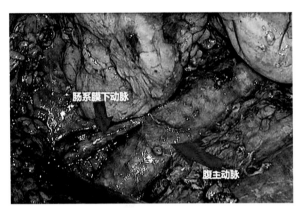

图4-3-27　骨骼化的腹主动脉及肠系膜下动脉，蓝色箭头示
相应解剖结构

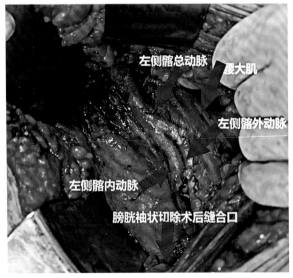

图4-3-28　开放暴露左侧髂内动脉以清除髂内、闭孔淋巴
结，蓝色箭头示相应解剖结构

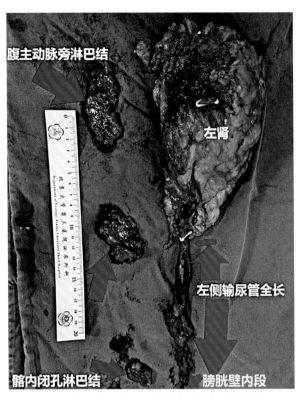

图4-3-29　手术大体标本，红色箭头示相应解剖结构

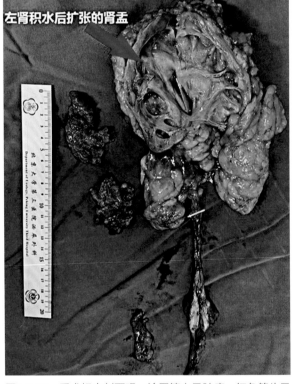

图4-3-30　手术标本剖面观，输尿管内见肿瘤，红色箭头示
左肾积水后扩张的肾盂

十八、术后标本见图4-3-29和图4-3-30。

（刘茜　王凯　赵勋　编写）

第四节　左输尿管癌行一体位下完全机器人左肾输尿管全长切除术——止血技巧

一、病例介绍：患者68岁女性，主因"间断无痛肉眼血尿2周"就诊。既往体健。增强CT提示左输尿管占位。输尿管镜下探查示距离左侧输尿管口逆行13 cm处见输尿管肿物，呈菜花状。取活检病理提示为输尿管高级别乳头状尿路上皮癌。行一体位下完全机器人左肾输尿管全长切除术，膀胱袖状切除术。

二、泌尿系增强CT提示左侧输尿管第二狭窄处管壁增厚，并见软组织结节，直径1.2 cm，增强扫描后有中度强化，周围脂肪间隙尚清楚（图4-4-1）。

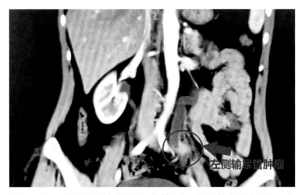

图4-4-1　增强CT见左侧输尿管第二狭窄处软组织结节，中度强化，见图中红色箭头所示

三、切开左侧结肠旁沟，顺势沿左肾内侧层面游离，暴露深层次的左肾静脉，图4-4-2可见左肾静脉足侧的左侧生殖腺静脉属支回流。

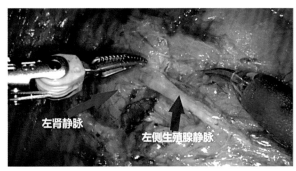

图4-4-2　术中解剖左肾静脉（见图中红色箭头所示）及生殖腺静脉（见图中红色箭头所示）

四、在左侧肾静脉头侧可见左侧肾上腺静脉属支回流，见图4-4-3。

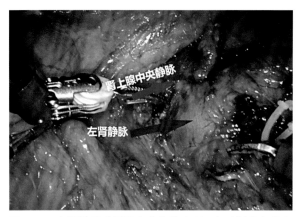

图4-4-3　左肾静脉（见图中蓝色箭头所示）头侧见左肾上腺中央静脉（见图中红色箭头所示）

五、图4-4-4显示在游离左肾静脉时遭遇小静脉出血的止血过程。图4-4-4示在游离左肾静脉近肾门侧时，隐藏在脂肪内有一支小静脉属支。小静脉直径小，在术前阅片CT难以显示，在术中与结缔组织亦不易区分。此时左手马里兰钳提拉脂肪组织，右手电剪做切割动作。

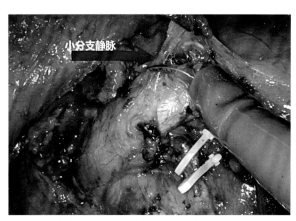

图4-4-4　左肾静脉近肾门侧见脂肪内小静脉属支，见图中蓝色箭头所示

六、右手电剪切割后小静脉出血，见图4-4-5。出血造成解剖结构不清。

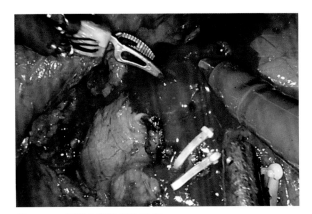

图4-4-5 切割小静脉导致出血

七、此时术者的应急处理办法，在出血后的"黄金三秒"内，精准辨认出血位置。左手马里兰钳迅速由提拉位置转换至夹持血管位置。夹持小静脉断端后，出血得以控制（图4-4-6）。

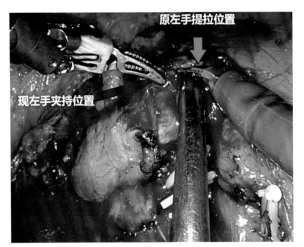

图4-4-6 术者迅速用马里兰钳钳夹血管断端后出血控制，图中蓝色箭头示现左手夹持位置，绿色箭头示原左手提拉位置

八、采用马里兰钳双极电凝凝闭小静脉断端。如图4-4-7所示，出血得以控制。笔者认为术中止血的关键点在于：①冷静的态度至关重要；②在出血后的"黄金三秒"内迅速精准辨认出出血位置；③左手马里兰钳迅速精准夹持血管断端。

九、以下组图显示器械做功后组织粘刀的处理。图4-4-8显示左手马里兰钳做功后，钳头与组织粘刀。

十、术者避免了器械与组织之间暴力拉扯，采用右手单极电剪"点射"电凝可能出血位置（图4-4-9）。

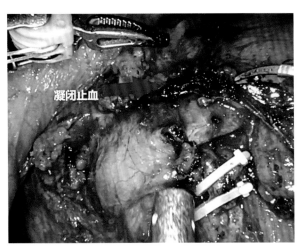

图4-4-7 马里兰钳双极电凝出血静脉断端，见图中蓝色箭头所示

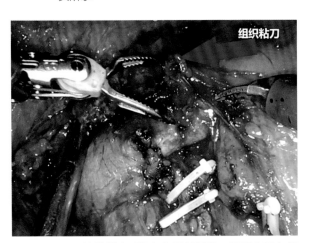

图4-4-8 马里兰钳做功后组织与器械粘连，见图中蓝色箭头所示

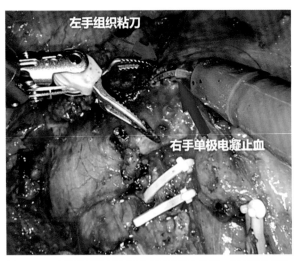

图4-4-9 右手单极剪刀电凝止血可能出血位置，图中蓝色箭头所示右手单极电凝止血，红色箭头所示左手组织粘刀

十一、配合右手器械轻度下压力量，解除粘刀状态（图4-4-10）。

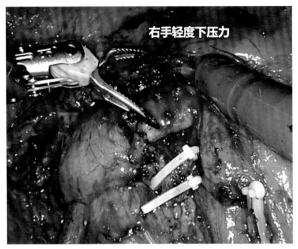

图4-4-10　左手器械组织粘连解除，见图中蓝色虚线所示

十二、游离左肾静脉上缘和下缘，逐渐连通后将肾静脉背侧层面掏空。穿入阻断带由助手向头侧提拉以暴露其后方的左肾动脉（图4-4-11）。左手马里兰钳挑起左肾动脉，采用血管夹Hem-o-lok夹闭并切断左肾动脉。在手术步骤的顺序上，将左肾静脉的切断放在肾脏游离后进行，以避免肾动脉分支切断不全造成肾淤血。

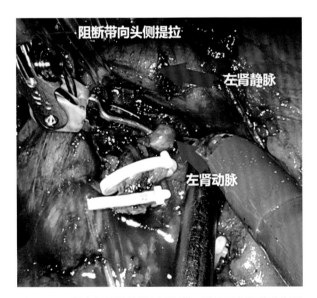

图4-4-11　游离肾静脉并置入阻断带，助手提起肾静脉以暴露深方左肾动脉，图中蓝色箭头示左肾静脉，红色箭头示左肾动脉

十三、在左肾下极寻找到左侧输尿管，沿着输尿管向远端游离（图4-4-12）。

十四、下图示游离至髂血管分叉处，可见头侧的髂总动脉和足侧的髂外动脉（图4-4-13）。

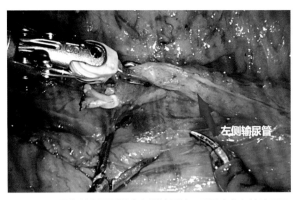

图4-4-12　寻找并向足侧游离左侧输尿管，见图中蓝色箭头所示

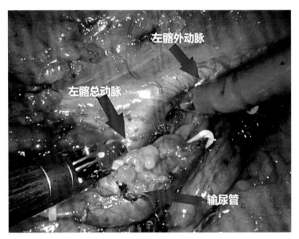

图4-4-13　游离输尿管至髂血管分叉处见髂总动脉及髂外动脉，图中蓝色箭头示相应解剖结构

十五、在输尿管末端可见腹侧横跨的子宫动脉（图4-4-14）。

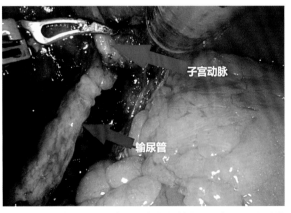

图4-4-14　输尿管末端（见图中蓝色箭头所示）可见腹侧横跨的子宫动脉（见图中红色箭头所示）

十六、子宫动脉与输尿管的解剖相对位置，所谓"桥下流水"，即子宫动脉在输尿管腹侧面，两者呈垂直交叉关系。

十七、游离输尿管末端至壁内段，可见输尿管与膀胱黏膜呈现"扇形膨出"，见图4-4-15。夹闭并切断输尿管。

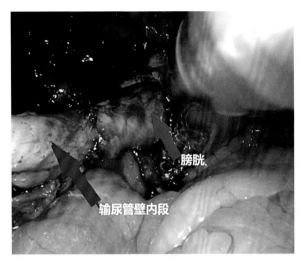

图4-4-15 输尿管与膀胱黏膜呈现"扇形膨出"，图中蓝色箭头所示为输尿管壁内段，红色箭头所示为膀胱

十八、游离左肾后，夹闭并切断左肾静脉（图4-4-16）。

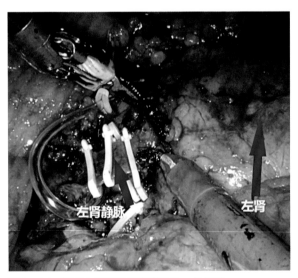

图4-4-16 游离左肾后夹闭左肾静脉，备切断

十九、图4-4-17是手术大体标本。

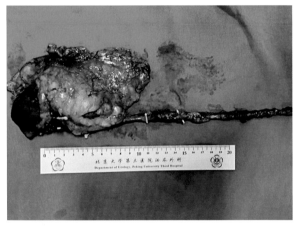

图4-4-17 手术大体标本

二十、图4-4-18示标本剖开观，可见输尿管剖开后肿瘤位置。

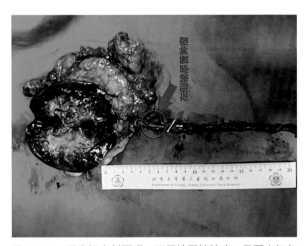

图4-4-18 手术标本剖面观，可见输尿管肿瘤，见图中红色箭头所示

（刘苗 王凯 编写）
（葛力源 视频编辑）

视频17

第五节　一台输尿管末端切除膀胱再吻合术的心得体会

一、病例介绍：患者为老年男性，膀胱多发肿瘤（图4-5-1和图4-5-2），左侧输尿管肿瘤。膀胱镜见肿瘤位于膀胱左侧壁、三角区、膀胱颈，最大直径4 cm×3.5 cm。左侧输尿管口完全被肿瘤遮挡。左侧输尿管口见菜花样肿物从输尿管口溢出（图4-5-3）。行膀胱肿瘤电切术（图4-5-4）、输尿管镜探查术、输尿管末端节段性切除膀胱再吻合术。

二、膀胱肿瘤同时合并左侧输尿管肿瘤，体位选择截石位转平卧位（一次消毒铺巾）（图4-5-5）。

三、开放手术切口设计：上方是脐部水平腹直肌外侧缘，下方是耻骨联合上方两横指。切口由浅至深分别为皮肤、脂肪、腹外斜肌腱膜、腹

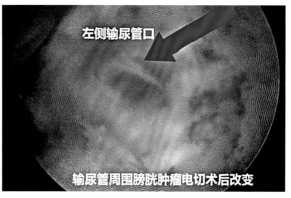

图4-5-3　左侧输尿管口（见图中蓝色箭头所示）被肿瘤遮挡，见菜花样肿物从输尿管口溢出

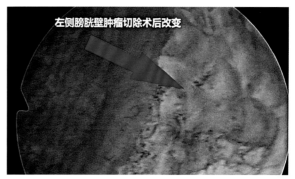

图4-5-4　患者膀胱镜下见电切术后改变，见图中蓝色箭头所示

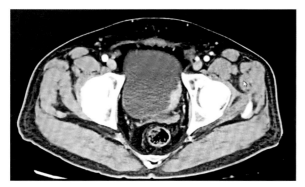

图4-5-1　术前CTU见膀胱左侧壁、三角区及膀胱颈占位，动脉期强化明显

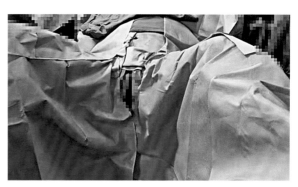

图4-5-5　患者体位及铺巾

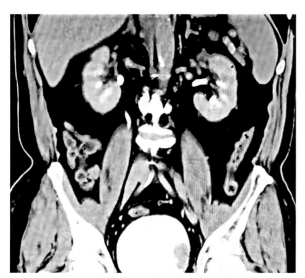

图4-5-2　排泄期见膀胱左侧壁充盈缺损

直肌前鞘（绕开腹直肌）。腹直肌下方有腹壁下动静脉需要结扎阻断。钝性向头侧内侧分离腹膜，制造腹膜外空间。

四、膀胱壁内段切除术后选择3-0可吸收缝合膀胱切口。输尿管膀胱吻合选择5-0单乔线。输尿管膀胱吻合口位置选择在膀胱前壁（膀胱充盈200 ml生理盐水时）（图4-5-6）。膀胱切开时

由外向内分别切开脂肪层、前壁肌层、突起的黏膜层。输尿管断口纵行剪开3 mm呈斜口。吻合方法：输尿管黏膜与膀胱黏膜两点固定后，分别连续缝合（图4-5-7～图4-5-9）。

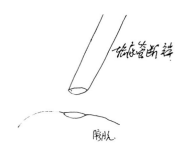

图4-5-6 吻合口位置选择在膀胱前壁（膀胱充盈200 ml生理盐水时）

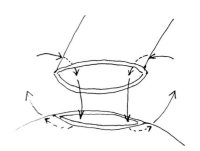

图4-5-7 输尿管黏膜与膀胱黏膜两点固定

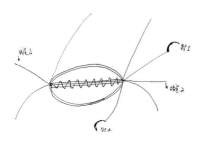

图4-5-8 两点固定后行连续缝合

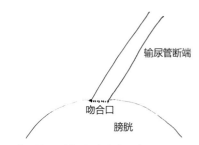

图4-5-9 输尿管断端与膀胱吻合严密

五、手术的难点在于：①术中输尿管的寻找；②狭窄空间下输尿管末端的暴露；③输尿管膀胱吻合的无张力缝合。

（刘苗　王凯　编写）

第五章　肾移植手术学习笔记

第一节　后腹腔镜下活体供肾切取术的心得体会

一、病例介绍：患者55岁男性，为同种异体肾移植术供者。既往高脂血症、反流性食管炎史。有吸烟史。行后腹腔镜下左侧供肾切取术。

二、行泌尿系增强CT提示左肾实质未见明显异常密度影。左肾动脉分叉处距离其主动脉开口约2.4 cm，未见左肾静脉变异（图5-1-1）。

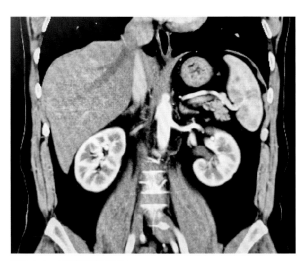

图5-1-1　泌尿系增强CT

三、后腹腔镜下优先游离肾脏背侧层面，此步骤与常规肾癌行根治性肾切除术相似（图5-1-2）。

四、在输尿管处理方面，活体供肾切取术与肾癌根治术有很大区别：

1. 输尿管游离需要保护输尿管周围血运，保护周围的小血管和少量脂肪组织，避免太过骨骼化，防止发生肾移植术后坏死。

2. 尽量使用输尿管抓钳来夹持输尿管，而非普通血管弯钳，力度上避免用力过大。

3. 在长度上控制在7~8 cm。太短不满足后续

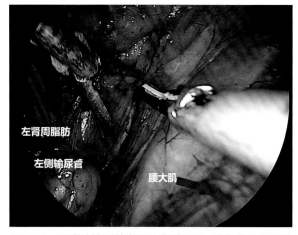

图5-1-2　后腹腔镜下游离肾脏背侧层面，蓝色箭头所示为各解剖结构

肾移植吻合条件，太长意义不大，徒增手术创伤。

4. 输尿管远肾端用Hem-o-lok夹闭，近肾端不夹。

5. 采用冷剪刀剪断输尿管，而非超声刀热刀切断（图5-1-3）。

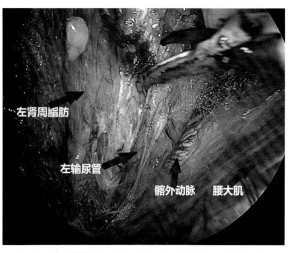

图5-1-3　冷刀剪断输尿管，蓝色箭头所示为各解剖结构

五、在肾脏背侧层面游离寻找左肾动脉和左肾静脉。为了保证左肾动脉长度，需要尽量向肾动脉根部游离，暴露腹主动脉（图5-1-4）。

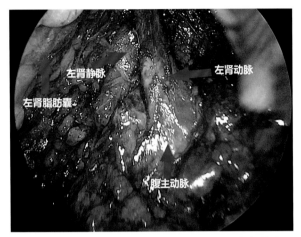

图5-1-4 向肾动脉根部游离，暴露腹主动脉，蓝色箭头所示为各解剖结构

六、沿着肾脏腹侧面与背侧面交界的脊部沿肾脏长轴切开其脂肪囊。即在肾被膜与肾脂肪囊间层面游离肾脏（图5-1-5）。其目的是方便肾移植时剔除脂肪的麻烦。这与肾癌根治性肾切除有区别，肾癌手术在肾脂肪囊外游离肾脏，即所谓"切肾不见肾"。

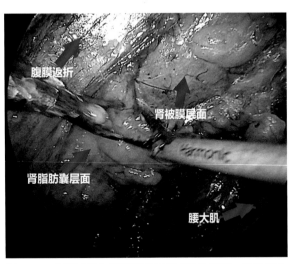

图5-1-5 在肾被膜与肾脂肪囊间层面游离肾脏，蓝色箭头所示为各解剖结构

七、在肾下极游离时应该格外注意避免输尿管损伤。应尽量保留肾脏足侧的锥形脂肪保证输尿管的血运（图5-1-6）。

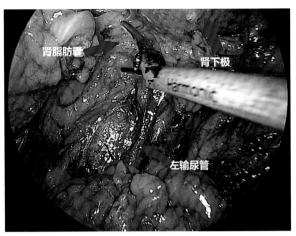

图5-1-6 肾下极游离时注意避免输尿管损伤，蓝色箭头所示为各解剖结构

八、沿肾被膜层面游离肾脏，顺序为背侧→下极→腹侧→上极（图5-1-7）。多余的肾脂肪囊可以切除。在腹侧面游离时，需要注意左手血管钳的手法。常规肾癌根治性肾切除术可以有"上挑"和"下压"两种动作，上挑腹侧脂肪和腹膜，下压肾脏，以暴露腹侧面空间。而供肾切取术中应该尽量避免"下压"动作，以最大程度地减少对肾脏的潜在损伤压迫，避免肾被膜下血肿。

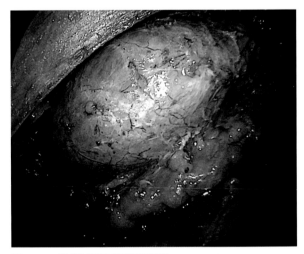

图5-1-7 沿肾被膜层面游离肾脏

九、在此前游离肾脏背侧层面步骤时，已经暴露了肾动脉和肾静脉。在游离肾脏上极的脂肪，与背侧层面汇合时，需要避免损伤深部的肾门血管。图5-1-8～图5-1-11显示了从肾脏上极层面到游离开始直到肾门血管清晰暴露。

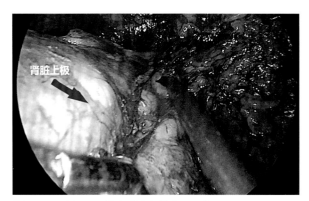

图5-1-8 上级层面游离（蓝色箭头所示）

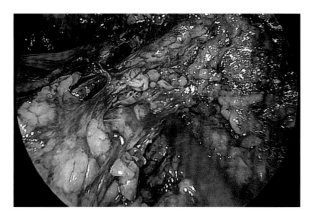

图5-1-9 暴露肾门血管

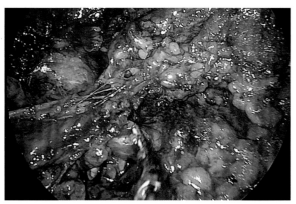

图5-1-10 暴露肾门血管

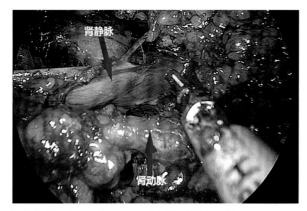

图5-1-11 肾门血管暴露清晰（蓝色箭头所示）

十、左侧肾静脉有左侧肾上腺中央静脉、左侧生殖腺静脉两个重要的属支。为了保证左肾静脉足够的长度，通常需要切断肾上腺中央静脉和生殖腺静脉。在属支静脉的远端夹闭血管夹，近端采用电凝凝闭（图5-1-12）。

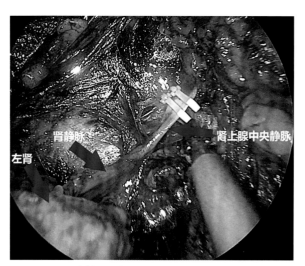

图5-1-12 属支静脉的远端夹闭血管夹，近端电凝凝闭，蓝色箭头所示为各解剖结构

十一、在输尿管远端夹闭两枚血管夹，近端采用冷剪刀剪断输尿管（图5-1-13）。

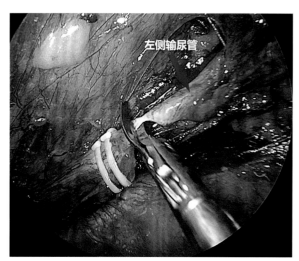

图5-1-13 输尿管远端血管夹夹闭，近端冷剪刀剪断，蓝色箭头所示为左侧输尿管

十二、在生殖腺静脉远端夹闭血管夹，近端采用电凝凝闭（图5-1-14）。

十三、在切断输尿管后，在切断肾动静脉前，需要提前做好开口准备。切口位置选择第

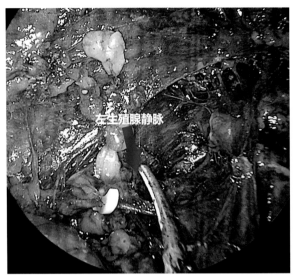

图5-1-14 生殖腺静脉远端血管夹夹闭，近端电凝凝闭，蓝色箭头所示为左生殖腺静脉

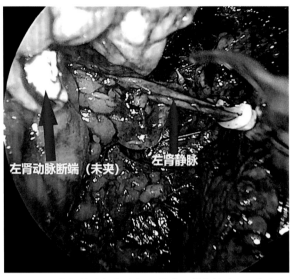

图5-1-16 左肾静脉根部夹闭肾静脉，蓝色箭头所示为各解剖结构

一穿刺器（第12肋下腰大肌前）向前下方切开4~6 cm。切开层次需要切开皮肤和皮下脂肪组织，以缩短肾热缺血时间，但要保留肌肉层完整，以避免气腹漏气。

十四、图5-1-15示在左肾动脉汇入腹主动脉处夹闭肾动脉。尽量保留足够长度的肾动脉，但又需要避免血管夹过分贴近腹主动脉，以避免血管夹脱落主动脉开放引起的大出血。

十六、沿预先切开的皮肤切口，切开肌层和肾周筋膜，取出肾脏（图5-1-17）。采用0~4°的肾保存液灌注离体的肾脏。因此时肾动脉和肾静脉是不夹血管夹直接用剪刀剪断的，因此可以直接进行灌注，缩短热缺血时间。

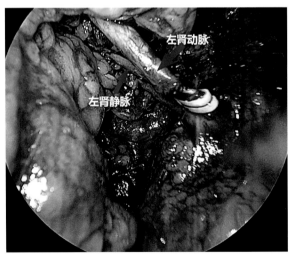

图5-1-15 左肾动脉汇入腹主动脉处夹闭肾动脉，蓝色箭头所示为各解剖结构

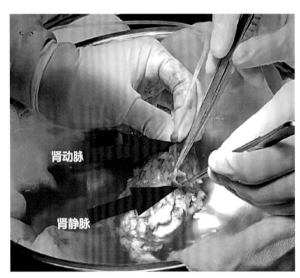

图5-1-17 取出肾脏，低温保存，蓝色箭头所示为肾动静脉

十七、观察灌注速度及肾静脉流出液颜色，灌注约100~250 ml通常足够，不宜过多。此时肾静脉流出液清亮，肾脏为苍白色。灌注结束后放入肾袋，并用冰盐水保存，以备后续肾移植手术。

十五、在左肾静脉根部夹闭肾静脉。尽量保留足够长度的肾静脉，但同时避免血管夹脱落（图5-1-16）。

十八、表5-1-1示后腹腔镜下活体供肾切取术总结。

表5-1-1　后腹腔镜下活体供肾切取术总结

序号	部位	步骤	后腹腔镜活体供肾切取术	根治性肾切除术
1	输尿管	输尿管游离	保护输尿管周围血运（小血管和脂肪组织）	对血运保护无特殊要求，可骨骼化
		夹持器械	输尿管抓钳	普通血管弯钳
		保留长度	7～8 cm	肾下极水平
		输尿管断端	不夹闭	采用Hem-o-lok夹闭
		切断	冷剪刀剪断	超声刀热刀切断
2	肾脏	游离层面	在肾被膜层面	在肾脂肪囊层面
		肾下极游离	避免损伤输尿管，保留肾下极脂肪	无特殊
		腹侧面游离	左手弯钳可以"上挑"，避免"下压"肾脏	左手弯钳可以"上挑"和"下压"
		肾静脉游离长度	尽量延长肾静脉长度，常需切断静脉属支	无特殊
3	肾门血管处理	肾动静脉的夹闭	近心端夹两枚血管夹，远心端不夹	近心端夹两枚血管夹，远心端夹一枚
		血管夹位置	尽量保留足够长度的肾动脉，但又需要避免血管夹过分贴近腹主动脉/下腔静脉，以避免血管夹脱落引起的大出血	居中夹闭切断
4	取肾切口	时机	输尿管切断后，肾动脉肾静脉切断前	肾脏完全切除后
		切开层次	皮肤、皮下组织	全层

（刘茁　刘鑫辰　编写）

（葛力源　视频编辑）

视频18

第二节　一台肾移植手术的心得体会

一、在供肾修整的过程中，要注意保留肾门区脂肪和肾下极脂肪，保留输尿管系膜，目的是为了保护输尿管的血运供应，防止术后输尿管膀胱吻合口狭窄。

二、在供肾修整的过程中，要寻找肾动脉或肾静脉有无破口，及时修补，避免开放血流后造成的出血。本例患者移植肾为供者右肾。右肾动脉末端留取腹主动脉血管片，右肾静脉末端留取下腔静脉血管片。移植肾修整时，腹主动脉血管片剪裁成梭型。下腔静脉血管片采用血管线封闭并作为右肾静脉延长的流出道（图5-2-1）。

三、患者术前准备中，需要在消毒铺治疗巾后在无菌状态下导尿。留置尿管后注入庆大霉素盐水

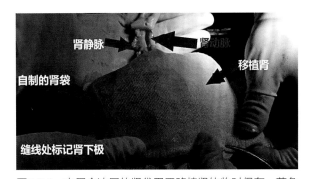

图5-2-1　夹层含冰屑的肾袋用于移植肾的临时保存，蓝色箭头所示为各解剖结构

（250 ml的生理盐水加入2支庆大霉素），并夹闭尿管。

四、切口选择为右下腹弧形切口，头侧至平脐部右侧腹直肌旁，足侧至耻骨联合上缘。

五、切口从浅入深的层次，皮肤、皮下脂肪、腹外斜肌腱膜、腹直肌鞘前层。扒开腹直肌，在腹直肌下方、腹直肌鞘后层上方断扎腹壁下血管。切开腹直肌鞘后层和腹横筋膜，不打开腹膜（图5-2-3和图5-2-4）。将腹膜推向内侧。断扎精索。

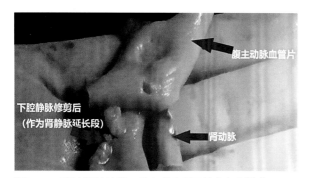

图5-2-2　移植肾的修整，蓝色箭头所示为各解剖结构

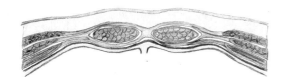

图5-2-3　腹壁切口层次（横断面）

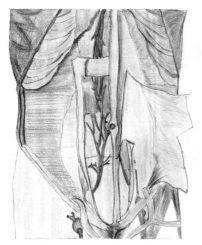

图5-2-4　腹壁切口

六、将髂外动脉与髂外静脉的淋巴管结扎，将髂外动脉与髂外静脉骨骼化（图5-2-5 ~ 图5-2-8）。

七、图5-2-9示用心耳钳完全阻断右髂外静脉。用平镊的两支金属杆开口测量移植肾静脉开口长度，以此为标准切开右髂外静脉等长度切口。采用"角度剪"修剪右髂外静脉开口。采用5-0不可吸收缝线做供者移植肾静脉与受者髂外静脉的吻合。缝合手法为"两点固定法"。5-0不

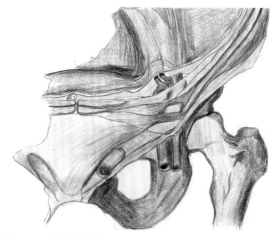

图5-2-5　髂外动静脉

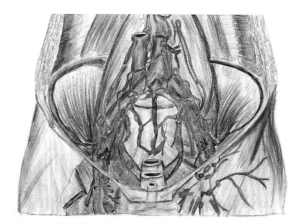

图5-2-6　髂外淋巴结

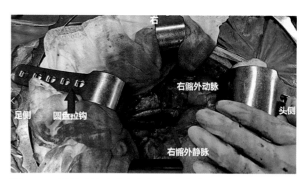

图5-2-7　髂外动静脉（术中），蓝色箭头所示为各解剖结构

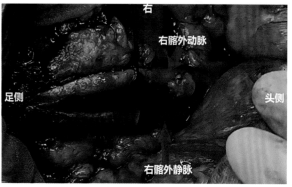

图5-2-8　髂外动静脉（术中），蓝色箭头所示为各解剖结构

可吸收缝线两头有缝针。采用第一根缝线在吻合口头侧12点（第二根在足侧6点方向）缝合肾静脉髂外静脉并打结。从12点方向逆时针连续缝合直到6点钟方向，并与第二根缝线打结。采用第二根缝合线从足侧6点钟方向逆时针连续缝合至12点方向，并与第一根缝合线打结。在此过程中，针距2 mm，边距1～1.5 mm。

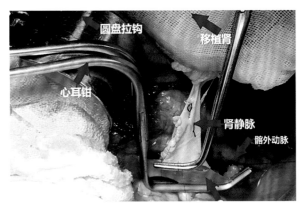

图5-2-9　心耳钳阻断右髂外静脉，蓝色箭头所示为各解剖结构

八、在心耳钳不解除右髂外静脉阻断的情况下，先用哈巴狗钳阻断移植肾静脉。随后解除心耳钳对右髂外静脉的阻断，哈巴狗近心端的肾静脉充血。观察有无出血，如果有渗血，采用6-0的不可吸收线缝合出血口（图5-2-10）。

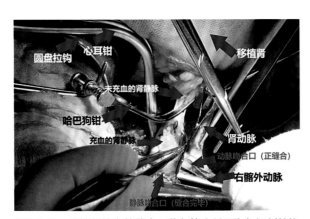

图5-2-10　移植肾的血管缝合，蓝色箭头所示为各解剖结构

九、用心耳钳完全阻断右髂外动脉。同法在右髂外动脉切开一个长度与供肾动脉等长的切口，用"角度剪"剪裁切口。同法采用"两点固定法"，5-0不可吸收线吻合肾动脉与右髂外动脉。在此过程中，针距1～1.5 mm，边距1 mm。

十、在心耳钳不解除右髂外动脉阻断的情况下，先用哈巴狗钳阻断移植肾动脉。随后解除心耳钳对右髂外动脉的阻断。观察有无出血，如果有渗血，采用6-0的不可吸收线缝合出血口。

十一、盐水复温，解除移植肾动脉和静脉上哈巴狗钳对其阻断。供肾立即由白色变为红色，肾脏张力增高（图5-2-11）。输尿管恢复蠕动，并有尿液留出。

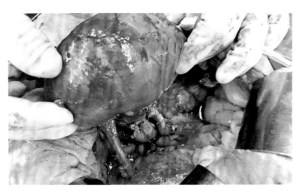

图5-2-11　肾脏张力增高并转为红色

十二、将移植肾输尿管剪裁到合适长度。在输尿管管腔一侧剪开输尿管壁约1 cm（增加吻合口面积，避免狭窄）。暴露膀胱右侧壁。切开膀胱表面脂肪，切开膀胱肌层，切开膀胱黏膜。输尿管置入单J管（6F号，15 cm长，末端连接7号丝线）。采用"两点固定法"用5-0单乔可吸收缝线连续缝合，保证输尿管黏膜与膀胱黏膜呈现黏膜相对。采用1号线缝合膀胱肌层和脂肪层，目的是使输尿管包埋抵抗反流（图5-2-12）。

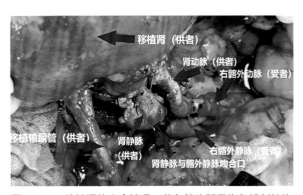

图5-2-12　移植肾的吻合情况，蓝色箭头所示为各解剖结构

（刘苗　刘鑫辰　侯小飞　张洪宪　编写）

第三节　体型消瘦的尿毒症患者行同种异体肾移植术的心得体会

一、病例介绍：患者27岁女性，初步诊断肾功能不全尿毒症期。患者体型消瘦，身高155 cm，体重37 kg，BMI为15.4。行同种异体肾移植术。

二、本章第二节"一台肾移植手术的心得体会"中详细描述了常规肾移植手术的步骤流程和注意事项。本章第四节"划重点！实用的肾移植围术期知识"中介绍了肾移植围术期药物管理的内容。本节将对体型消瘦患者的特殊之处重点阐述。

三、图5-3-1所示为术中行移植肾静脉与髂外静脉间"端侧吻合"的过程。图中助手直角钳的用法是亮点。通过钳尖的下压，使下方的移植肾静脉的血管断端边缘翻起，有利于术者的缝合。所谓"智者虑远、见微知著"，直角钳的细节折射的是两位术者多年间的默契配合。

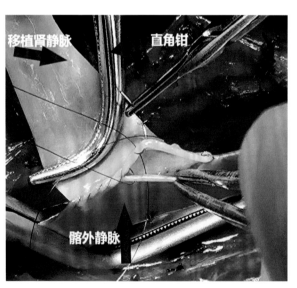

图5-3-1　直角钳下压有利于肾静脉断端缝合，蓝色箭头示相应结构

四、在手术中编者也在时时品味着细节。类似上述中直角钳的这些"小动作""小技巧"不胜枚举，无一不体现着手术的智慧。在吻合静脉时，随着血管线的连续缝合，肾静脉与髂外静脉

间的开口不断缩小。为了保证能直视下观察吻合口的良好对合，在最后几针缝合时延迟拉紧缝线。助手用直角钳勾挑缝合线，最后再逐条拉紧（图5-3-2）。

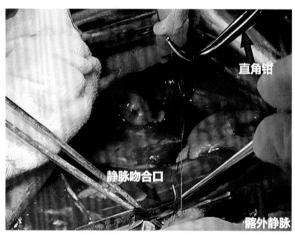

图5-3-2　最后几针缝合时直角钳勾挑缝线，蓝色箭头示相应结构

五、患者消瘦的体型增加了手术难度。患者体型消瘦，右侧髂外动脉纤细（图5-3-3）。这为移植肾动脉与髂外动脉吻合带来困难。在术中，髂外动脉骨骼化游离很容易造成血管痉挛，进一步使动脉变细，增加手术难度。可使用罂粟碱局部浸润来扩张血管，也可使用温盐水纱布物理保温以扩张血管。

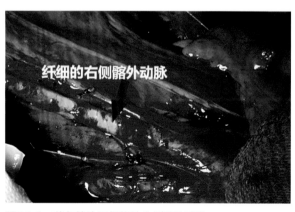

图5-3-3　蓝色箭头示纤细的右侧髂外动脉

六、常规的肾移植手术选择髂外动脉与移植肾动脉进行"端侧吻合"。对于髂外动脉血管条件较差者，可选择髂内动脉进行吻合。将髂内动脉游离，将其远心端夹闭，将其近心端与移植肾动脉做"端端吻合"。图5-3-4示游离右侧髂内动脉以备吻合使用。

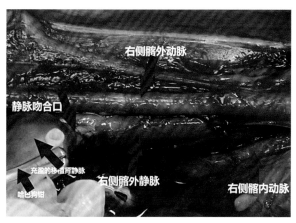

图5-3-4　游离右髂内动脉，蓝色箭头示相应结构

七、图5-3-5所示为移植肾动脉与髂内动脉做"端端吻合"示意图。本例患者因右侧髂内动脉纤细，且搏动功能弱于髂外动脉。因此权衡利弊后决定继续使用髂外动脉与移植肾动脉做端侧吻合的常规方式。

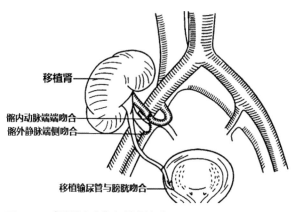

图5-3-5　"端端吻合"与端侧吻合

八、术中为了使纤细的髂外动脉与移植肾动脉更好契合，将髂外动脉的切口进行了适当的延

长。传统动脉端侧吻合选择"两点固定法"在6点钟和12点钟方向分别固定缝合。本例采用"四点固定法"（图5-3-6）。在3点钟和9点钟方向分别缝入单头带针线，间断缝合，起到减张固定的作用。

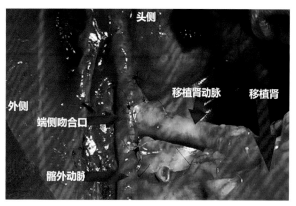

图5-3-6　"四点固定法"端侧吻合，蓝色箭头示相应结构

九、动静脉吻合后应检查吻合口有无渗血。下图所示为静脉吻合口渗血，需在吻合口连续缝合基础上加缝几针。术中为了避免高张力的缝线撕脱充盈的髂外静脉，采用哈巴狗钳部分阻断静脉吻合口，在哈巴狗钳表面的静脉吻合口处进行加缝，完善吻合口的闭合性（图5-3-7）。

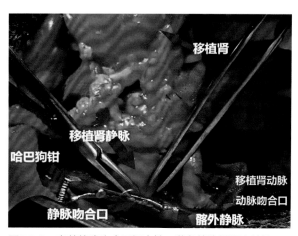

图5-3-7　完善静脉吻合口闭合性，蓝色箭头示相应结构

十、图5-3-8中所示为移植肾脏成功移植入右侧髂窝后。

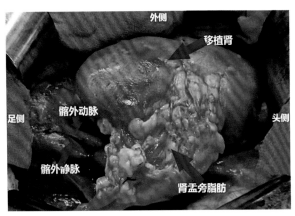

图5-3-8 移植肾脏成功移植入右侧髂窝，蓝色箭头示相应结构

（刘茁 刘鑫辰 侯小飞 张洪宪 编写）

第四节 划重点！实用的肾移植围术期知识

一、肾移植术前的淋巴细胞毒试验（Lymphocyte Cross Matching）

1. 定义：受体血清与供体淋巴细胞之间的配合试验。

2. 方法：受者血清抗体对抗供者淋巴细胞抗原HLA，两者结合激活补体，损害供者淋巴细胞。通过显微镜观察淋巴细胞死亡数量，了解供受者间组织相容性。

3. 意义：结果<10%或为阴性才能进行肾移植。若高于15%，移植后可能出现超急性排斥反应。

曾经接受过输血、有过妊娠或接受过同种异体器官移植术的患者，其血清内很可能已产生抗淋巴细胞抗体，淋巴细胞毒试验易呈阳性。

二、术前的一些注意事项

1. 行动静脉瘘的前臂禁挤压及测血压、抽血、扎点滴；

2. 术中禁用林格液；

3. 下肢点滴在手术对侧，如右侧肾移植，扎左下肢。

三、术前准备事项

1. 无菌碎冰6瓶；

2. 氯化钠注射液250 ml+庆大霉素2支（术前插尿管，充盈膀胱）；

3. 氯化钠注射液100 ml+肝素1支；

4. 输尿管支架管1根；

5. 冲洗球、16F尿管、26F引流管、钉皮器。

四、术中用药顺序

表5-4-1 肾移植术中用药顺序

时间	上肢静脉通路	下肢静脉通路
进台后	白蛋白20 g	抗生素
切皮时	甲泼尼龙0.5或1 g+氯化钠200 ml（1小时输完）	
阻断肾动脉后		碳酸氢钠注射液（30 min 输完）3 ml×体重kg
解除阻断	甘露醇250 ml+呋塞米80 mg静脉注射	

五、术中输液：注射用甲泼尼龙琥珀酸钠1000 mg

1. 合成糖皮质激素。具有强抗炎、免疫抑制及抗过敏活性。

2. 机制：糖皮质激素通过扩散透过细胞膜，与胞质内特异受体结合。结合物进入细胞核内与DNA（染色体）结合，启动mRNA的转录，合成各种酶蛋白，发挥其多种全身作用。

六、术中输液：人血白蛋白100 ml

目的：增加血浆容量。术中白蛋白输注，约可增加10%～15%血容量，保证移植肾良好血供。

七、术中输液：碳酸氢钠注射液250 ml

目的：控制代谢性酸中毒，改善术后早期肾功能。

八、术中输液：甘露醇注射液50 g

1. 目的：渗透性利尿药，快速产生尿液发挥肾脏功能。

2. 机制：一方面，增加血容量，并促进前列腺素分泌从而扩张肾血管，增加肾血流量包括肾髓质血流量。肾小球入球小动脉扩张，肾小球毛细血管压升高，皮质肾小球滤过率升高。另一方面，肾小球滤过后极少（<10%）由肾小管重吸收，提高肾小管内液渗透浓度，减少肾小管对水及Na^+、Cl^-、K^+、Ca^{2+}、Mg^{2+}和其他溶质的重吸收。

九、免疫抑制剂一般包括以下几种：钙调神经磷酸酶抑制剂（CNI）（包括他克莫司或环孢素）、吗替麦考酚酯（MMF）、类固醇激素、T细胞清除剂（抗胸腺细胞球蛋白，ATG）。

十、抗人T细胞猪免疫球蛋白1 mg

1. 用人T淋巴细胞免疫猪后，取其血浆经去除杂抗体、纯化、浓缩后，再经病毒灭活处理并加入适量甘氨酸稳定剂制成。

2. 机制：抑制经抗原识别后的淋巴细胞激活过程；特定地破坏淋巴细胞。可能途径：直接淋巴细胞毒性；补体依赖性细胞溶解；调理素作用，然后通过网状内皮系统破坏；抑制免疫应答反应中的酶链以灭活细胞。

十一、术前口服内容：吗替麦考酚酯分散片0.75 g。术后长期口服为吗替麦考酚酯分散片0.75 g 每天1次，凌晨5点钟使用和0.75 g 每天1次，下午5点钟使用。

1. 吗替麦考酚酯（简称MMF）是麦考酚酸（MPA）的2-乙基酯类衍生物，MPA是高效、选择性、非竞争性、可逆性的次黄嘌呤单核苷酸脱氢酶（IMPDH）抑制剂、可抑制鸟嘌呤核苷酸的经典合成途径。MPA对淋巴细胞具有高度选择作用。

2. 主要不良反应包括腹泻、白细胞减少、呕吐、感染。

3. 不常规监测血药浓度。

十二、术前口服：他克莫司胶囊4 mg。术后长期口服：他克莫司胶囊3 mg 每天1次，凌晨5点钟使用和3 mg 每天1次，下午5点钟使用。

1. 他克莫司（Tacrolimus），又名FK506，链霉菌属中分离出的发酵产物，是大环内酯类抗生素，同时也是强力新型免疫抑制剂。

2. 全面抑制T淋巴细胞的作用，较环孢素（CsA）强100倍。

3. 他克莫司与FK506结合蛋白（FKBP12）相结合，在细胞内蓄积。结合物抑制T细胞中所产生钙离子依赖型讯息传导路径作用，抑制T细胞的活化作用以及T辅助细胞依赖B细胞的增生作用，也会抑制如白介素-2、白介素-3及γ-干扰素等淋巴因子的生成与白介素-2受体的表达。

4. 常见的不良反应是高血压。

5. 他克莫司为窄治疗窗药物，其早期的血药浓度，谷值控制在5～10 ng/ml；峰值为18～25 ng/ml。如果采用环孢素，其谷值控制在250～350 ng/ml；峰值为800～1200 ng/ml。

十三、肾移植术后管理

1. 护理相关：饮食饮水、心电监护、吸氧、尿管、引流管、出入量计算、呼吸道雾化管理、伤口管理。

2. 抗生素、抗病毒、抑酸（质子泵抑制剂）、止痛、解痉、补液，钾、钠、钙等电解质维护，血压、血脂、尿酸维护。

3. 实验室检查。

4. 抗排斥药物。甲泼尼龙500 mg Qd持续3天，改为醋酸泼尼松30 mg Qd；ATG Qd持续4天后改为Qod；吗替麦考酚酯和他克莫司同前。

十四、肾移植出院后管理：

1. 钙调神经磷酸酶抑制剂（CNI）（例如他

克莫司或环孢素）；

2．吗替麦考酚酯；

3．类固醇激素（例如泼尼松）；

4．抗病毒药物（例如恩替卡韦）；

5．抗细菌或卡式肺孢子虫肺炎药物（例如复方磺胺甲噁唑）；

6．抑酸药物（质子泵抑制剂），血压、血脂、尿酸维护药物等。

（刘苗　张洪宪　刘鑫辰　编写）

第六章　膀胱癌手术学习笔记

第一节　不同形态膀胱肿瘤的电切手术技巧总结

一、病例介绍：患者中年男性，主因"间断无痛肉眼血尿1个月"就诊。诊断为膀胱癌。膀胱镜检查提示膀胱多发占位，广泛分布于膀胱顶壁和左侧壁，呈现团块样生长，基底宽，最大者直径2 cm。泌尿系增强CT见图6-1-1和图6-1-2。

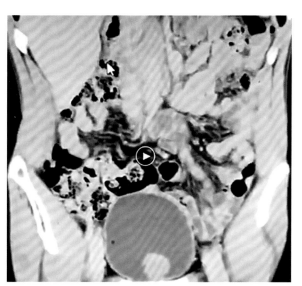

图6-1-1　泌尿系增强CT，呈现团块样生长

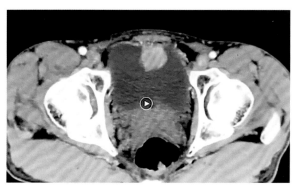

图6-1-2　泌尿系增强CT，膀胱癌位于膀胱顶壁

二、所使用的的器械为经尿道等离子电切膀胱镜（图6-1-3）。电切镜包括内鞘和外鞘。通常需要同时使用内外鞘，其优点是有可以保证进水口和出水口呈水流进出相反方向的双向通道。缺点是外鞘较粗，对于尿道狭窄者镜身置入困难。单独使用内鞘也可完成手术操作，其优点是镜身纤细，适合尿道狭窄患者，缺点是进水口和出水口共用同一通道，当两个开口同时打开时会形成短路通道。因此操作时需要进水和出水交替操作，效率降低。

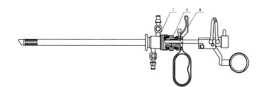

图6-1-3　经尿道等离子电切膀胱镜

三、图6-1-4显示单独的膀胱电切镜的外鞘。

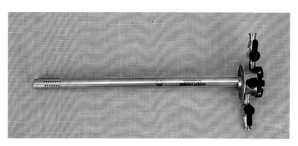

图6-1-4　膀胱电切镜的外鞘

四、图6-1-5为单独使用内鞘下的视野，较为模糊，而且内镜下操作效率较低。

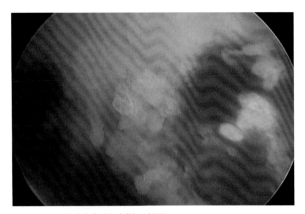

图6-1-5　膀胱电切镜内鞘下视野

五、下图为同时使用内外鞘后的镜下表现，可见视野清晰，效率较高。本例患者为多发肿瘤，不同形态肿瘤处理特点略有不同。下面笔者将介绍三种形态膀胱肿瘤的处理方式：小型"菜花样肿瘤"、大型"树冠样肿瘤"、小型"水草样肿瘤"。首先介绍小型"菜花样肿瘤"的切除方法。首刀位置是肿瘤根部（肿瘤与正常黏膜交界水平），目的是将凸出到膀胱腔内肿瘤部分切除，见图6-1-6和图6-1-7。

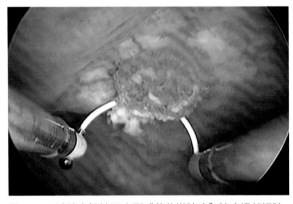

图6-1-6　膀胱电切镜下小型"菜花样肿瘤"肿瘤根部切除

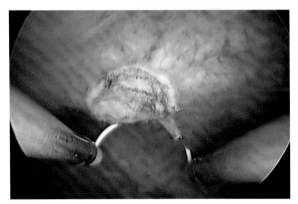

图6-1-7　膀胱电切镜下小型"菜花样肿瘤"肿瘤根部切除后

六、第二部分切除是在肿瘤基底部分切除，以使切除深度达到膀胱肌层。这一部分切除需要注意切除深度避免过深，以防止膀胱穿孔，见图6-1-8和图6-1-9。

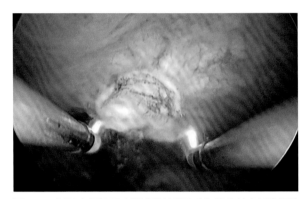

图6-1-8　膀胱电切镜下小型"菜花样肿瘤"肿瘤基底部分切除

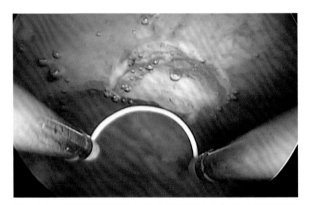

图6-1-9　膀胱电切镜下小型"菜花样肿瘤"肿瘤切除深度达到膀胱肌层

七、第三部分切除，将是围绕肿瘤基底边缘切除。如果第二部分是垂直层面上的深度切除，第三部分切除就是水平层面上的广度切除。尽量彻底切除肿瘤，避免残余复发，见图6-1-10和图6-1-11。

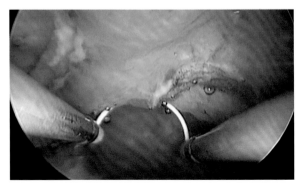

图6-1-10　围绕肿瘤基底边缘切除

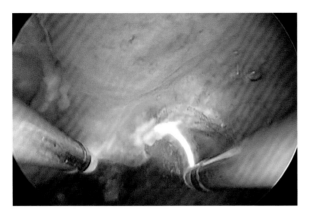

图6-1-11 围绕肿瘤基底边缘切除

八、第四部分，是采用电凝的形式在肿瘤基底部进行充分止血，同时凝烧可能存在的残余肿瘤（图6-1-12）。

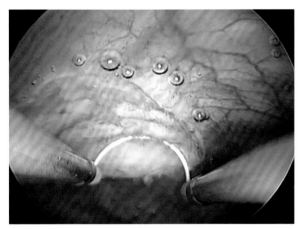

图6-1-12 电凝止血并凝烧残余肿瘤

九、图6-1-13～图6-1-15为另一处小型"菜花样肿瘤"的手术图片。

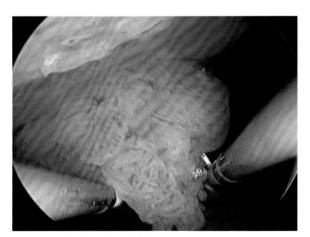

图6-1-13 小型"菜花样肿瘤"

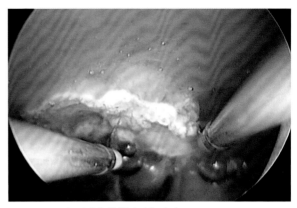

图6-1-14 小型"菜花样肿瘤"术中

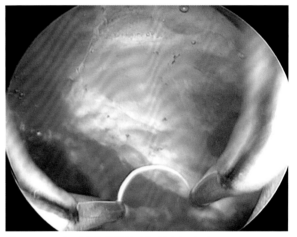

图6-1-15 小型"菜花样肿瘤"基底切除后

十、下面笔者将介绍大型"树冠样肿瘤"的切除方法。第一部分，是切除凸入到膀胱腔内的肿瘤部分。这一部分熟练后可以快速高效切除。因有充足距离而不必过分担心膀胱穿孔。在进水口持续进水下，保持清晰视野，多采用电切切割，而较少采用电凝止血（图6-1-16～图6-1-19）。

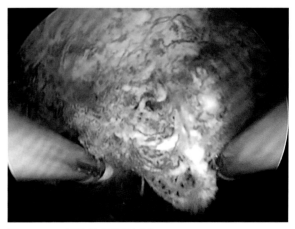

图6-1-16 大型"树冠样肿瘤"

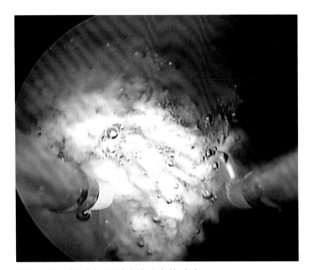

图6-1-17 切除凸入到膀胱腔内的肿瘤

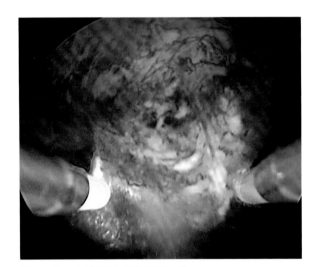

图6-1-18 电切切割"树冠样肿瘤"

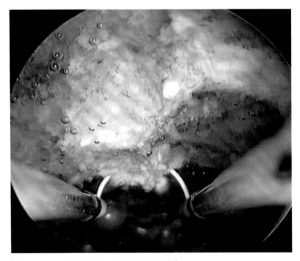

图6-1-19 电切切割"树冠样肿瘤"

十一、第二部分切除将在肿瘤基底部分切除，以使切除深度达到膀胱肌层（图6-1-20）。

这一部分的操作速度需要缓慢。切除需要注意切除深度避免过深，以防止膀胱穿孔。

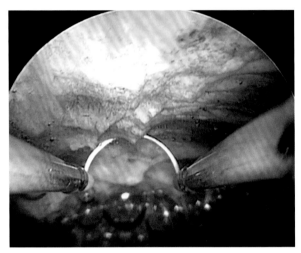

图6-1-20 肿瘤基底切除

十二、满意的基底部切除应该达到膀胱肌层，可在视野内看到肌肉纤维（图6-1-21）。第三部分（基底边缘切除）和第四部分（电凝止血）同上。

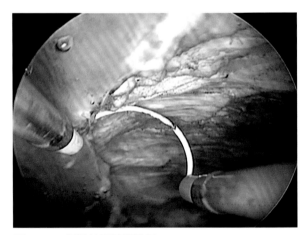

图6-1-21 切除达到膀胱肌层

十三、肿瘤取出的方式有两种，一种是采用膀胱冲洗球非直视下抽吸出肿瘤块（图6-1-22）。其优点是效率较高，缺点是膀胱内高压容易撕裂膀胱黏膜造成出血。另一种是镜头直视指引下，将肿瘤块引入外鞘，通过退镜时造成的负压将肿瘤块定向引出（图6-1-23）。虽然效率相对较低，但是更加安全可靠，能有效降低残余肿瘤，是笔者和老师较为推荐的方式。

暴露出膀胱肌层（图6-1-25和图6-1-26）。此类肿瘤很容易膀胱穿孔。

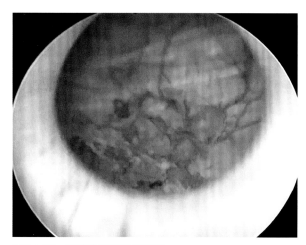

图6-1-22　镜头直视下肿块吸出

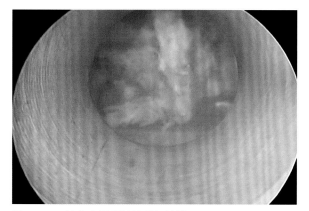

图6-1-23　镜头直视下肿块吸入外鞘

十四、下面笔者介绍第三种小型"水草样肿瘤"的切除方法（图6-1-24）。

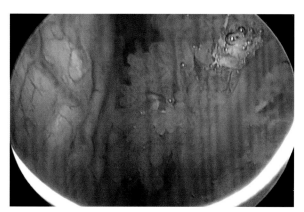

图6-1-24　小型"水草样肿瘤"

十五、此类肿瘤的特点是凸出到膀胱腔内部分较小，而且肿瘤呈水草样分散，不如菜花样集中。首刀切除时，不能"大刀阔斧"快速切除，而是"小心翼翼"地薄切。基本初层切除后即可

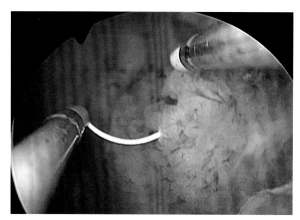

图6-1-25　薄切水草样肿瘤

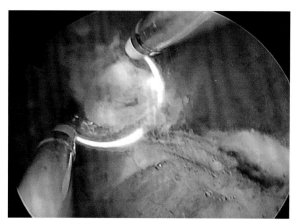

图6-1-26　暴露膀胱肌层

十六、随后的肿瘤基底周围切除和创面电凝止血同前（图6-1-27）。

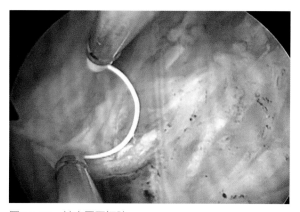

图6-1-27　基底周围切除

十七、图6-1-28示肿瘤大体标本。

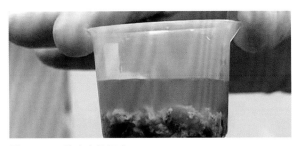

图6-1-28 肿瘤大体标本

十八、最后，介绍闭孔神经反射（Obturator Nerve Reflex，ONR）。闭孔神经由腰2~4神经前支的前股纤维构成，在腰大肌后下降到骨盆入口附近，沿腰大肌内缘循骨盆侧壁前进，到达盆腔后闭孔神经沿盆腔侧壁走行，紧贴着膀胱外侧的浆膜层。当电切膀胱侧壁肿瘤时，电流可直接刺激闭孔神经的肌支，直接引起所支配肌肉的反应，表现为下肢内收、内旋，同时还会引起膀胱肌层的收缩，引起膀胱穿孔、血管损伤甚至肠道损伤等严重并发症。

闭孔神经反射的危险区域为：膀胱侧壁输尿管口外上方2 cm处（闭孔反射区）。

（刘苗　张洪宪　李宇轩　编写）

第二节　膀胱癌行 TURBT 术：闭孔神经反射与二次电切

一、病例介绍：患者中年男性，主因"间断无痛肉眼血尿1个月"就诊。诊断为膀胱癌。膀胱镜检查提示膀胱多发占位，广泛分布于膀胱顶壁和左侧壁，呈现团块样生长，基地宽，最大者直径2 cm。该患者经尿道等离子电切膀胱镜行膀胱肿瘤切除术后1个月，接受膀胱肿瘤二次电切术。

二、术前影像学提示膀胱多发占位，广泛分布于膀胱顶壁和左侧壁，呈现团块样生长，基底宽，最大者直径2 cm（图6-2-1和图6-2-2）。

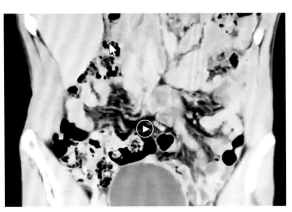

图6-2-1 增强CT显示膀胱肿瘤

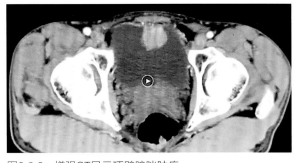

图6-2-2 增强CT显示顶壁膀胱肿瘤

三、图6-2-3为初次电切手术中，膀胱左侧壁肿瘤所见。

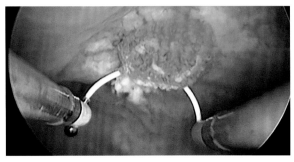

图6-2-3 膀胱左侧壁肿瘤

四、图6-2-4为左侧壁肿瘤初次电切术后膀胱壁改变。

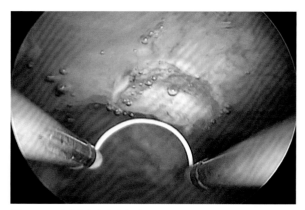

图6-2-4　左侧壁肿瘤电切术后

五、图6-2-5为初次电切时，膀胱顶壁宽基底肿瘤所见。

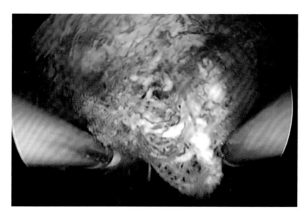

图6-2-5　电切术后膀胱顶壁宽基底肿瘤

六、图6-2-6为膀胱顶壁肿瘤行初次电切术后的改变。

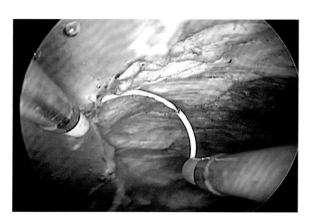

图6-2-6　电切术后膀胱顶壁肿瘤

七、患者初次电切术后，规律进行膀胱灌注化疗。于术后4周再次住院，行二次膀胱肿瘤电切术（reTURBT）术。图6-2-7为术中所见膀胱左侧壁瘢痕。

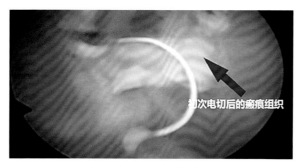

图6-2-7　二次电切后膀胱左侧壁瘢痕（蓝色箭头所示）

八、二次电切的基本操作流程同首次TURBT，术中需依次切除原肿瘤基底部位，特别注意切除至膀胱深肌层，以及肿瘤床周围可疑组织（图6-2-8）。

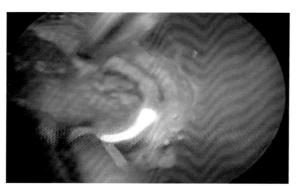

图6-2-8　二次电切至膀胱肌层

九、图6-2-9所示膀胱左侧壁二次电切术后的改变。

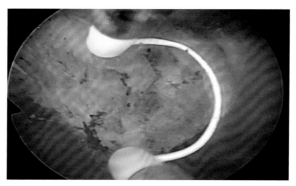

图6-2-9　二次电切术后膀胱壁

十、图6-2-10所示为切除下的组织块，随后收集组织块送病理检查。

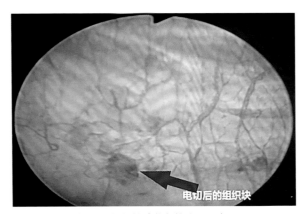

图6-2-10 电切后的组织块（蓝色箭头所示）

十一、图6-2-11所示为初次电切后膀胱顶壁瘢痕组织。

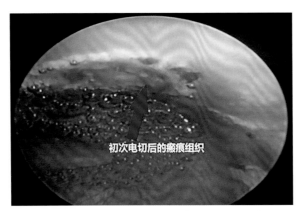

图6-2-11 电切后膀胱顶壁瘢痕组织（蓝色箭头所示）

十二、图6-2-12所示为膀胱顶壁行二次电切术后改变。

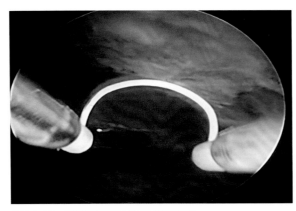

图6-2-12 膀胱顶壁二次电切术后改变

十三、本例患者左侧壁肿瘤行电切术中，有诱发闭孔神经反射可能。这里我们总结了TURBT术中闭孔神经反射的一些知识点。

十四、闭孔神经为混合神经，包含运动和感觉纤维，由腰2～4神经前支的前股纤维构成。闭孔神经在腰大肌后下降到骨盆入口附近，沿腰大肌内缘循骨盆侧壁前进，到达盆腔后沿盆腔侧壁走行，紧贴着膀胱外侧的浆膜层，经闭膜管至大腿，支配大腿内收肌群和闭孔外肌，并分布于大腿内侧面的皮肤。

十五、当肿瘤位于膀胱侧壁或下壁时，经尿道膀胱肿瘤切除术期间产生的感应电流刺激靠近膀胱侧壁的闭孔神经，可导致其支配的内收肌痉挛，称为"闭孔神经反射"。闭孔神经反射表现为下肢内收、内旋，同时还会引起膀胱肌层的收缩，造成膀胱穿孔、血管损伤甚至肠道损伤等严重并发症。

十六、预防闭孔神经反射主要方法有：

1. 使用双极电切电流降低刺激闭孔神经风险；

2. 全身麻醉中使用神经肌肉阻滞剂；

3. 通过内收肌间入路或腹股沟入路选择性阻断闭孔神经，或在超声引导下阻滞闭孔神经；

4. 先电凝刺激引起闭孔神经疲劳后行电切术；

5. 电切时缓慢灌注液体，液体量以150 ml为佳，可使膀胱黏膜皱襞刚刚展开，膀胱壁不会因过度充盈而过薄，同时增加膀胱壁与闭孔神经干的距离，避免其被刺激；

6. 使用"含切法"切除肿瘤，即先将电切环伸出跨过肿瘤，从肿瘤远侧勾住肿瘤，使之置于电切环与镜鞘间，再将电切环收回镜鞘进行切除；

7. 若为多发肿瘤，则先处理小的和电切环不易到达部位的肿瘤，最后处理侧后壁肿瘤，以免出现严重闭孔神经反射而影响其他部位肿瘤的切除。

十七、若发生闭孔神经反射，可采用降低输出功率、排尽膀胱内液体减少膀胱充盈、必要时采用全身麻醉等方法进行处理。

十八、本例手术为二次膀胱肿瘤电切术（reTURBT），这里我们总结归纳关于二次电切术的一些知识。

十九、膀胱肿瘤二次电切：1991年，德国学者首次对TURBT术后8~14天的患者进行二次电切，发现50%患者存在肿瘤残留。

二十、根据《非肌层浸润性膀胱癌二次电切中国专家共识》，二次电切的指征包括：

1. 首次TURBT不充分
2. 首次电切标本中没有肌层组织
3. T1期肿瘤
4. G3（高级别）肿瘤，单纯原位癌除外

二十一、根据专家共识，二次电切的手术时机推荐为首次TURBT术后2~6周。

二十二、二次电切的基本操作流程同首次TURBT，术中需依次切除原肿瘤基底部位、其他肿瘤或可疑肿瘤部位，特别注意切除至膀胱深肌层。建议在基底部以活检钳或电切环取活检，必要时做随机活检。推荐在二次电切后24 h内行灌注治疗。二次电切临床意义包括：发现膀胱肿瘤残留病灶，对膀胱肿瘤精准分期，降低肿瘤复发率改善患者预后。

（刘苗　张洪宪　编写）

（唐世英　视频编辑）　　视频19

第三节　窄带成像技术（NBI）应用于 TURBT 术

一、病例介绍：患者86岁女性。主因"间断无痛肉眼血尿4年"就诊。4年内因膀胱癌分别于2018年、2019年、2020年、2021年行经尿道膀胱肿瘤切除术（TURBT）。术后病理提示为膀胱原位癌。术后规律性行卡介苗膀胱灌注治疗。患者因高龄、既往基础疾病较多拒绝行根治性膀胱切除术。

二、通过尿液TCT和特殊染色发现尿液样本中可见少量肿瘤细胞，细胞形态符合高级别尿路上皮癌。尿液荧光原位杂交（FISH）检测采用3号、7号、17号染色体和9 p21四色探针，结果显示较多细胞存在3号、7号染色体数目异常（3-7倍体），支持尿路上皮癌诊断。

三、泌尿系增强CT提示膀胱壁不均匀增厚毛糙，强化不均匀（图6-3-1）。

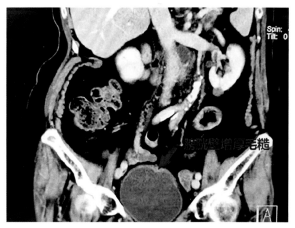

图6-3-1　泌尿系增强CT，蓝色箭头示膀胱壁不均匀增厚

四、本例患者的膀胱肿瘤特点表现为"地毯样"（图6-3-2），在普通白光膀胱镜下未见明显突起样肿物。给肿瘤辨别造成困难，易造成肿瘤漏诊。

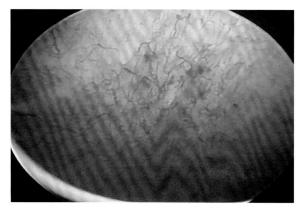

图6-3-2 "地毯样"膀胱肿瘤

五、本例患者术中采用了窄带成像技术（Narrow Band Imaging，NBI）（图6-3-3）。其原理如下：传统电子内镜使用的是白色照明光（宽带光波）。通过红绿蓝（RGB）滤光器对光波进行过滤，仅留下蓝（415 nm）、绿（540 nm）、红（600 nm）色窄带光波。血红蛋白可吸收的光波波长范围包括上述窄带光波，因此能被血液吸收且难以扩散。最终增加黏膜上皮和黏膜下血管模式的对比度和清晰度，从而提高诊断的精确性。

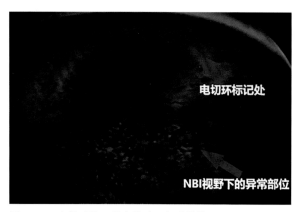

图6-3-3 窄带成像，蓝色箭头示相应结构

六、传统电子内镜覆盖400～800 nm的可见光波谱范围，成像时利用三原色信号重建图像。其优势是颜色还原性强，色泽逼真，清晰度好，但不能提高毛细血管和皮下微血管的对比度。

七、可见光谱中，光子渗透到黏膜组织的深度取决于光的波长。波长越大，黏膜渗透深度越深。组织器官中血红蛋白是吸收可见光的主要物质，对红光基本上不吸收，但对蓝光、绿光吸收率却很高。因此，415 nm的蓝光仅能到达消化

道黏膜表面，被浅表毛细血管吸收，而540 nm的绿光能被黏膜下微血管所吸收。图像效果是：在黏膜表面的浅表毛细血管显示为棕色，在黏膜下微血管显示为青色。这是NBI光源系统选定415 nm和540 nm的窄带光作为照明光的原因。

八、在NBI模式下用电切环标记膀胱异常黏膜的范围，随后更换为白光进行电切手术（图6-3-4）。

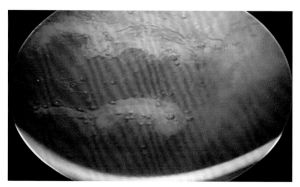

图6-3-4 标记异常黏膜范围

九、下图显示的是膀胱顶壁与后壁交界处肿瘤的电切照片。此处肿瘤电切具有技术难度。编者在之前章节中介绍过经典膀胱肿瘤的电切方式为"垂直收切法"（图6-3-5）：镜鞘固定切割终点，电切环垂直于膀胱壁平面回收时切割。但膀胱顶后壁交界处，膀胱壁所在平面与电切环所在平面平行（而非垂直），具有一定切割难度。

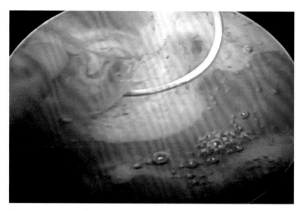

图6-3-5 经典"垂直收切法"

十、术中应该控制进水量，避免膀胱过度充盈导致膀胱壁薄弱，造成膀胱穿孔。电切术后改变如图6-3-6（可以看到膀胱壁肌层纤维，说明深度足够）。

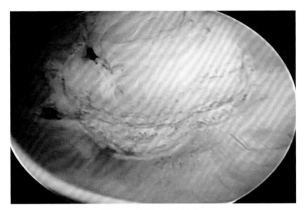

图6-3-6　电切术后显示膀胱壁肌层纤维

十一、另外一处异常膀胱黏膜的电切过程。在NBI模式下观察并标记（图6-3-7）。

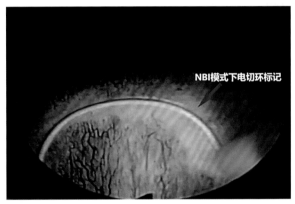

图6-3-7　蓝色箭头示NBI模式下电切标记

十二、更换为白光的清晰视野下进行电切手术（图6-3-8）。

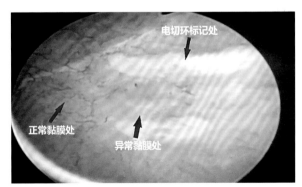

图6-3-8　白光视野，蓝色箭头示相应结构

十三、采用等离子电切环薄层切除肿瘤（图6-3-9），注意深度适宜。既保证深达肌层，又避免膀胱穿孔。

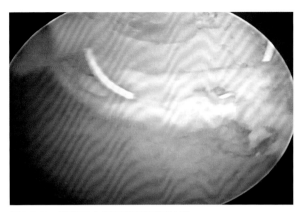

图6-3-9　等离子电切环薄层切除肿瘤

十四、膀胱病变电切术后改变（图6-3-10）。

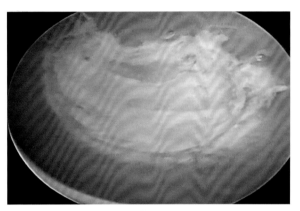

图6-3-10　膀胱电切术后改变

十五、电切后的组织块取出方式上，建议选择精准定位取出。首先在膀胱镜下找到组织块的具体位置（图6-3-11）。

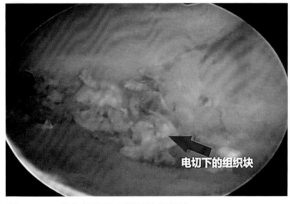

图6-3-11　蓝色箭头示电切下的组织块

十六、将镜身与镜鞘的卡扣打开，略分离使镜身稍退出鞘管。关闭进水口。对准组织块（图6-3-12）。

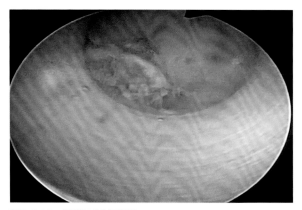

图6-3-12 鞘管对准组织块

十七、保持鞘管位置不变，撤出镜身，可见组织块被水流冲出（图6-3-13）。多次反复，直到所有组织块均被冲出。相比较传统的冲洗球方法，定位更加精准，也避免膀胱内冲洗液过度充盈造成的出血。

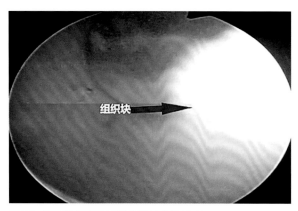

组织块→

图6-3-13 蓝色箭头示组织块被水流冲出

十八、最后，在膀胱顶部气泡内，找到电切产生的组织灼烧残渣，采用上述方法冲出（图6-3-14），避免肿瘤残余。

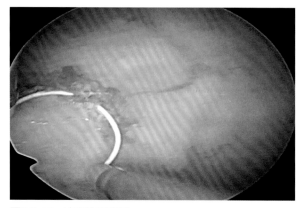

图6-3-14 冲出灼烧残渣

十九、NBI内镜可显著提高膀胱黏膜表面结构的观察水平，能够更加精确地引导活检或肿瘤切除，可提高膀胱癌的检出率。NBI窄带成像系统除了应用于泌尿外科膀胱癌以外，还广泛应用于喉咽癌、食管癌、慢性胃炎、胃癌、肠癌等疾病。

（刘苗　张洪宪　赵勋　编写）
（洪鹏　视频编辑）

视频20

第四节　TURBT术中膀胱侧壁肿瘤遮挡输尿管口的寻找方式

一、病例介绍：患者82岁男性，主因"间断全程无痛肉眼血尿1周"就诊。膀胱MRI平扫提示膀胱左后壁分叶状等信号肿物，直径2.9 cm×2.1 cm（图6-4-1）。泌尿系增强CT提示膀胱左后壁软组织密度影，增强可见明显强化。左侧肾盂输尿管未见明显扩张（图6-4-2）。诊断考虑膀胱癌。行等离子膀胱电切镜下经尿道膀胱肿瘤切除术。

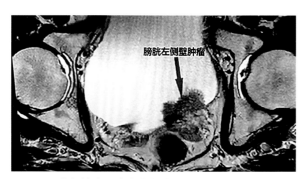

图6-4-1　蓝色箭头示膀胱壁左侧肿瘤

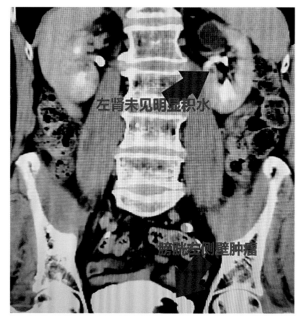

图6-4-2　蓝色箭头示左肾未见明显积水和膀胱左侧壁肿瘤

二、膀胱镜下可见膀胱肿瘤位于膀胱左后壁，肿瘤呈现菜花样，基底宽。左侧输尿管口因被肿瘤所覆盖而不易见到。我们首先在膀胱镜下探查了膀胱肿瘤的边界（肿瘤与正常组织交界处的位置），保证切除范围完全（图6-4-3～图6-4-5）。

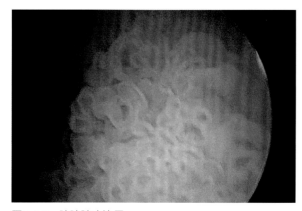

图6-4-3　膀胱肿瘤边界

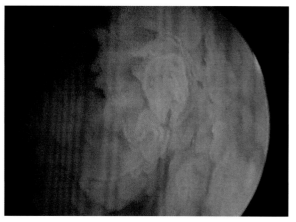

图6-4-4　膀胱肿瘤边界（放大×2）

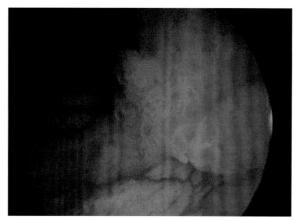

图6-4-5　膀胱肿瘤边界（放大×4）

三、右侧输尿管口在膀胱镜下清晰可见（图6-4-6）。除左后壁肿瘤主体外，其余膀胱各壁未见明显肿瘤。

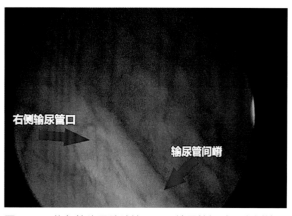

图6-4-6　蓝色箭头示膀胱镜下可见输尿管间嵴和右侧输尿管口

四、我们以右侧输尿管口作为参考，以正中线作为标准轴线，在轴对称图形对应的相对位置尝试寻找左侧输尿管口，但未找到（图6-4-7）。遂决定先行膀胱肿瘤切除术。

满意的基底部切除应该达到膀胱肌层，可在视野内看到肌肉纤维。

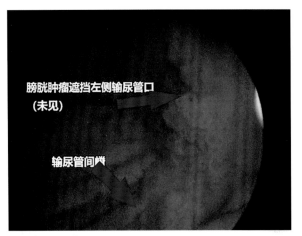

图6-4-7 蓝色箭头示输尿管间嵴及未见的被膀胱肿瘤遮挡的左侧输尿管口

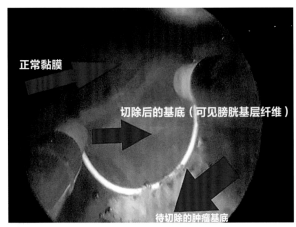

图6-4-9 切割基底部分肿瘤，蓝色箭头示相应结构

五、我们在既往章节中介绍过大体积菜花样肿物的切除方法。第一步，切除凸入到膀胱腔内的肿瘤部分（图6-4-8）。操作熟练后可以快速高效地切除。因有充足距离而不必过分担心膀胱穿孔。在进水口持续进水下，保持清晰视野，多采用电切切割，而较少采用电凝止血。

七、第三步切除围绕肿瘤基底边缘的切除（图6-4-10）。如果第二步是垂直层面上的深度切除，第三步切除就是水平层面上的广度切除。尽量彻底切除肿瘤，避免残余复发。

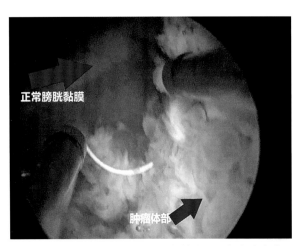

图6-4-8 切割膀胱腔内肿瘤，蓝色箭头示正常膀胱黏膜及肿瘤体部

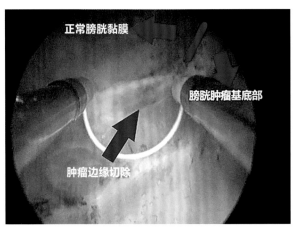

图6-4-10 切割肿瘤基底边缘，蓝色箭头示相应结构

六、第二步切除肿瘤基底部分（图6-4-9），以使切除深度达到膀胱肌层。这一部分的操作要缓慢进行。需要注意切除深度不要过深，以免出现膀胱穿孔。同时由于膀胱侧壁输尿管口外上方2 cm处为闭孔反射区，因此需要警惕闭孔反射。

八、第四步，采用电凝的形式在肿瘤基底部进行充分止血，同时凝烧可能存在的残余肿瘤。对于电凝止血部分，术者将这一步骤放在了寻找左侧输尿管口并放置输尿管支架管之后。对于输尿管口，应使用电切，而尽量避免电凝，以避免损伤输尿管开口造成肾积水。

九、本例患者左侧输尿管口被肿瘤所覆盖，寻找困难。对于膀胱侧壁肿瘤覆盖遮挡输尿管口，在寻找输尿管开口上有以下策略：

1. 以正常侧输尿管口作为参考，以正中线作为标准轴线，在轴对称图形对应的相对位置尝试寻找患侧输尿管口。（当然这并不绝对，本例患者左侧输尿管口不在对称位置）

2. 术中输注有色药物（如卡络磺钠等）通过输尿管口喷出橙黄色尿液（图6-4-11），判断输尿管口的位置。

3. 膀胱肿瘤电切后，普通膀胱壁可见肌层，而输尿管口可见腔内黏膜。其开口方向为斜行，而非垂直。

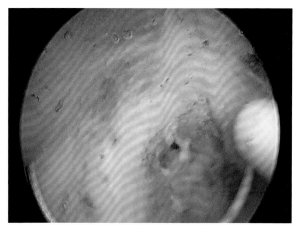

图6-4-13 左侧输尿管内部黏膜

十二、静脉输注卡络磺钠和呋塞米后可见橙黄色尿液喷出（图6-4-14）。证实为左侧输尿管口。

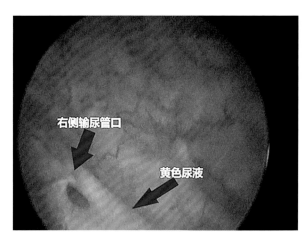

图6-4-11 蓝色箭头示右侧输尿管口及喷出的黄色尿液

十、本例患者左侧输尿管口位置不典型（图6-4-12），不在右侧输尿管口的对称位置，而是更加靠后外侧的位置。

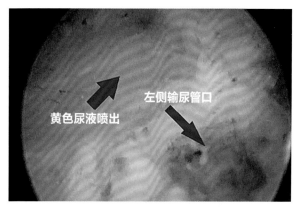

图6-4-14 蓝色箭头示左侧输尿管口及喷出的黄色尿液

十三、向左侧输尿管口置入黑泥鳅超滑导丝，继而沿其导丝置入输尿管支架管（图6-4-15），以避免输尿管口狭窄造成肾积水。

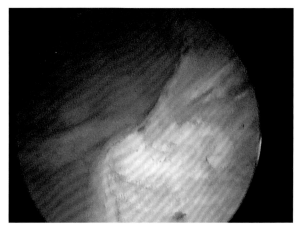

图6-4-12 膀胱镜下可见左侧输尿管口

十一、左侧输尿管口位置。斜行走行，可见内部黏膜（图6-4-13）。

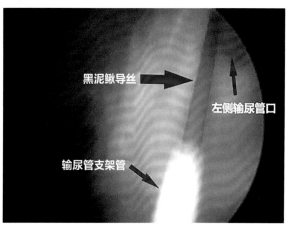

图6-4-15 置入输尿管支架管，蓝色箭头示相应结构

十四、术中需要鉴别输尿管口与血管断端（图6-4-16）。血管断端（尤其是小动脉）往往有搏动，而且呈垂直走行，管口直径较小。而输尿管口无搏动，呈斜行走行，管口较大，可见黏膜。

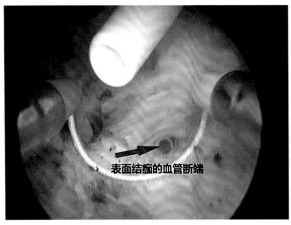

图6-4-16 蓝色箭头示表面结痂的血管断端

十五、在留置输尿管支架管后，对膀胱肿瘤切除术后的创面进行电凝止血（图6-4-17）。

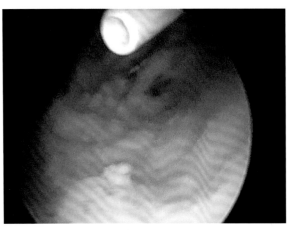

图6-4-17 对创面电凝止血

总结

寻找输尿管开口策略：

1．以正常侧输尿管口作为参考，以正中线作为标准轴线，在轴对称图形对应的相对位置尝试寻找患侧输尿管口。

2．术中输注有色药物（如卡络磺钠等）通过输尿管口喷出橙黄色尿液，判断位置。

3．输尿管口可见腔内黏膜。其开口方向为斜行，而非垂直。

4．术中需要鉴别输尿管口与血管断端。血管断端（尤其是小动脉）有搏动，而且呈垂直走行，管口直径较小。而输尿管口无搏动，呈斜行走行，管口较大，可见黏膜。

（刘茁　张洪宪　赵勋　编写）

第五节　经尿道2 μm 激光膀胱肿瘤切除术的心得体会

一、病例介绍：患者84岁女性，主因"间断无痛肉眼血尿2周"就诊。行泌尿系B超提示膀胱左侧壁实性结节。既往糖尿病、高血压、冠心病、陈旧性脑梗死、右侧腹股沟疝术后、白内障术后。对青霉素、磺胺过敏。

二、泌尿系MRI提示膀胱左侧壁可见低信号小结节，直径4 mm，考虑膀胱癌可能（图6-5-1和图6-5-2）。

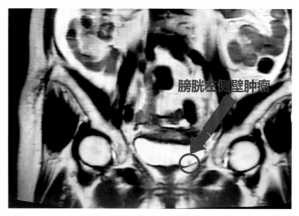

图6-5-2　泌尿系核磁提示膀胱左侧壁肿瘤，图中红色箭头所示为膀胱肿瘤

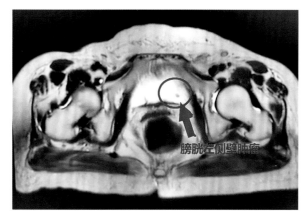

图6-5-1　泌尿系MRI显示膀胱左侧壁结节，图中红色箭头所示为膀胱肿瘤

三、患者初步诊断为膀胱癌，行经尿道2 μm 激光膀胱肿瘤切除术。

四、铥激光（即2 μm激光）波长接近水的吸收峰值。组织中含有水分。激光能量能够充分被组织吸收并达到局部能量高峰，其结果是激光可以高效汽化切割组织。操作过程中不产生电流，避免闭孔神经反射造成膀胱穿孔。

五、泌尿外科常见激光总结归纳于表6-5-1。

表6-5-1　泌尿外科常见激光总结

激光类型	应用范围	技术参数	优点	缺点
钬（Ho）：YAG	-前列腺剜除术 -尿路上皮肿瘤的消融 -上尿路狭窄和下尿路狭窄	-脉冲激光，波长为2140 nm -吸收深度更短（0.4 mm） -同时凝固小型血管	-碎石过程中能够尽可能地避免结石后移 -能够粉碎所有类型的结石	-激光器的尖端需要与结石直接接触
铥（Tm）：YAG	-前列腺剜除术 -铥激光尿道内切开术 -激光碎石术	-连续波或脉冲波两种，波长1908 nm -提高汽化的能力	-对周围的组织损伤很小	
钕激光Nd:YAG（掺钕钇铝石榴石）	-前列腺消融术和前列腺凝固术 -上尿路病变 -尿石症	-波长1064～2000 nm -凝固组织深度为5～10 mm	-对于抗凝患者是安全的 -接触模式为汽化 -对输尿管的热效应较小	-迟发性脱落会引起刺激性下尿路症状（LUTS）和尿潴留 -"坚硬的"结石碎石困难
绿激光KTP:YAG（磷酸氧钛钾）	-选择性绿激光前列腺汽化术（PVP） -膀胱颈切开术	-频率是Nd:YAG的两倍，所以激光的吸收深度更短 -80 W"高功率"输出 -止血效果良好	-强止血效果 -减少导管插入率	-组织温度的升高不足以实现汽化 -在凝固层中观察到散射且强度降低
O:YAG（三硼酸锂）	-前列腺汽化术（PVP）	-可见绿色区域内的波长（532 nm） -最大平均功率120 W	-能量传递和组织消融的速率较快 -可用于治疗较大的前列腺	-止血能力下降

六、铥激光（2 μm激光）的组织切割深度是0.3 ~ 0.4 mm。汽化部位组织所形成的的凝固层约1 mm。

七、术中功率选择30 ~ 50 W。对于后期创面止血，可选择20 ~ 30 W激光凝固出血点。

八、所采用的激光切割膀胱镜F24型号，12°视野。

九、光纤伸出电切镜操作通道为5 mm。

十、操作过程中，应控制膀胱充盈程度，避免过度充盈造成的膀胱穿孔。过度空虚膀胱黏膜皱缩不易辨认切割深度。应保持膀胱处于"半充盈"状态。

十一、膀胱镜下可见膀胱左侧壁小肿瘤，呈现菜花样（图6-5-3）。

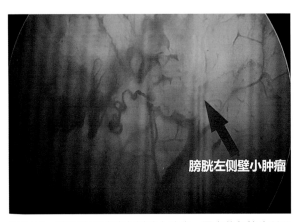

图6-5-3　膀胱镜见膀胱左侧壁小肿瘤，图中蓝色箭头所示为膀胱肿瘤

十二、围绕肿瘤距瘤体5 mm做环形切割（图6-5-4），切割深度需达到深肌层。

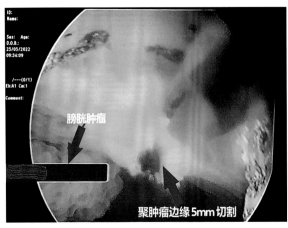

图6-5-4　距肿瘤边缘5mm切割

十三、围绕肿瘤做环形切割（图6-5-5），使肿瘤呈孤岛状。

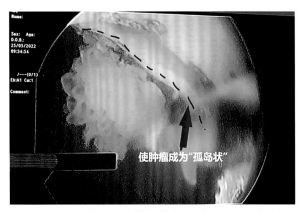

图6-5-5　环形切割，图中蓝色箭头和虚线示环形切割肿瘤

十四、在操作手法上，术者能控制的两个元素是光纤伸缩的位置和角度。使用光纤向上掀起以暴露基底（图6-5-6），直至完整剜除肿瘤。

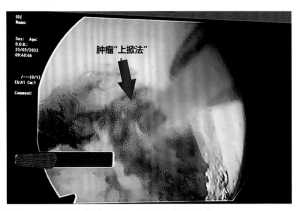

图6-5-6　肿瘤"上掀法"，见图中蓝色箭头

十五、铥激光（2 μm激光）止血效果良好。可见汽化后结痂（图6-5-7），无渗血。

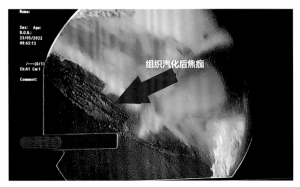

图6-5-7　组织汽化后结痂，见图中蓝色箭头所示

十六、组织标本如图6-5-8。

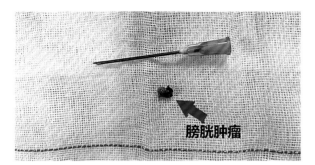

图6-5-8　组织标本，图中蓝色箭头所示为膀胱肿瘤

十七、另介绍一例患者，为35岁女性。主因"间断血尿1年"就诊。膀胱镜探查发现膀胱血管瘤（图6-5-9）。

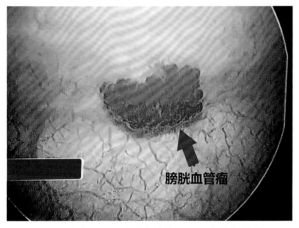

图6-5-9　膀胱镜下显示膀胱血管瘤，见图中蓝色箭头所示

十八、沿着肿瘤边缘激光切割（图6-5-10），使血管瘤孤岛化。

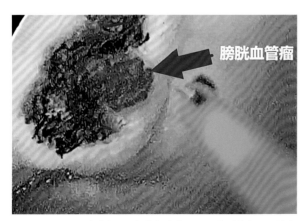

图6-5-10　环形切割，图中蓝色虚线示环形切割过程，蓝色箭头所示为膀胱血管瘤

十九、环周切割（图6-5-11）。

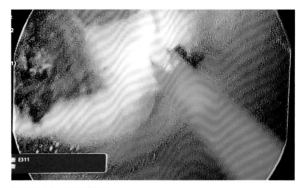

图6-5-11　环周切割

二十、在操作手法上，术者能控制的两个元素是光纤伸缩的位置和角度。使用光纤撬动肿瘤基底，直到完整剜除（图6-5-12）。

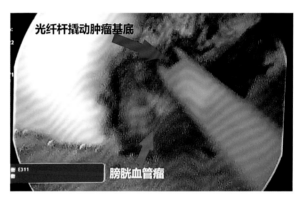

图6-5-12　完整剜除肿瘤，图中红色箭头所示为膀胱血管瘤，蓝色箭头所示为光纤杆撬动肿瘤基底的操作

二十一、肿瘤切除术后改变（图6-5-13）。

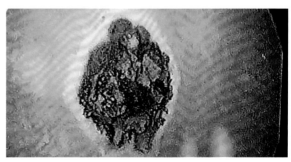

图6-5-13　肿瘤切除术后改变

（刘茁　陈克伟　编写）
（洪鹏　视频编辑）

视频21

第六节 "双镜联合"治疗膀胱良性肿瘤的心得体会

一、病例介绍：青年男性，体检发现膀胱右侧壁占位，不伴随肉眼血尿或镜下血尿。诊断考虑膀胱良性肿瘤（膀胱平滑肌瘤病可能）（图6-6-1）。行经尿道膀胱镜联合经腹腹腔镜下膀胱部分切除术。

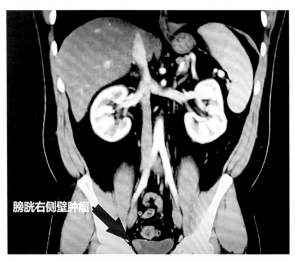

图6-6-1　增强CT显示膀胱右侧肿瘤，图中蓝色箭头示膀胱肿瘤

二、在手术策略上首先进行膀胱镜探查术。可见膀胱黏膜层光滑，考虑膀胱肿瘤来自平滑肌层（图6-6-2）。膀胱镜探查排除尿路上皮癌可能，为后续经腹腹腔镜下膀胱部分切除术做好安全的铺垫。否则如果是尿路上皮癌，在膀胱部分切除术中打开膀胱步骤时有肿瘤播散的"灾难性"风险。

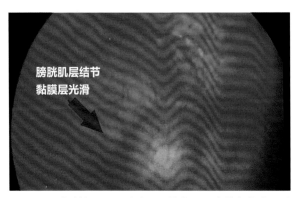

图6-6-2　膀胱镜下可见膀胱肌层结节，图中蓝色箭头示黏膜层光滑

三、在手术体位上，选择"头低脚高"、"左低右高"的平卧位与截石位的"融合体位"（图6-6-3）。

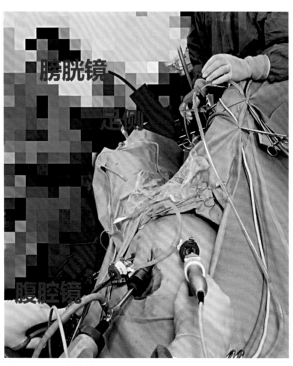

图6-6-3　手术体位

四、经腹腹腔镜选择"三孔法"。脐部正中切口置入11 mm铁制穿刺器，引入腹腔镜镜头，左右两侧在腹直肌旁略低于脐部水平分别置入5 mm和12 mm一次性塑料穿刺器，分别引入腔镜用弯钳（或吸引器）和超声刀（或针持）（图6-6-4）。

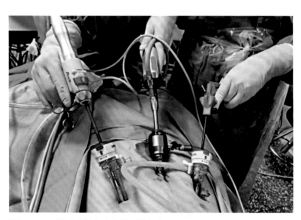

图6-6-4　引入腔镜弯钳和超声刀

五、进入腹腔后辨认相应的解剖结构。游离乙状结肠的粘连（图6-6-5）。

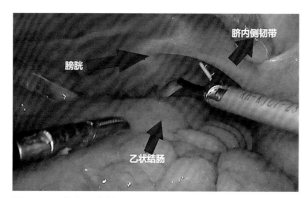

图6-6-5 游离乙状结肠，红色箭头示乙状结肠，蓝色箭头示膀胱和脐内侧韧带

六、乙状结肠与腹壁有粘连，松解肠粘连，恢复清晰的解剖结构（图6-6-6）。

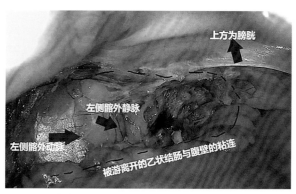

图6-6-6 术中解剖结构，图中虚线示被游离开的乙状结肠与腹壁的粘连，蓝色箭头示相应解剖结构

七、首刀位置选择在右侧的脐内侧韧带（图6-6-7），这里对应膀胱右侧壁的位置。

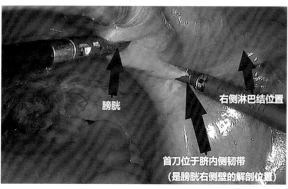

图6-6-7 首刀位于右侧脐内侧韧带，图中蓝色箭头所示相应解剖结构

八、打开脐内侧韧带（图6-6-8），遭遇右侧输精管（图6-6-9），注意予以保留。

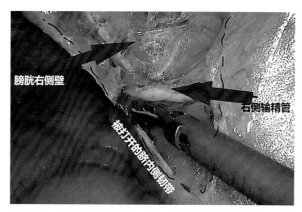

图6-6-8 打开脐内侧韧带，图中蓝色虚线所示为被打开的脐内侧韧带，蓝色箭头所示相应解剖结构

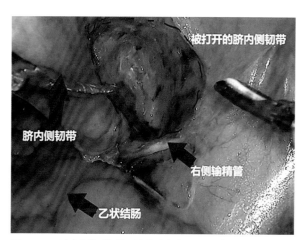

图6-6-9 脐内侧韧带附近的术中解剖，图中蓝色虚线所示为被打开的脐内侧韧带，蓝色箭头所示相应解剖结构

九、进一步扩大右侧脐内侧韧带（图6-6-10），暴露右侧膀胱壁（图6-6-11）。

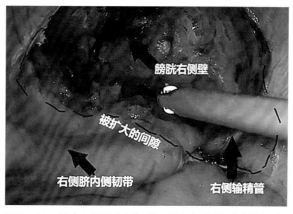

图6-6-10 扩大右侧脐内侧韧带，图中虚线所示为被扩大的间隙，蓝色箭头示相应解剖结构

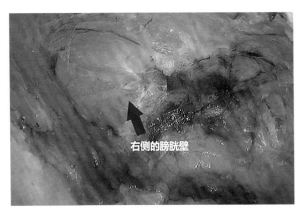

图6-6-11 暴露右侧膀胱壁,见图中蓝色箭头所示

十、双镜联合。膀胱镜下充入生理盐水使膀胱膨胀。右手超声刀触诊膀胱壁,在膀胱镜视野下观察超声刀与膀胱平滑肌瘤的相对位置。从而在腹腔镜视野下定位肿瘤(图6-6-12和图6-6-13)。

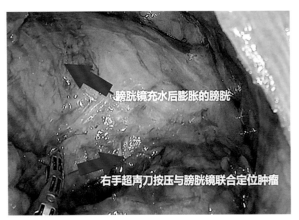

图6-6-12 双镜联合定位肿瘤

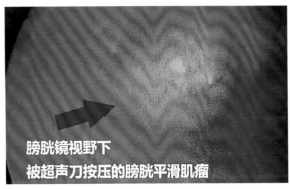

图6-6-13 膀胱镜视野下可见膀胱平滑肌瘤,见图中蓝色箭头所示

十一、手术策略上,膀胱镜辅助,腹腔镜视野下用超声刀在膀胱壁表面的脂肪层勾画肿瘤轮廓(图6-6-14)。

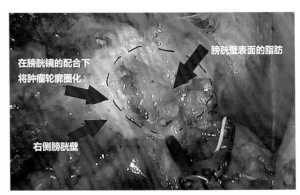

图6-6-14 超声刀勾画肿瘤轮廓,图中虚线所示为膀胱壁表面脂肪

十二、在上一步勾勒出肿瘤轮廓后,会形成一个脂肪"帽子"结构,左手提拉这个"帽子"形成了一个向上的张力,方便右手进一步向更深层膀胱壁切开(图6-6-15)。

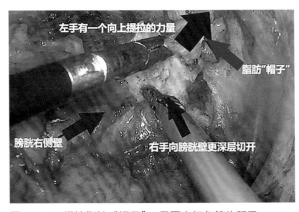

图6-6-15 提拉脂肪"帽子",见图中红色箭头所示

十三、切开黏膜层,在膀胱壁形成开口(图6-6-16)。沿肿瘤边缘切开。

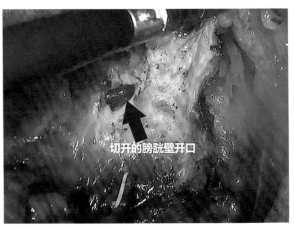

图6-6-16 切开的膀胱壁开口,见图中蓝色箭头所示

十四、置入尿管，打入水囊。水囊位置位于膀胱三角区，保护右侧输尿管开口免遭缝合（图6-6-17）。

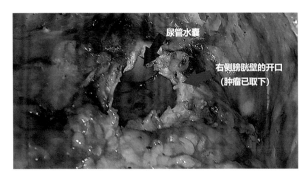

图6-6-17　肿瘤取下后可见右侧膀胱壁开口，图中红色箭头所示为右侧膀胱壁开口，蓝色箭头所示为尿管水囊

十五、采用2-0的可吸收倒刺缝线连续缝合膀胱开口（图6-6-18）。

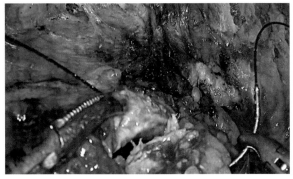

图6-6-18　缝合膀胱开口

十六、膀胱全层连续缝合后，再将浆肌层缝合（图6-6-19），减少缝合口张力。

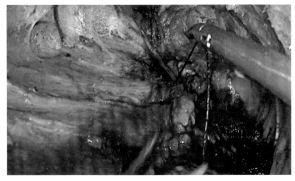

图6-6-19　缝合浆肌层

十七、缝合结束后膀胱镜下充水检查密闭性良好（图6-6-21）。腹腔镜下探查缝合完整（图6-6-20）。

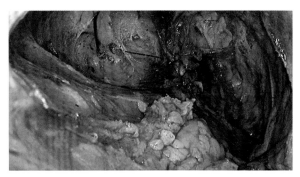

图6-6-20　腹腔镜下探查缝合完整

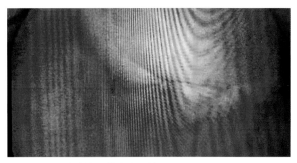

图6-6-21　膀胱镜下检查密闭性

十八、术后病理，黏膜层面光滑完整（图6-6-22）。切开后呈良性表现（图6-6-23）。

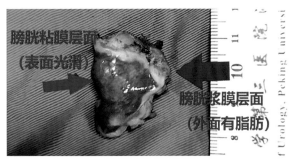

图6-6-22　术后大体标本

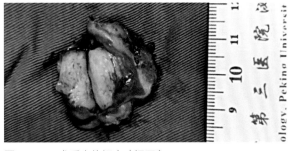

图6-6-23　术后大体标本（切开）

（刘苗　陈克伟　编写）

（吴宗龙　视频编辑）

视频22

第七节　飞流精选：完全机器人下回肠原位膀胱构建术

本文仅针对原位膀胱构建的相关手术细节进行描述，膀胱全切相关手术步骤不再赘述。完成膀胱全切后，将左侧输尿管自结肠系膜下方移至右侧，便可开始进行完全腹腔内回肠原位膀胱构建术。

一、新膀胱尿道吻合

完全腔内原位膀胱构建的第一步是肠道与尿道的吻合。距回盲部35～40 cm处寻找到回肠最低点作为新膀胱颈口，将回肠最低点移动到尿道口附近，注意拖拽时要轻柔，避免损伤肠管。

采用Rocco后重建技术，将肠道最低点与尿道固定在一起，减小吻合张力。在肠道最低点头侧切开1.5～2 cm，作为新膀胱的膀胱颈口，采用Van Velthoven吻合法，用3-0双头倒刺线进行新膀胱尿道吻合（图6-7-1）。因患者处于头低位，肠道与尿道吻合中存在张力，需要左右均匀缝合，逐步降低张力，同时，肠道和尿道的缝合边距要充分，进出针要按照针的弧度，避免发生吻合口撕裂的情况。吻合口12点是张力最高的部分，两针吻合到此处后可交叉缝合一针，然后打结，完成新膀胱与尿道的吻合。

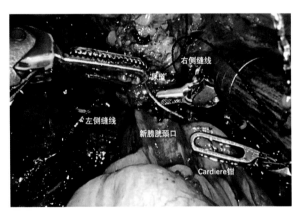

图6-7-1　新膀胱尿道吻合

二、新膀胱肠道截取及恢复肠管连续性

新膀胱尿道吻合后，以吻合口为标志，向尾侧截取10 cm肠管，向头侧截取40 cm肠管。采用60 mm白色钉枪，如图6-7-2所示，进行肠管截取以及侧侧吻合恢复肠道连续性。

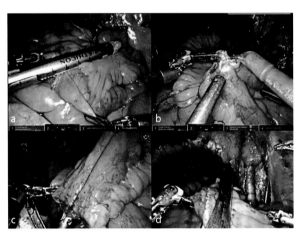

图6-7-2　新膀胱截取肠道及恢复肠管连续性：a. 直线切割器对系膜缘截取新膀胱肠管；b. 肠管断端下方切开1 cm开口；c. 直线切割器侧侧吻合肠管远近端；d. 直线切割器封闭共同开口

三、新膀胱储尿囊构建

首先，需要进行肠管去管化操作。去管化范围包括吻合口尾侧的10 cm肠管以及吻合口头侧的30 cm肠管，保留近端10 cm肠管作为输入袢。切开肠管时，助手可采用吸引器指引切开方向并避免切到对侧肠黏膜，同时，要保证在对系膜缘切开（图6-7-3 a）。

完成去管化后开始进行新膀胱后壁的重建。需要重建的肠管总长为40 cm，因此，对折后需要完成20 cm的重建距离。先采用3-0可吸收线，将头尾侧肠管的起始部吻合在一起，每隔5～7 cm缝合一针，共缝合4针牵引线。助手和第4臂Cardiere钳分别牵拉需要缝合肠段的前后牵引线，绷直肠段，然后用3-0倒刺线连续内翻全层缝合或浆肌层连续缝合，恢复后壁的连续性（图6-7-3 b）。

完成后壁缝合后，就开始进行前壁下半部分的缝合。后壁吻合为第一次对折肠管，前壁吻合为第二次交叉对折肠管，将之前吻合在一起的左右侧起始部肠壁与左侧肠壁的中点进行吻合，留近端开口不封闭（图6-7-3 c）。然后将远端肠道前壁连续缝合起来，采用3-0倒刺线连续全层内翻缝合或浆肌层连续缝合（图6-7-3 d）。

间隙（图6-7-4 d），然后进行6点至12点的顺时针吻合，最后两根线在12点进行打结，完成吻合。

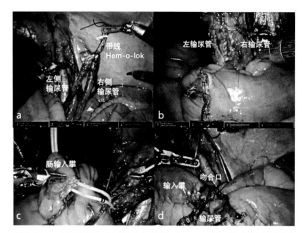

图6-7-4 输尿管与肠管输入袢吻合：a. 第4臂提拉双侧输尿管呈倒"V"结构；b. Wallace法拼接左右侧输尿管；c. 双侧输尿管支架置入；d. 将输尿管拉至水平方便吻合肠管与左侧输尿管壁

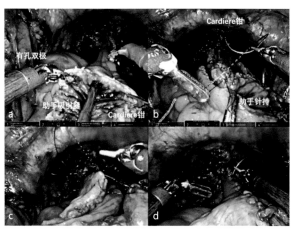

图6-7-3 新膀胱储尿囊构建：a. 肠管去管化；b. 吻合新膀胱后壁；c. 交叉对折前壁；d. 吻合新膀胱前壁

四、输尿管与肠管输入袢吻合

完成新膀胱储尿囊前后壁吻合后，开始进行输尿管与肠管输入袢吻合，我们采用Wallace法吻合。

第4臂提起双侧输尿管的带线血管夹，形成有张力的倒"V"字形结构（图6-7-4 a）。距末端2~3 cm纵行切开输尿管，长度约2~3 cm，4-0可吸收线将输尿管相邻后壁连续缝合，拼接双侧输尿管开口，备吻合（图6-7-4 b）。

剪开输入袢的末端，将针持从输入袢的近端伸入，自远端尚未封闭的储尿囊开口伸出。此时，助手在台上自下腹正中耻骨联合上方2 cm穿刺5 mm金属Trocar，将双侧输尿管单J管连同导丝由5 mm Trocar内置入，针持将双侧输尿管支架穿行输入袢置入双侧输尿管中（左侧绿色，右侧红色）（图6-7-4 c）。

然后进行拼接输尿管与肠管输入袢的端端吻合。采用3-0双头倒刺线，按照Van Velthoven吻合法，自6点开始，将输尿管全层与肠管全层进行连续吻合。由6点至12点，逆时针先吻合右侧输尿管壁。在吻合至12点后，将双侧输尿管壁切断，但保留输尿管系膜，保持第4臂提拉输尿管。将输尿管拉至水平位置，则可显露左侧输尿管壁与肠管

五、关闭储尿囊开口及固定输尿管支架

用3-0倒刺线连续缝合储尿囊残余开口，采用全层内翻缝合或者浆肌层缝合，注意针距和边距，保证储尿囊的水密性。缝合过程中，在输尿管支架附近用倒刺线环绕支架管两圈后，继续缝合肠壁，拉紧缝线以固定支架管，两根支架管分开固定（图6-7-5）。关闭储尿囊开口后，留置Fr20到尿管，注水50~60 ml测漏，冲洗新膀胱，完成新膀胱制作。

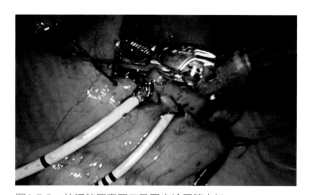

图6-7-5 关闭储尿囊开口及固定输尿管支架

（毕海 马潞林 编写）

（毕海 视频编辑）

视频23

第七章　前列腺癌手术学习笔记

第一节　一例机器人根治性前列腺切除术的手术心得体会

一、病例介绍：患者72岁，男性。总前列腺特异性抗原（total prostate specific antigen, TPSA）10.345 ng/ml，比值0.17。穿刺12针中右侧叶两针阳性，诊断前列腺癌。每针阳性组织比例为30%到40%。评分Gleason评分5+5=10分。骨扫描阴性。行机器人辅助腹腔镜下根治性前列腺切除术。术前影像学检查见图7-1-1～图7-1-3。

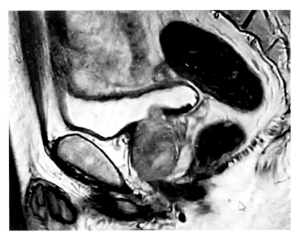

图7-1-1　患者术前核磁影像1

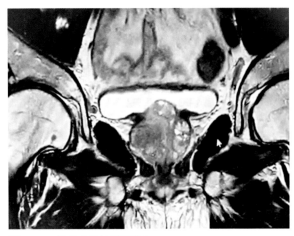

图7-1-2　患者术前核磁影像2

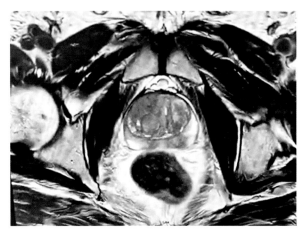

图7-1-3　患者术前核磁影像3

二、图7-1-4示机器人穿刺器位置。

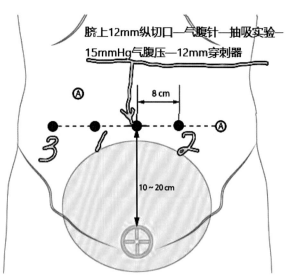

图7-1-4　机器人穿刺器位置

三、图7-1-5示切开腹膜。首刀位置是切开耻骨联合上方的腹膜（前正中襞和脐尿管）（图7-1-6）。

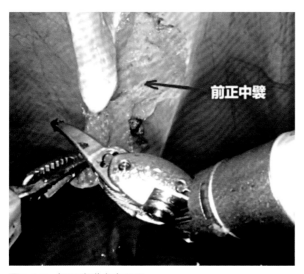

图7-1-5 切开腹膜术中所见

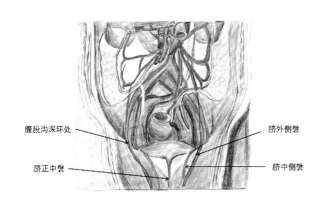

图7-1-6 前正中襞等结构示意图

四、腹膜切口向两侧延伸至双侧内环处的输精管水平（图7-1-7～图7-1-8）。

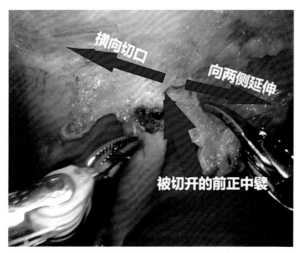

图7-1-7 腹膜切口向两侧延伸（蓝色箭头所示）

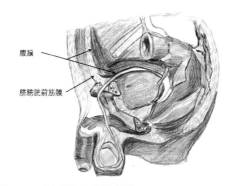

图7-1-8 脐膀胱筋膜示意图

五、暴露耻骨联合。游离Retzius间隙（耻骨联合与脐膀胱筋膜之间的层次）（图7-1-9～图7-1-10）。

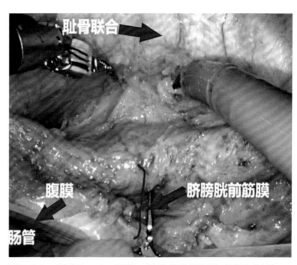

图7-1-9 游离Retzius间隙，蓝色箭头所示为各解剖结构

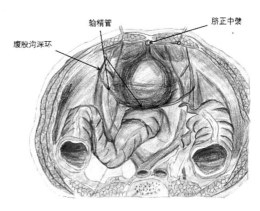

图7-1-10 腹腔镜下结构示意图

六、游离双侧闭孔淋巴结。以右侧髂外静脉为例。沿着右侧髂外静脉内侧进入层次，直至骨盆壁。沿着骨盆壁表面层面向足侧游离，寻找闭孔血管及闭孔神经（图7-1-11）。

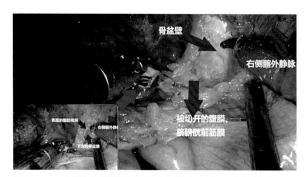

图7-1-11 沿着右侧髂外静脉内侧进行游离，蓝色箭头所示为各解剖结构

七、图7-1-12和图7-1-13示沿着闭孔血管周围清扫其淋巴结。

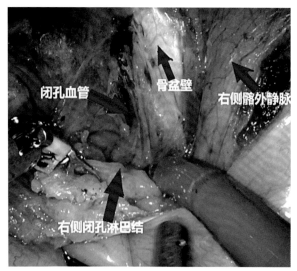

图7-1-12 沿着闭孔血管周围清扫其淋巴结，蓝色箭头所示为各解剖结构

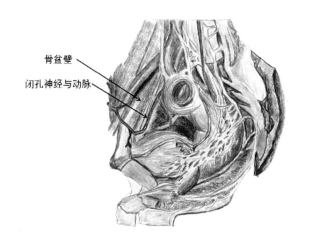

图7-1-13 骨盆壁、闭孔神经与动脉示意图

八、图7-1-14示同法游离左侧闭孔淋巴结。

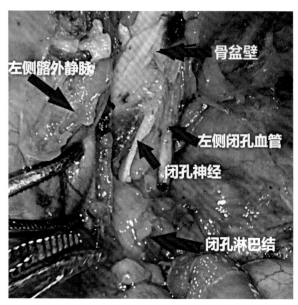

图7-1-14 游离左侧闭孔淋巴结，蓝色箭头所示为各解剖结构

九、切开双侧腹膜外脂肪，切开双侧盆筋膜（图7-1-15）。

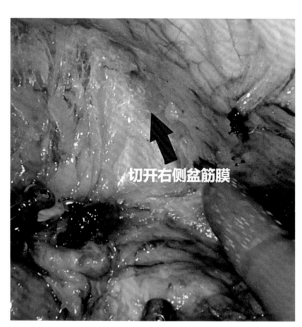

图7-1-15 切开右侧盆筋膜（蓝色箭头所示）

十、双侧盆筋膜被切开后，其中心的背深静脉复合体被显露出来。在切开盆筋膜时，会遭遇前列腺静脉丛，应紧贴骨盆壁侧（而非前列腺侧）分离，避免出血（图7-1-16和图7-1-17）。

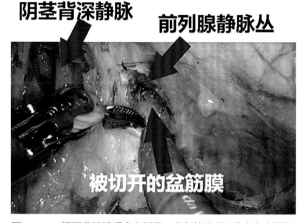

图7-1-16　切开盆筋膜后术中所见，蓝色箭头所示为各解剖结构

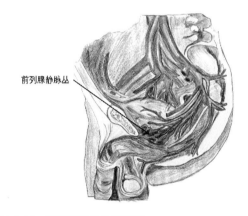

图7-1-17　前列腺静脉丛示意图

十一、图7-1-18示DVC（背深静脉复合体）的缝扎。采用2-0的可吸收倒刺缝合线先缝合DVC。注意针的方向和持针手法。

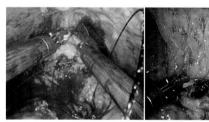

图7-1-18　DVC（背深静脉复合体）的缝扎，蓝色箭头所示为切开右侧盆筋膜

十二、膀胱颈的切开（图7-1-19）。膀胱颈口位置的判断方法有三：①第4臂器械向头侧牵拉膀胱，游离度大者为膀胱，游离度小者为前列腺，其交界为膀胱颈口；②双手机械臂同时向内按压，通过观察游离度判断前列腺膀胱连接处；③助手牵拉尿管，通过游离度判断。

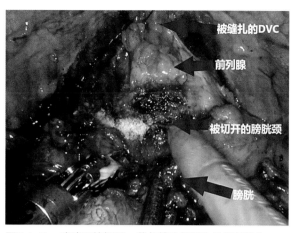

图7-1-19　膀胱颈的切开，蓝色箭头所示为各解剖结构

十三、颜色的变化即层次的变迁（图7-1-20）。前列腺组织颜色偏白，膀胱组织黏膜偏红。

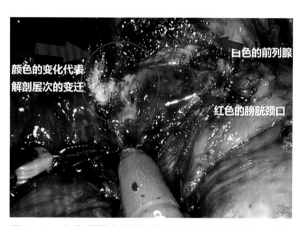

图7-1-20　红色圆圈内组织颜色的变化即层次的变迁，蓝色箭头示各解剖结构

十四、游离前列腺背侧时，采用第4器械臂向腹侧提拉尿管，有助于制造张力，方便前列腺背侧游离（图7-1-21）。

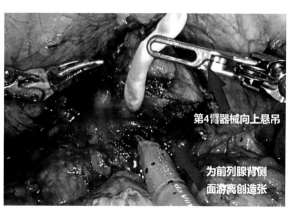

图7-1-21　游离前列腺背侧，蓝色箭头示操作技巧

十五、游离前列腺背侧时，紧贴前列腺寻找到输精管，其位置位于精囊内侧（图7-1-22）。

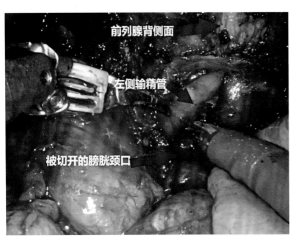

图7-1-22 前列腺背侧的输精管，蓝色箭头所示为各解剖结构

十六、在精囊旁有精囊动脉注意夹闭。注意左侧输精管、精囊、精囊动脉的解剖关系（图7-1-23和图7-1-24）。

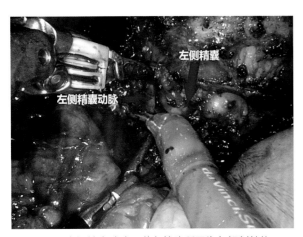

图7-1-23 夹闭精囊动脉，蓝色箭头所示为各解剖结构

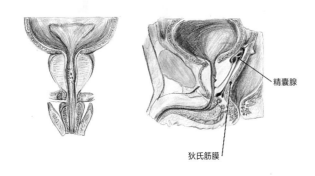

图7-1-24 精囊腺位置示意

十七、同法处理右侧输精管、精囊、精囊动脉（图7-1-25和图7-1-26）。

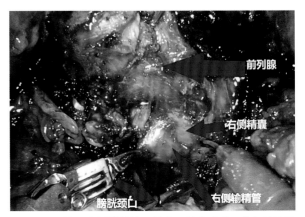

图7-1-25 处理右侧输精管、精囊、精囊动脉，蓝色箭头所示为各解剖结构

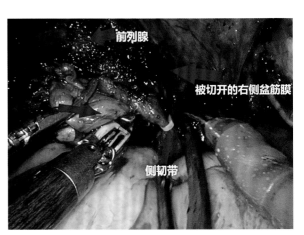

图7-1-26 处理右侧输精管、精囊、精囊动脉，蓝色箭头所示为各解剖结构

十八、前列腺相关筋膜的分离方法：

1. 筋膜内技术：前列腺两侧的分离层面在前列腺筋膜内。此种分离的方法前列腺表面将没有筋膜覆盖，仅有前列腺包膜。当然，前列腺背侧面的分离层面是在狄氏筋膜与前列腺之间。

2. 筋膜间技术：前列腺两侧的分离层面在前列腺筋膜外，但在盆侧筋膜内。当然，前列腺背侧面的分离层面是在狄氏筋膜与前列腺之间。

3. 筋膜外技术：前列腺两侧的分离层面在盆腔筋膜外与肛提肌筋膜间。前列腺背侧的分离层面在狄氏筋膜与直肠周围脂肪之间。

十九、机器人的微观显像可以观察到狄氏筋膜（直肠前列腺筋膜）反折的两个面，前列腺面和直肠面（图7-1-27）。

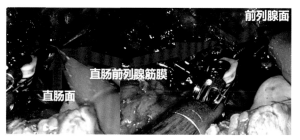

图7-1-27 狄氏筋膜术中所见，蓝色箭头所示为各解剖结构

二十、采用机器人第4臂提起精囊，机器人双手紧贴精囊游离前列腺背侧面（图7-1-28）。此时左侧和右侧前列腺韧带成为剩下的"羁绊"。

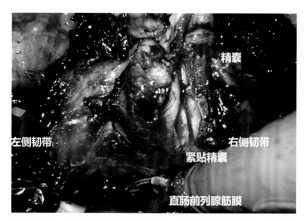

图7-1-28 前列腺韧带术中所见，蓝色箭头所示为各解剖结构

二十一、被切开的右侧盆筋膜在前列腺侧韧带的腹侧面，被分开的前列腺背侧面在前列腺侧韧带的背侧面。此时前列腺韧带成为剩下的"羁绊"。采用血管夹联合冷剪刀切开侧韧带（图7-1-29）。

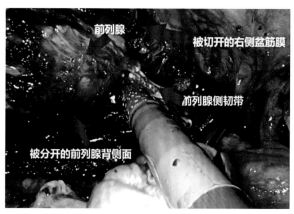

图7-1-29 采用血管夹联合冷剪刀切开侧韧带，蓝色箭头所示为各解剖结构

二十二、在此前的步骤中，DVC被缝扎但未被切断。此时可以切断DVC（图7-1-30）。

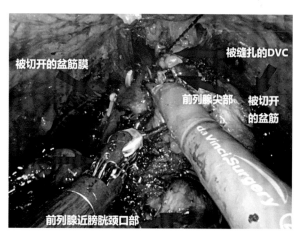

图7-1-30 切断DVC，蓝色箭头所示为各解剖结构

二十三、图7-1-31示用冷剪刀切开前列腺尖部与尿道连接处。紧邻前列腺尖部切开，以保留足够的尿道以备吻合。

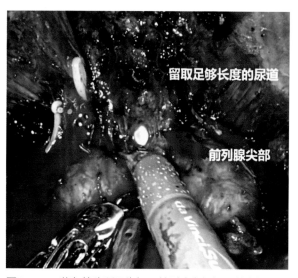

图7-1-31 蓝色箭头所示为切开前列腺尖部与尿道连接处

二十四、膀胱尿道吻合中采用的是"Y604"型号缝线。缝线"Y604"指线径3-0，针长26 mm圆针，弧度为5/8，缝线截取25～30 cm。其术后7天张力下降至50%～60%，将在术后90天～120天吸收。

二十五、第一针位置选择在膀胱颈口3点钟方向，从外侧向内侧进针。手法为正手缝合（图7-1-32）。

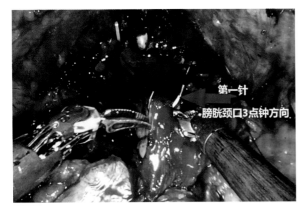

图7-1-32 正手缝合第一针（蓝色箭头所示）

二十六、第二针位置选择在尿道3点钟方向，从内侧向外侧进针。手法为正手缝合（图7-1-33）。

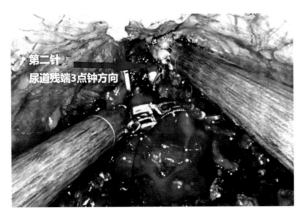

图7-1-33 正手缝合第二针（蓝色箭头所示）

二十七、第三针位置选择在膀胱颈口5点钟方向，从外侧向内侧进针（图7-1-34）。手法为正手缝合。此时针平面位于矢状位。

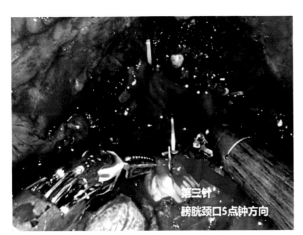

图7-1-34 正手缝合第三针（蓝色箭头所示）

二十八、第四针位置选择在尿道5点钟方向，从内侧向外侧进针（图7-1-35）。手法为正手缝合。此时针平面位于矢状位。

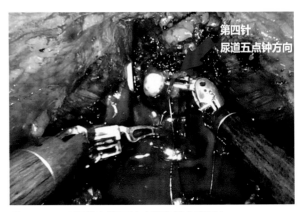

图7-1-35 正手缝合第四针（蓝色箭头所示）

二十九、第五针位置选择在膀胱颈口7点钟方向，从外侧向内侧进针（图7-1-36）。手法为正手缝合。此时针平面位于矢状位。

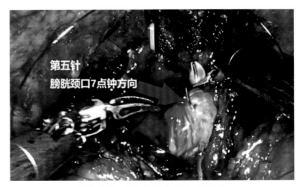

图7-1-36 正手缝合第五针（蓝色箭头所示）

三十、第六针位置选择在尿道7点钟方向，从内侧向外侧进针（图7-1-37）。手法为正手缝合。

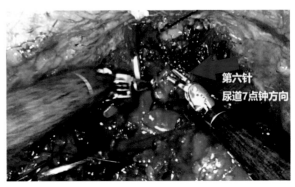

图7-1-37 正手缝合第六针（蓝色箭头所示）

三十一、第七针位置选择在膀胱颈口8点钟方向，从外侧向内侧进针（图7-1-38）。手法为正手缝合。此时针平面位于矢状位。

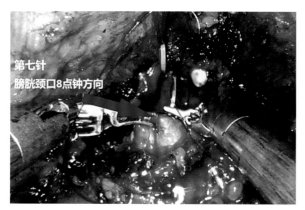

图7-1-38　正手缝合第七针（蓝色箭头所示）

三十二、第八针位置选择在尿道8点钟方向，从内侧向外侧进针（图7-1-39）。手法为正手缝合。

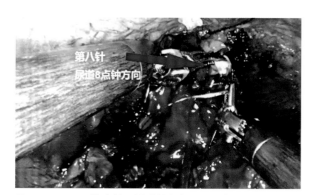

图7-1-39　正手缝合第八针（蓝色箭头所示）

三十三、八针缝合后，背侧已经完成缝合，收紧缝合线（图7-1-40）。

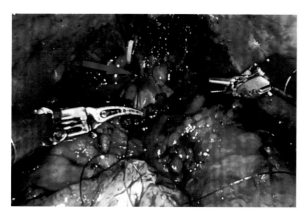

图7-1-40　收紧缝合线（蓝色箭头所示）

三十四、第九针位置选择在膀胱颈口9点钟方向，从外侧向内侧进针（图7-1-41）。手法为反手缝合。

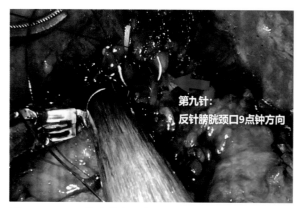

图7-1-41　反手缝合第九针（蓝色箭头所示）

三十五、第十针位置选择在尿道9点钟方向，从内侧向外侧进针（图7-1-42）。手法为反手缝合。

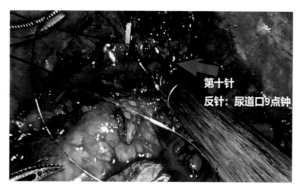

图7-1-42　反手缝合第十针（蓝色箭头所示）

三十六、第十一针位置选择在膀胱颈口11点钟方向，从外侧向内侧进针（图7-1-43）。手法为反手缝合。此时更换新尿管。

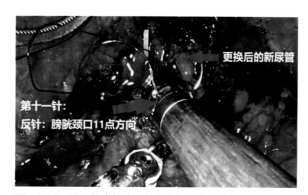

图7-1-43　反手缝合第十一针（蓝色箭头所示）

三十七、第十二针位置选择在尿道11点钟方向，从内侧向外侧进针（图7-1-44）。手法为反手缝合。

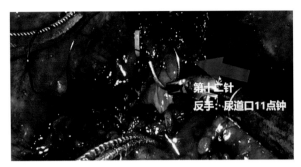

图7-1-44　反手缝合第十二针（蓝色箭头所示）

三十八、第十三针位置选择在膀胱颈口12点钟方向，从外侧向内侧进针（图7-1-45）。手法为反手缝合。此时膀胱尿道距离较近，直接从尿道12点钟位置出针。

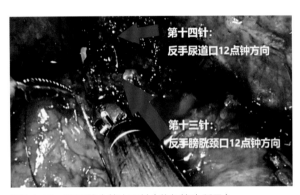

图7-1-45　反手缝合第十三针（蓝色箭头所示）

三十九、第十五针位置选择在膀胱颈口1点钟方向，从外侧向内侧进针（图7-1-46）。手法为正手缝合。此时膀胱尿道距离较近，直接从尿道1点钟位置出针。

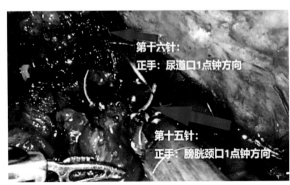

图7-1-46　反手缝合第十五针（蓝色箭头所示）

四十、缝合后拉紧线尾，打结（图7-1-47）。

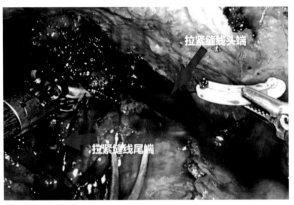

图7-1-47　缝合后拉紧线尾，打结（蓝色箭头所示）

四十一、增生严重患者，膀胱颈口的口径大于尿道口的口径。可以进行膀胱颈口重建（图7-1-48）。

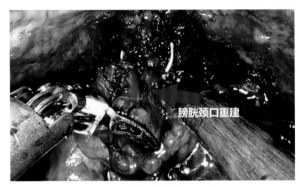

图7-1-48　膀胱颈口重建（蓝色箭头所示）

四十二、采用前悬吊法减少膀胱尿道吻合口张力（图7-1-49）。

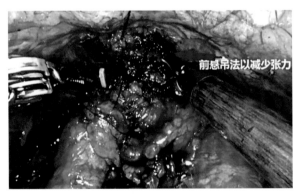

图7-1-49　采用前悬吊法减少膀胱尿道吻合口张力（蓝色箭头所示）

四十三、图7-1-50示缝合后的术中表现

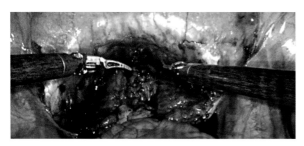
图7-1-50 缝合后的术中表现

总结

①机器人经腹腔途径与腹膜后途径不同，切开腹膜向两侧延伸至双侧内环处，暴露耻骨联合，游离Retzius间隙（耻骨联合与脐膀胱筋膜之间的层次）；②双侧盆筋膜被切开后，其中心的背深静脉复合体被突显出来。在切开盆筋膜时，会遭遇前列腺静脉丛，应紧贴骨盆壁侧（而非前列腺侧）分离，避免出血；③DVC（背深静脉复合体）的缝扎。采用2-0的可吸收倒刺缝合线V-lok先缝合DVC；④膀胱颈的切开，膀胱颈口位置的判断方法有三种；⑤游离前列腺背侧是难点，精囊、输精管、精囊动脉、直肠、狄氏筋膜等的复杂关系是后续手术学习的难点和重点；⑥三种前列腺相关筋膜的分离方法；⑦用冷剪刀切开前列腺尖部与尿道连接处，紧邻前列腺尖部切开，以保留足够的尿道以备吻合；⑧膀胱尿道吻合的每针方向、手法和技巧。

（刘茁 张洪宪 马潞林 编写）
（高启越 视频编辑） 视频24

第二节 机器人根治性前列腺切除术
——1例前列腺癌合并重度前列腺增生的手术心得

一、病例介绍：患者89岁男性。TPSA=28.247 ng/ml，游离PSA与总PSA比值为0.17。前列腺穿刺活检提示前列腺腺癌，12针中5针阳性，Gleason评分4+4=8分，单针最高肿瘤比例为90%。骨扫描未见骨转移灶。采用新辅助内分泌治疗4个月。男性生殖系统核磁平扫提示前列腺体积较前缩小，左侧外周带病变较前缩小。复查TPSA 2.818 ng/ml，游离PSA与总PSA比值为0.16。行机器人根治性前列腺切除术。

二、新辅助治疗后男性生殖系统核磁平扫：前列腺左侧外周带病变，前列腺增生，中叶凸入膀胱（图7-2-1和图7-2-2）。

三、笔者在本章第一节"一例机器人根治性前列腺切除术的手术心得体会"中详细描述了机器人根治性前列腺切除术的手术步骤。介绍了三种判断膀胱颈口手术处理的方法。图7-2-3所示为切开膀胱颈口。

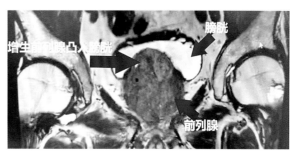
图7-2-1 患者新辅助治疗后男性生殖系统核磁平扫，蓝色箭头所示为各解剖结构

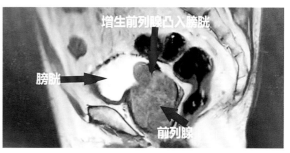
图7-2-2 患者新辅助治疗后男性生殖系统核磁平扫，蓝色箭头所示为各解剖结构

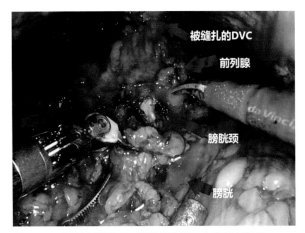

图7-2-3 切开膀胱颈口，蓝色箭头所示为各解剖结构

四、切开尿道，分离前列腺底部和膀胱颈口，注意保护双侧输尿管口（图7-2-4）。

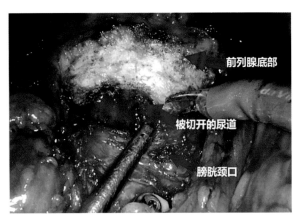

图7-2-4 切开尿道，分离前列腺底部和膀胱颈口，蓝色箭头所示为各解剖结构

五、机器人第4器械臂向腹侧提拉尿管，协助暴露前列腺背侧（图7-2-5）。

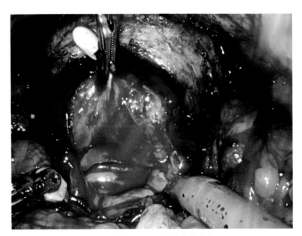

图7-2-5 提拉尿管，协助暴露前列腺背侧

六、本例患者前列腺增生明显，且中叶增生凸入膀胱。切除前列腺后，膀胱颈口的口径较大，而且切缘具有双侧输尿管口近。直接盲目进行膀胱尿道吻合可能误扎输尿管口，因此决定向双侧输尿管口置入输尿管支架管。在辅助孔置入黑泥鳅导丝，在右手机器臂协助下置入右侧输尿管口（图7-2-6）。

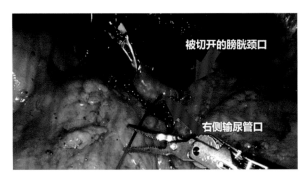

图7-2-6 在右侧输尿管口置入黑泥鳅导丝，蓝色箭头所示为各解剖结构

七、图7-2-7示沿黑泥鳅导丝置入右侧输尿管支架管。

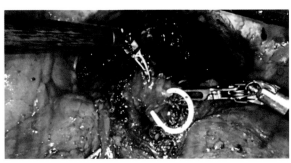

图7-2-7 沿黑泥鳅导丝置入右侧输尿管支架管

八、同法寻找左侧输尿管口，置入黑泥鳅导丝（图7-2-8）。

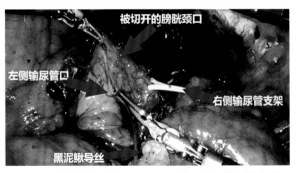

图7-2-8 在左侧输尿管口置入黑泥鳅导丝，蓝色箭头所示为各解剖结构

九、图7-2-9示沿导丝置入左侧输尿管支架管。

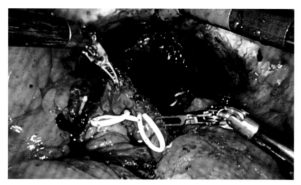

图7-2-9　沿导丝置入左侧输尿管支架管

十、图7-2-10示修补膀胱颈后壁，一方面重建膀胱颈口缩小其口径以便与尿道吻合，另一方面避免膀胱颈后壁直接与尿道吻合而误扎输尿管口。

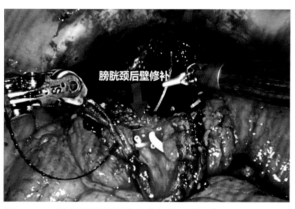

图7-2-10　修补膀胱颈后壁（蓝色箭头所示）

十一、采用2-0可吸收倒刺缝合线（DVC缝扎后的剩余缝线），将膀胱颈口后壁缝合完毕（图7-2-11）。

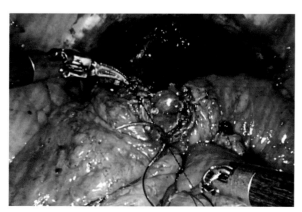

图7-2-11　缝合膀胱颈口后壁

十二、图7-2-12示完成膀胱尿道吻合。

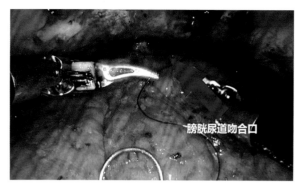

图7-2-12　完成膀胱尿道吻合（蓝色箭头所示）

十三、术后大体标本可见前列腺明显增生，可见凸入膀胱颈口的前列腺中叶（图7-2-13）。

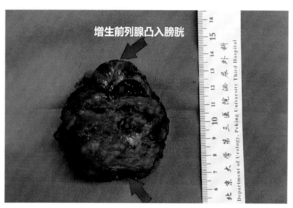

图7-2-13　术后大体标本（蓝色箭头所示）

总结

　　重度前列腺增生患者，其增生的中叶可能凸入膀胱，增加机器人根治性前列腺切除术的手术难度。膀胱颈口切开时需要警惕避免损伤双侧输尿管口。在行膀胱尿道吻合时应该在直视下观察到双侧输尿管口以防止误扎造成术后双肾积水。确切的处理方式是在双侧输尿管开口处置入输尿管支架管。可辅助膀胱颈口"后壁重建"技术，缩小膀胱颈口。

（刘苗　高启越　张洪宪　编写）

第三节 "筋膜内法"保留性神经的机器人辅助腹腔镜根治性前列腺切除术

一、病例介绍：患者57岁男性，主因"体检发现PSA增高1年"就诊，TPSA为9.148 ng/ml。前列腺穿刺提示12针中3针阳性，Gleason评分为3+4=7分，骨扫描阴性。直肠指检前列腺与直肠层次清晰。行机器人辅助腹腔镜下根治性前列腺切除术。

二、男性生殖系统MRI提示前列腺体积增大，大小约：4.3 cm×3.0 cm×3.3 cm，其内信号混杂，外周带信号不均匀减低。DWI信号不均匀，ADC见小结节状、条状低信号。中央腺体右侧可见结节状短T1信号。前列腺后部射精管走行区见囊状长T1长T2信号，约4.5 mm×5.5 mm。双侧精囊腺形态、大小正常，未见明显异常信号。诊断印象：前列腺增生、前列腺癌、前列腺出血、射精管囊肿（图7-3-1）。

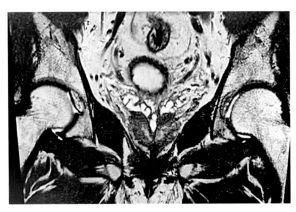

图7-3-1 患者术前MRI

三、下图为核磁矢状位影像（图7-3-2）。

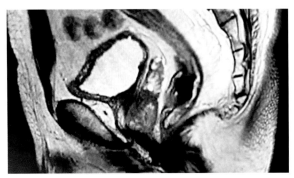

图7-3-2 患者术前矢状位MRI

四、图7-3-3水平位MRI图像可见前列腺包膜，及其外部的侧韧带，5点和7点神经血管束可见。

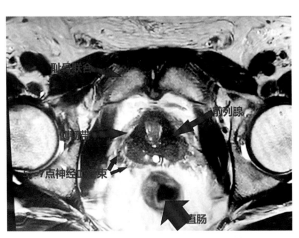

图7-3-3 患者术前水平位MRI影像，蓝色箭头示相应解剖结构

五、我们在既往多个章节中介绍了机器人辅助腹腔镜根治性前列腺切除术。本节的重点在介绍"筋膜内法"保留性神经的机器人辅助腹腔镜根治性前列腺切除术。

六、穿刺器放置位置如图7-3-4。

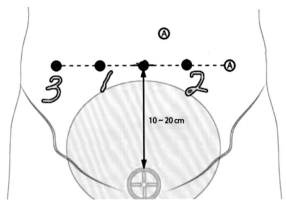

图7-3-4 穿刺器放置位置

七、在耻骨联合上方的前正中襞处切开腹膜。腹膜切口向两侧延伸至双侧内环处。切开双侧腹膜外脂肪。沿着右侧骨盆壁游离腹膜外脂肪时可发现右侧副阴部内动脉走行（图7-3-5）。术中

注意予以保护，以保证阴茎勃起的血液供应。在
后续缝扎DVC时也需要保护右侧副阴部内动脉。

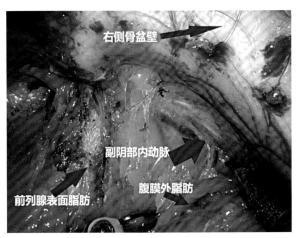

图7-3-5　术中游离腹膜外脂肪时所见，蓝色箭头示相应解剖结构

八、负责阴茎血供的主要是阴茎背动脉和阴茎深动脉（图7-3-6）。两者都来自阴部动脉。副阴部内动脉也参与了阴茎血供，术中应注意保护。

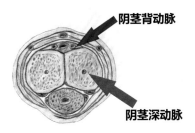

图7-3-6　蓝色箭头示阴茎背动脉，红色箭头示阴茎深动脉

九、图7-3-7所示阴茎动脉血供，从远端到近端，分别是阴茎背动脉→阴部内动脉→髂内动脉。

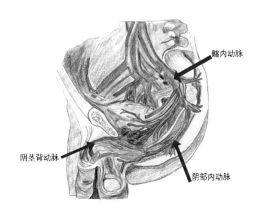

图7-3-7　阴茎动脉血供示意，蓝色箭头示相应解剖结构

十、紧贴骨盆壁一侧（而非前列腺一侧）切开左侧盆筋膜（图7-3-8）。以保护前列腺表面静脉丛。

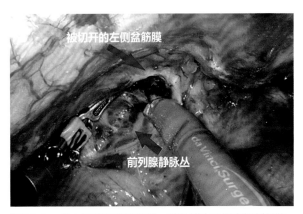

图7-3-8　术中切开左侧盆筋膜，蓝色箭头示相应解剖结构

十一、图7-3-9示阴茎背浅静脉、阴茎背深静脉、前列腺静脉丛的解剖位置。

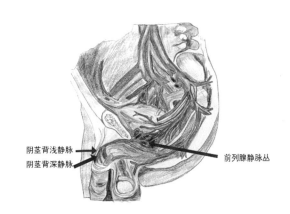

图7-3-9　阴茎背浅静脉、阴茎背深静脉、前列腺静脉丛解剖位置示意，蓝色箭头示相应解剖结构

十二、术中切开膀胱颈口（图7-3-10）。

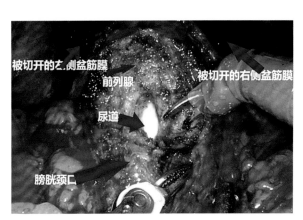

图7-3-10　术中切开膀胱颈口，蓝色箭头示相应解剖结构

十三、游离前列腺背侧（图7-3-11），分离出精囊，向两侧延伸处理双侧侧韧带。

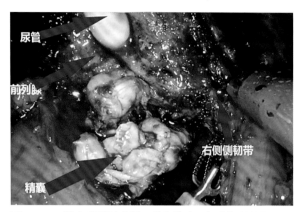

图7-3-11　游离前列腺背侧，蓝色箭头示相应解剖结构

十四、采用"筋膜内法"在前列腺包膜与前列腺筋膜内游离，以保护神经血管束。图7-3-12所为为处理左侧侧韧带。

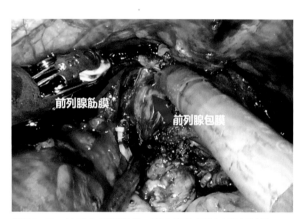

图7-3-12　处理左侧侧韧带，蓝色箭头示相应解剖结构

十五、同法处理右侧（图7-3-13）。

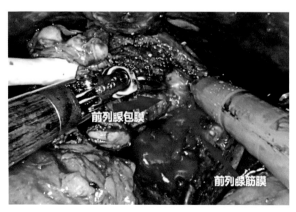

图7-3-13　处理右侧侧韧带，蓝色箭头示相应解剖结构

十六、前列腺相关筋膜的分离方法：

1．筋膜内技术：前列腺两侧的分离层面在前列腺筋膜内。此种分离方法的前列腺表面将没有筋膜覆盖，仅有前列腺包膜。当然，前列腺背侧面的分离层面是在狄氏筋膜与前列腺之间。

2．筋膜间技术：前列腺两侧的分离层面在前列腺筋膜外，但在盆侧筋膜内。当然，前列腺背侧面的分离层面还是在狄氏筋膜与前列腺之间。

3．筋膜外技术：前列腺两侧的分离层面在盆腔筋膜外与肛提肌筋膜间。前列腺背侧的分离层面在狄氏筋膜与直肠周围脂肪之间。

十七、图7-3-14所示为采用"筋膜内法"，游离左右两侧后向中间汇合。

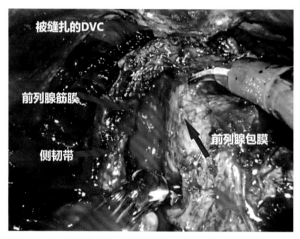

图7-3-14　术中游离左右两侧后向中间汇合，蓝色箭头示相应解剖结构

十八、处理前列腺尖部，切开尿道（图7-3-15）。

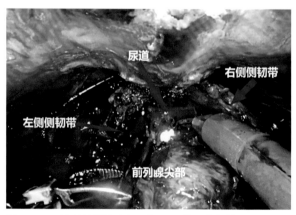

图7-3-15　处理前列腺尖部，切开尿道，蓝色箭头示相应解剖结构

十九、前列腺切除后前列腺"吊床"样结构（图7-3-16）。

二十一、术后标本如图7-3-18。

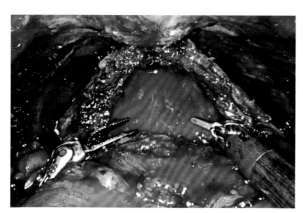

图7-3-16　前列腺切除后前列腺"吊床"样结构

二十、膀胱尿道吻合后所示（图7-3-17）。

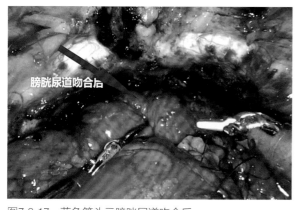

图7-3-17　蓝色箭头示膀胱尿道吻合后

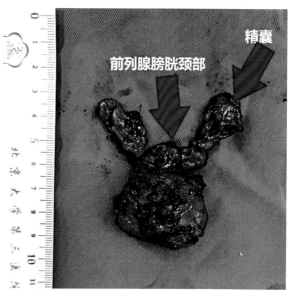

图7-3-18　术后标本，蓝色箭头示相应解剖结构

（刘茁　高启越　张洪宪　编写）

第四节　飞流精选：采用 Hood 技术保留 Retzius 间隙的机器人辅助腹腔镜前列腺癌根治术

一、病例介绍：患者男性，79岁，体检发现PSA升高。术前TPSA为122 ng/ml。游离PSA与总PSA比值为0.16。术前影像学检查男性生殖系统MRI示前列腺体积为4.9 cm×4.3 cm×4.0 cm，左侧外周带和移行带可见异常信号，左侧髂血管淋巴结增大，直径为2.3 cm×3.0 cm。诊断前列腺癌，伴左侧髂血管淋巴结转移。患者行机器人辅助腹腔镜前列腺癌根治术和淋巴结清扫术。

二、图7-4-1 MRI显示左侧外周带和移行带可见异常信号，考虑前列腺癌。

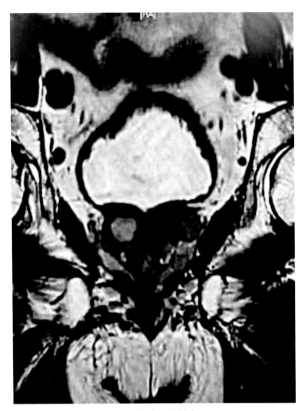

图7-4-1　患者术前MRI影像（冠状位）

三、图7-4-2 MRI显示左侧髂血管淋巴结增大，考虑左侧髂血管淋巴结转移。

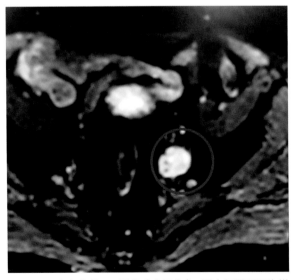

图7-4-2　患者术前MRI影像（水平位），图中红圈所示为增大的淋巴结转移灶

四、图7-4-3中PET-CT检查所示代谢增高灶与MRI显示病灶相符，未见其他骨转移或内脏转移。

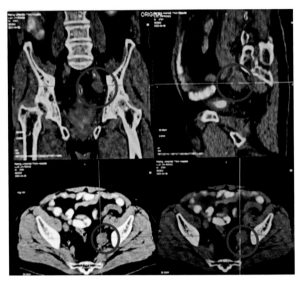

图7-4-3　患者术前PET-CT影像，图中红圈所示为增大的淋巴结转移灶

五、本例患者行机器人辅助腹腔镜前列腺癌根治术。采用的新型技术方式名称为"Hood技术"。在本章前述章节中介绍过传统经典的机器人辅助腹腔镜前列腺癌根治术，例如"一例机器人根治性前列腺切除术的手术心得体会"、"机器人根治性前列腺切除术——一例前列腺癌合并重度前列腺增生的手术心得"。在本文中编者将介绍"Hood技术"的新型方式。术者在术中保留了Retzius间隙，包括：①保留部分膀胱前列腺肌前围裙Apron；②保留盆筋膜；③保留耻骨前列腺韧带；④保留大部分Santorini血管丛。

六、图7-4-4所示术中清除膀胱前脂肪后直接离断膀胱颈口。保留了盆筋膜和DVC。

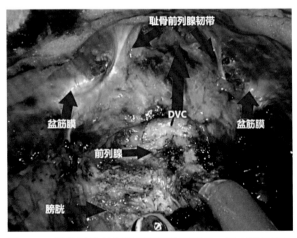

图7-4-4　清除膀胱前脂肪后离断膀胱颈口，图中蓝色箭头示相应的解剖标志

七、图7-4-5所示为游离前列腺背侧的输精管和精囊腺。切开狄氏筋膜，分离前列腺背侧至尿道。

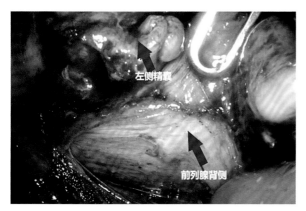

图7-4-5　游离前列腺背侧的输精管和精囊腺

八、紧贴前列腺外包膜向两侧扩展，将游离面延伸至前列腺1点至11点，处理前列腺5点、7点侧蒂后，前列腺背侧面及两侧面包膜即被完全游离（图7-4-6和图7-4-7）。

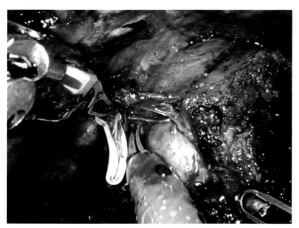

图7-4-6　扩展前列腺游离面

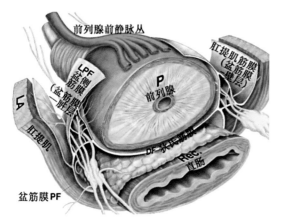

图7-4-7　前列腺周围结构示意图

九、沿前列腺腹侧面的无血管区游离。在Santorini血管丛下方游离前列腺直至尿道。行Rocco后重建（图7-4-8），采用4-0可吸收倒刺缝线双向吻合尿道。

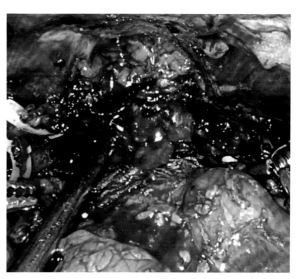

图7-4-8　术中Rocco后重建

十、后重建技术（Rocco缝合）：重建尿道和膀胱背侧支持结构如尿道括约肌复合体，以减少膀胱与尿道吻合时的张力（图7-4-9）。

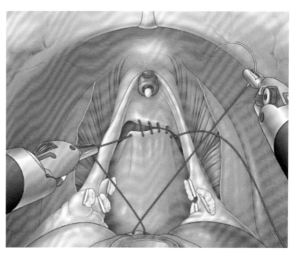

图7-4-9　后重建技术（Rocco缝合）示意图

十一、因术前影像学考虑左侧髂内淋巴结转移，行左侧扩大盆腔淋巴结清扫术。术中见肿大淋巴结约3 cm（图7-4-10）。血供丰富。与左髂内动静脉、闭孔静脉、左侧输尿管粘连严重（图7-4-11），仔细游离并完整切除肿大淋巴结。术中出血约200 ml。

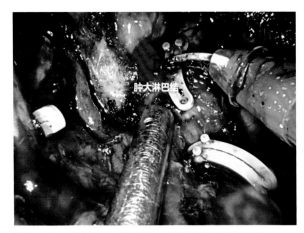

图7-4-10 术中见肿大淋巴结，见图中蓝色箭头所示

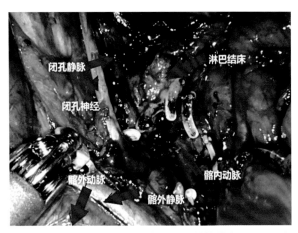

图7-4-11 术中见肿大淋巴结与周围血管等粘连严重，图中蓝色箭头示相应解剖结构

十二、下图示术后病理图片（图7-4-12）。

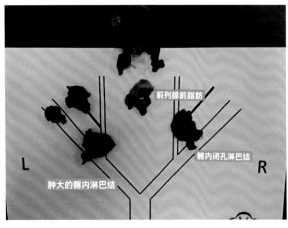

图7-4-12 术后病理图片

十三、Hood技术由美国西奈山大学医学院Ashutosh Tewari教授在2021年《欧洲泌尿外科杂志》提出。作为Aldo Bocciardi完全后入路保留Retzius间隙技术的改良，前入路Hood技术保留了Bocciardi技术在尿控方面的优势，术中显露明显优于后入路，且膀胱尿道吻合更为直观方便（图7-4-13）。

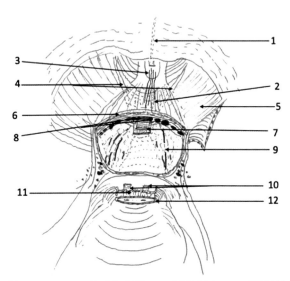

图7-4-13 Hood技术示意图：1. 耻骨联合；2. 尿道外括约肌；3. 浅表静脉层；4. 会阴耻骨肌；5. 肛提肌；6. 逼尿肌围裙；7. 尿道残端；8. 深静脉复合体；9. 神经吊床；10. 输精管；11. 后三角层；12. 膀胱颈

（图片引自参考文献：Wagaskar VG, Mittal A, Sobotka S, et al. Hood Technique for Robotic Radical Prostatectomy-Preserving Periurethral Anatomical Structures in the Space of Retzius and Sparing the Pouch of Douglas, Enabling Early Return of Continence Without Compromising Surgical Margin Rates. Eur Urol, 2021, 80(2): 213-221.）

（田雨　刘承　编写）

第八章　前列腺增生手术学习笔记

第一节　一台 TURP 手术（非耻骨上造口）的心得体会

一、经尿道前列腺电切镜进镜方法有两种：
1. 采用闭孔器置入膀胱后，更换为电切镜，其优点是对尿道外口和舟状窝损伤小（图8-1-2），其缺点是由于前列腺增生严重，闭孔器尾端下压严重；2. 直视下进镜。闭孔器先进入尿道，保留镜鞘位置不变将闭孔器更换为电切镜。其优点是直视下进镜，其缺点是在尿道括约肌处管腔狭窄，进镜存在困难。本例手术直视下进镜困难，最终采用闭孔器法成功置入镜鞘。

二、精阜是TURP术中重要的解剖标志（图8-1-3）。其远端为尿道括约肌（图8-1-4和图8-1-5），术中应注意保护。

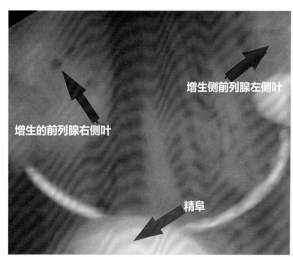

图8-1-3　图示精阜位置，其中红色箭头示精阜，蓝色箭头示增生的前列腺左侧叶和右侧叶

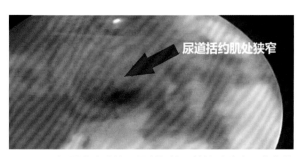

图8-1-1　经尿道膀胱镜下尿道括约肌处管腔狭窄，蓝色箭头示狭窄处

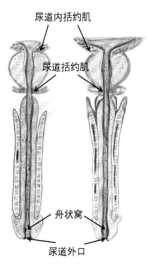

图8-1-2　尿道结构示意图

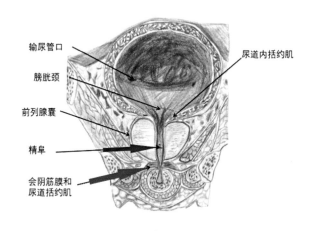

图8-1-4　精阜及前列腺周围结构示意图，图中红色箭头示尿道外括约肌，蓝色箭头为精阜

213

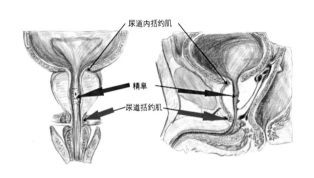

图8-1-5 精阜及前列腺周围结构示意图，图中红色箭头示尿道外括约肌，蓝色箭头为精阜

三、术中第一刀首选的操作部位是在靠近膀胱颈口的6点钟位置，切除增生的前列腺中叶（图8-1-6）。

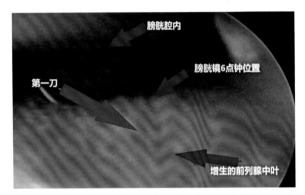

图8-1-6 术中第一刀位置示意，图中红色箭头所示，蓝色箭头所示为相应解剖结构

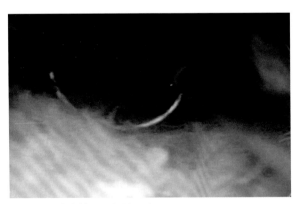

图8-1-7 术中第一刀切除示意

四、在切除手法上。右手控制电切环的伸缩，左手把持镜身。左手将镜身固定保存绝对静止，以避免电切做功时向尿道远端偏移，造成尿道括约肌损伤。

五、右手电切环的切割顺序是从远景向近景

单向切除。在从近景向远景伸出的过程中电切环不能做功，即避免使用推切的操作手法。

六、右手电切环应当尽量切除"长条"的组织，而非"短块"的组织。形象比喻是要切成"鱼香肉丝"，而非"宫保鸡丁"。

七、右手电切环切割时应当保证前列腺组织切割均匀。可以形象比喻为"削铅笔"。避免在同一位置反复地深度地切割，造成穿孔。切除右侧叶时可以从中央沟开始顺时针向12点钟方向均匀切割。切除左侧叶时可以从中央沟开始逆时针向12点钟方向均匀切割。

八、在靠近膀胱颈口切割时需要关注双侧输尿管口的位置。避免损伤双侧输尿管口。图8-1-8可见两侧叶明显增生挤压尿道。

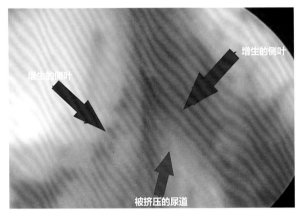

图8-1-8 两侧叶明显增生挤压尿道，图中红色箭头示挤压的尿道，蓝色箭头示增生的侧叶

九、电凝止血时，应当精准且确切。电切环精准地紧贴在出血位置（图8-1-9）。短暂电凝，确切止血后再进行切割操作。

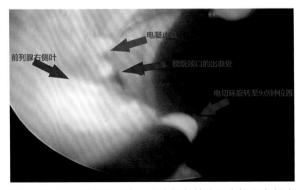

图8-1-9 电切环位置示意，图中红色箭头示电切环电凝止血位置

十、膀胱颈口到尿道括约肌的距离x=4cm（图8-1-10和图8-1-11）。

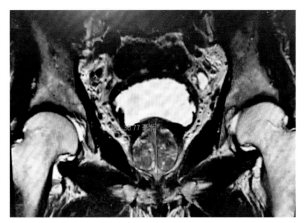

图8-1-10　患者MRI影像1

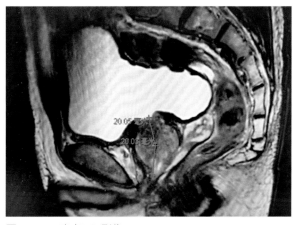

图8-1-11　患者MRI影像2

十一、等离子电切环有一个最大的伸缩距离y=1.5 cm。x除以y等于2.6。则术中至少需要3种不同的手术阶梯才能完成从膀胱颈口到精阜的前列腺电切。

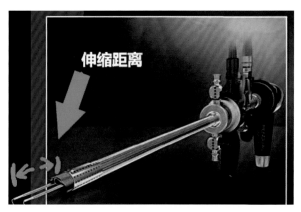

图8-1-12　等离子电切环伸缩距离示意，见图中绿色箭头所示

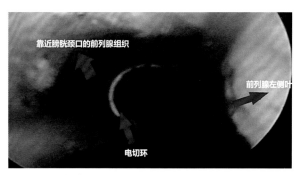

图8-1-13　术中所见前列腺组织，红色箭头所示为靠近膀胱颈口的前列腺组织

十二、术中的错误做法是一次电切做功不彻底，切除下的组织与前列腺右侧叶仍然"藕断丝连"（图8-1-14）。右手电切环做功时应该从远景开始到拉回进镜持续做功，以增加手术效率。

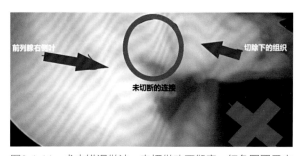

图8-1-14　术中错误做法，电切做功不彻底，红色圆圈示未切断的连接

十三、在第一阶梯中，在膀胱颈口附近，右手电切环应该越过遮挡的"屏障"作为初始切割的位置（图8-1-15）。

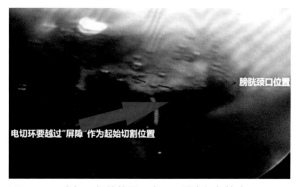

图8-1-15　电切环起始位置示意，见图中红色箭头所示

十四、第一阶梯切除后，术者将视野移挪到第二阶梯（图8-1-16）。一个阶梯切除之后充分止血，再进入下一阶梯。

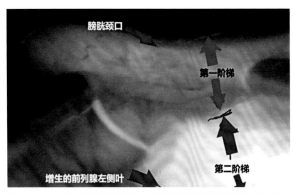

图8-1-16　第一阶梯切除后，术者将视野移挪到第二阶梯，图中红色箭头为第一阶梯，蓝色箭头为第二阶梯

十五、前联合12点处增生组织较少，避免切除深度过深。

十六、前次切割将在前列腺组织创面形成"沟壑"，按照逆时针切割顺序，后次切割的目标对象就是"沟壑"旁形成的"山脊"（图8-1-17）。

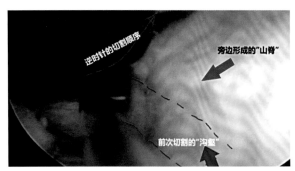

图8-1-17　前次切割后所见，红色箭头示"山脊"结构，蓝色箭头示"沟壑"结构

十七、膀胱颈口附近的前列腺组织较薄，为了避免损伤包膜，观察到粉白色组织时认为距离包膜较近，下刀位置应该在粗糙的黄色腺体上（图8-1-18）。

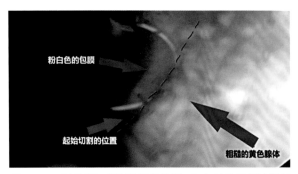

图8-1-18　膀胱颈口切割位置的选择，红色箭头示起始切割的位置

十八、前列腺尖部的电切为第三阶梯（图8-1-19）。此处靠近尿道括约肌，为危险地带。避免强电流反复电凝止血。

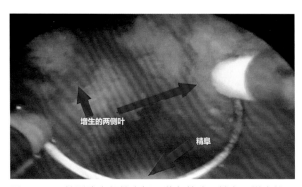

图8-1-19　前列腺尖部的电切，蓝色箭头示精阜和增生的两侧叶

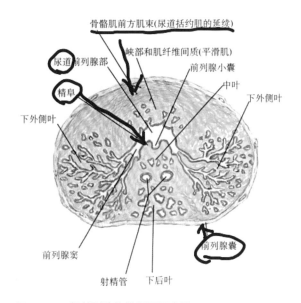

图8-1-20　经前列腺的横断面示意图

十九、术中发现垂直出血时，提示切割已经贴近前列腺包膜的位置（图8-1-21和图8-1-22）。

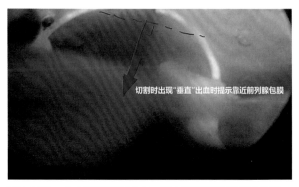

图8-1-21　术中发现垂直出血，图中蓝色箭头示出血位置

二十、好发的出血位置有二：1. 膀胱颈口；
2. 前列腺尖部。膀胱颈口处的止血应引起重视。
此处出血术后采用"尿管牵拉止血法"效果较差。
因尿管水囊不易压迫。故术中要注重充分电凝止血。

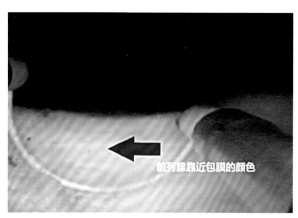

图8-1-22　前列腺靠近包膜时术中所见，蓝色箭头示前列腺
　　　　　近包膜处

二十一、前列腺尖部的窝床是出血好发位置
（图8-1-23）。电凝后依然可见血凝块，需要充分止血。

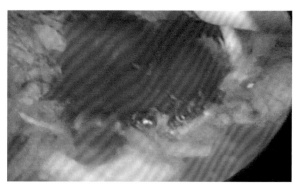

图8-1-23　前列腺尖部的窝床出血

二十二、各创面充分止血（图8-1-24）。

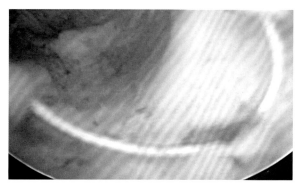

图8-1-24　各创面止血后术中所见

二十三、术后增生的前列腺组织被切除，尿
道呈开阔表征（尿道括约肌处）（图8-1-25）。

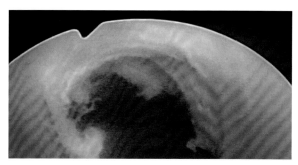

图8-1-25　开阔的尿道（尿道括约肌处）

二十四、采用Ellik冲洗器冲洗前列腺组织块
时应打开镜鞘的进入口以起到水流缓冲的作用，
避免伤口撕裂。

二十五、采用22 F三腔尿管，注入水囊
30~50 ml。尿管外部系纱布加压牵拉。

二十六、TURP手术后出血是常见并发症。
术后早期出血（72小时内）的常见原因有五种：

　　1. 术中止血不彻底；

　　2. 静脉窦损伤；

　　3. 气囊尿管牵引不当；

　　4. 气囊滑入前列腺窝造成膀胱冲洗回流
不畅；

　　5. 组织块或血块堵塞回流不畅。

二十七、迟发性出血的常见原因有三种：

　　1. 创面感染；

　　2. 剧烈活动导致结痂脱落；

　　3. 便秘。

（刘苗　张洪宪　高启越　编写）

（高启越　视频编辑）

视频25

第二节　飞流精选：
刘可医生谈钬激光前列腺剜除术（HoLEP）

经尿道钬激光前列腺剜除术（holmium laser enucleation of the prostate，HoLEP）因术后良好的效果、极低的复发率，已被欧洲泌尿外科学会（European Association of Urology，EAU）及美国泌尿外科学会（American Association of Urology，AUA）临床指南推荐为良性前列腺增生（benign prostatic hyperplasia，BPH）手术治疗的一线术式，而且适用于各种大小前列腺体积以及口服抗凝或抗血小板药物的患者。但偏长的学习曲线，阻碍了该术式的普及。大量文献结合我们的实践经验显示，HoLEP手术并非高不可攀，通过有效的导师指导，大约需要20例手术的实践即可通过学习曲线；如果采用观摩手术视频等自学的方法，则需要30～50例实践方可掌握该手术。

目前业界流行的HoLEP剜除方法包括三叶法、两叶法、整叶法等，各种方法利弊不同，应根据自己的技术能力、经验以及设备情况加以选择。此外，剜除方式的选择还应参考前列腺的大小形状。不同的前列腺最佳剜除方式亦不相同，每种方法均难以做到绝对适合所有患者。这其中，按笔者个人经验，分叶法特别是传统三叶法是最具有普遍性的方法，也是最易于被初学者掌握的方法。

我们将分叶剜除法归纳简化为7个步骤，有利于初学者的记忆与实践，也比较适合采用中低功率（40～60 W）钬激光进行手术。现将具体使用的器械及步骤介绍如下：

我们应用过12°或30°的剜除镜；F24或F26可回水镜鞘及激光手架，550 μm钬激光光纤，粉碎镜及组织粉碎器。激光能量设置依据不同激光品牌有所差异，笔者采用过的设置包括：2 J×50 Hz（摩西）、3 J×30 Hz（LISA）、2 J×45 Hz（爱科）、2 J×40 Hz（科医人、爱科、瑞科恩）、2 J×30 Hz（LISA、科医人）、2 J×25 Hz（LISA）、1 J×40 Hz（科医人）、2 J×20 Hz（爱科）、2.5 J×24 Hz（爱科、威福来）等。

首先直视下置入前列腺剜除镜，先行膀胱尿道镜检。观察各解剖标志，包括精阜、前列腺尖部与尿道外括约肌交界处、尿道黏膜与前列腺尖部12点交界处、前列腺部尿道长度以及双侧输尿管口。将镜子退至前列腺尖部，从工作通道置入钬激光光纤，以精阜作为标志开始剜除。

第一步，寻找包膜（图8-2-1）：在精阜两侧切开尿道黏膜，切线长度从前列腺尖部至超过精阜近端1 cm处，用激光或用镜鞘钝性剥离左右叶腺体，暴露5点、7点处包膜平面（图8-2-2）。通常前列腺体积小于60 ml者包膜粘连的概率上升，可适当采用钝性分离，分离过程中镜鞘无须向侧方位移过大，仅需暴露出腺体与包膜轮廓即可继续用激光加以分离扩大。

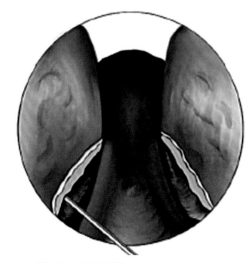

图8-2-1　第一步：寻找包膜

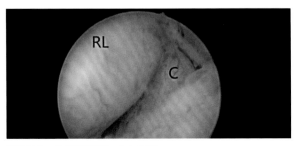

图8-2-2　"寻找包膜"术中所见

第二步，确定剜除平面（图8-2-3）：在精阜近端横行切开尿道黏膜与两侧切线相连，以5点、7点处包膜平面为参照，横行切开中叶与精阜交界处的腺体直至暴露6点处包膜平面并与5点、7点处包膜平面相交通。此步骤为整个手术的限速步骤，顺利将左、中、右三个平面连为一体则可以达到最佳解剖平面并快速推进，如未能连成同一平面则可能高低错层，甚至误入"歧途"。因此在第一步精阜侧方找到包膜后应继续向前向中线方向扩大包膜平面（图8-2-4），尽量使精阜近端中间未连通的组织变窄，以利于本步骤左右连通。

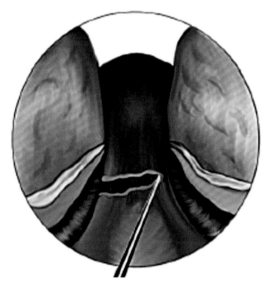

图8-2-3　第二步：确定剜除平面

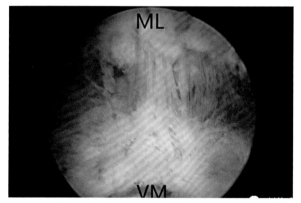

图8-2-4　"确定剜除平面"术中所见

第三步，"扇面法"扩大平面（图8-2-5）：将电切镜翻转，用镜鞘抬起5～7点的腺体（包括中叶及两侧叶）利用钬激光的爆破力沿包膜平面向前方及两侧剥离腺体，将包膜平面向前列腺尖部3～9点及膀胱颈部5～7点区域呈"扇面"形扩大（图8-2-6），直至前列腺腺体与背侧包膜平面仅于接近膀胱颈处相连。正确的层面易于分离、创面光滑且出血极少；过浅可能导致分离面粘连出血多、分离面高低不平、不易推进；过深则可能在向前推进过程中缺乏上升的弧度，并于接近膀胱颈处看到类似脂肪样的外腺组织，甚至穿出到膀胱下方。

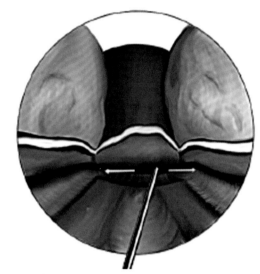

图8-2-5　第三步："扇面法"扩大平面

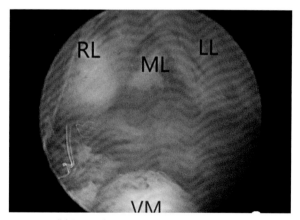

图8-2-6　"'扇面法'扩大平面"术中所见

第四步，分割腺体（图8-2-7）：从精阜近端原切线位置腺体悬空处逆行向膀胱颈5点、7点纵行切开腺体，分割中叶与左右叶，膀胱颈部切开深度至膀胱颈纤维（图8-2-8）。此步骤应尽量找到中叶与侧叶之间的自然层面（通常在接近膀胱颈的位置更易找到），沿该无血管平面快速分离，可弥补低功率激光切割速度慢的劣势，提高手术效率。

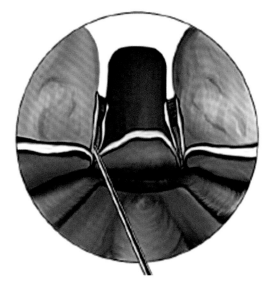

图8-2-7　第四步：分割腺体

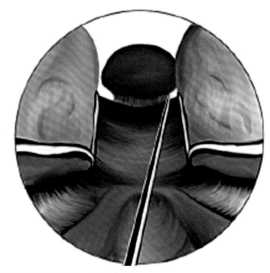

图8-2-9　第五步：剜除中叶

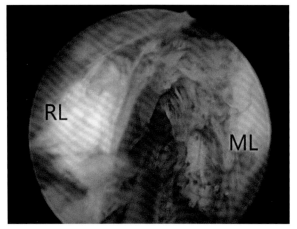

图8-2-8　"分割腺体"术中所见

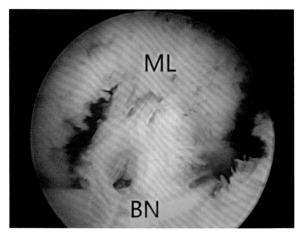

图8-2-10　"剜除中叶"术中所见

　　第五步，剜除中叶（图8-2-9）：从腺体下方用镜鞘单独抬起中叶，沿包膜平面继续向5～7点膀胱颈方向剥离，直至剥离面与膀胱颈5点、7点腺体切开处汇合，参照膀胱颈弧度切开5～7点的膀胱黏膜，使中叶腺体完全游离进入膀胱。当中叶腺体仅与膀胱颈部黏膜相连时，由于缺乏镜鞘的支撑力，往往难以离断。此时应首先明确膀胱颈5点、7点的定位，以此两点为起止点做平行于膀胱颈的弧形切割。或是从膀胱颈5点、7点两端向中间，从膀胱内向外做连续倒V形切割，直至中叶腺体完全游离，当中叶明显凸入膀胱时，应紧贴膀胱颈离断，注意避免损伤双侧管口，避免离断层面过浅而残留凸入膀胱的腺体片，或是离断层面过深而将三角区黏膜剜除（图8-2-10）。

　　第六步，离断尖部黏膜（图8-2-11）：分别从前列腺尖部5点、7点剥离创缘远端以内1 cm处向腹侧做尿道黏膜环行切开，并在12点处汇合，将尿道黏膜与前列腺尖部完全离断（图8-2-12）。此步骤为避免损伤括约肌，应大胆将剜除镜退至尖部以远位置，看清尖部类似门框的圆弧形轮廓，在其近端离断黏膜，离断方式根据腺体大小及黏膜周径，可一次性离断或分段离断，且应注意离断平面并非垂直于尿道轴线，而是应该向上向前离断，依据尖部腺体与括约肌交界线的走行离断。12点处的离断点通常会比5点、7点处向膀胱方向推进约1 cm～2 cm。黏膜离断后可将剜除镜轻柔地插入尖部腺体与括约肌之间再做游离，使尖部腺体与括约肌彻底分离。

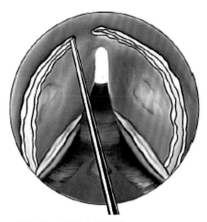

图8-2-11 第六步：离断尖部黏膜

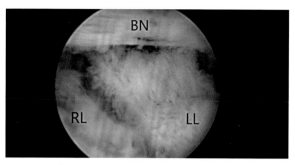

图8-2-14 "剜除两侧叶"术中所见

第八步，分割左右叶：有时对于较大的腺体，或是三叶均明显凸入膀胱的腺体，我们会选择增加一步，即在12点做一纵沟，将腹侧面大体已与包膜分离的左右叶在12点处分割开。此步骤的好处是：②此时腹侧面已游离，12点腺体也与括约肌分离，无需担心纵沟切得过深或过长造成包膜穿孔或括约肌损伤，仅需从尿道12点黏膜处快速切开与腹侧空间连通即可（通常从尖部向颈部切割更为安全）；②在颈部12点标记出了膀胱颈的位置，对于12点左右叶有凸入的腺体避免腹侧向前分离时层面过浅难以进入膀胱，或是层面过深误入膀胱上方的风险；③回归了传统三叶法，逐一祛除腺叶，快速有效，不会出现因腺体大而膀胱颈相对较小导致腺体难以进入膀胱的窘境。

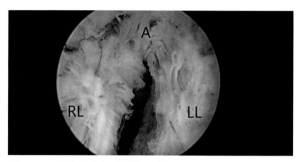

图8-2-12 "离断尖部黏膜"术中所见

第七步，剜除两侧叶（图8-2-13）：分别从前列腺尖部5点、7点沿包膜平面向腹侧剥离左右叶腺体，并于12点处使左右剥离平面汇合，使腺体与两侧及腹侧包膜大部分离（图8-2-14），再沿包膜平面向膀胱颈方向剥离，参照膀胱颈弧度切开膀胱黏膜，使左右叶腺体完全游离进入膀胱。此步骤可经接近尖部位置快速上行至腺体腹侧，再向前、向两侧、向下扩大剥离面，这种先占领制高点再由上而下分离的方法往往会起到事半功倍的效果。

最后检查前列腺窝内无腺体残留，修整膀胱颈部及前列腺尖部黏膜创缘，前列腺窝内严格止血至无活动性出血。用组织粉碎器在膀胱内将两叶前列腺组织粉碎吸出，检查膀胱黏膜及两侧输尿管口完好。推荐再次将前列腺窝内止血，然后撤镜后留置F22三腔尿管，手术结束。

（刘可 肖春雷 编写）

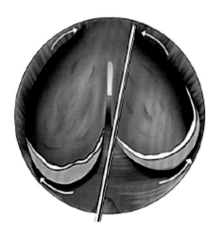

图8-2-13 第七步：剜除两侧叶

第九章 泌尿系统结石手术学习笔记

第一节 输尿管镜碎石术中可能遇到的"坑"

一、包茎对于输尿管镜碎石手术的影响。

术前查体、术前备皮时应常规检查患者有无包茎（图9-1-1）。必要时先行包皮环切术，包茎可能增加输尿管镜碎石术的难度。

1. 尿道口暴露困难导致输尿管无法进入尿道。

2. 触觉反馈的缺失。输尿管镜碎石术中常规通过触觉反馈判断输尿管狭窄程度，当出现包茎时，可能造成触觉反馈的缺失。

3. 术后尿管留置困难。

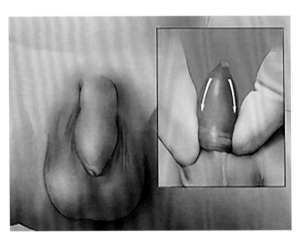

图9-1-1 术前检查存在包茎

二、输尿管狭窄的手术操作。

1. 术中采用不同型号（粗细）的输尿管镜。例如输尿管镜、细输尿管镜、精囊镜（图9-1-2示输尿管镜远端结构）。输尿管硬镜远端直径为6~8 F，近端直径为7.5~11.2 F，长度为40~46 cm。精囊镜远端直径为4~4.5 F。

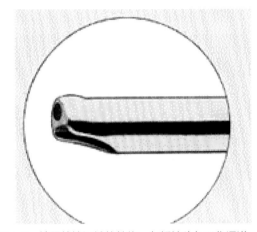

图9-1-2 输尿管镜远端的结构，包括镜头与工作通道

2. "支帐篷"法的应用。旋转镜体使斜面向上，挑起导丝暴露输尿管腔。顺势将输尿管镜推入壁内段。输尿管进入膀胱的角度变化较大，为90°~135°。壁内段长度为1.5 cm。Waloleyer鞘的抗反流作用，是输尿管进镜的最大障碍。

3. 精囊镜和细输尿管镜的优势是镜身细，更容易通过狭窄的输尿管腔。但其缺点是进水通道狭窄。术中可以采用挤压悬吊液体，采用20 ml注射器压水协助。

三、输尿管镜的碎石术知难而退。

1. 输尿管狭窄时（图9-1-3），输尿管镜上行不可强求。避免因暴力操作而造成输尿管撕脱穿孔等并发症。可以先留置输尿管支架管2周，扩张输尿管后再择期行输尿管镜碎石术。

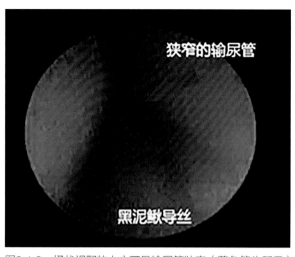

图9-1-3　桶状视野的上方可见输尿管狭窄（蓝色箭头所示）

2. 术前谈话的重要性，得到患者的充分理解。

四、重视体位的作用。

在麻醉后手术操作前，头高脚低位能够避免术中结石上行进入肾脏。输尿管镜前端进入输尿管口后，可将镜身压低。床体整体抬高有助于操作顺利。

（刘苗　陈纪元　李宇轩　编写）

（陈纪元　视频编辑）　视频26

第二节　输尿管嵌顿结石行输尿管镜碎石术的技巧总结

一、输尿管镜碎石手术是泌尿外科常规手术之一。但对于初学者来说输尿管镜碎石手术难于腹腔镜直视手术。输尿管镜碎石手术需要术者精炼的操作技巧和良好的操作习惯。输尿管镜碎石手术受患者解剖因素影响较大，例如输尿管狭窄、输尿管迂曲等可能增加手术难度。

二、满意的麻醉效果是输尿管镜手术降低难度的前提。蛛网膜下腔阻滞麻醉结合连续硬膜外腔麻醉下，当麻醉平面达到T8～T10水平，可满足输尿管上段碎石要求。满意的麻醉效果可以降低输尿管平滑肌痉挛发生率。

三、病例介绍：患者65岁男性，泌尿系CT示左侧输尿管中段结石，直径1.1 cm，继发左肾盂输尿管积水，左肾皮质受压变薄（图9-2-1）。

1. 体位：截石位后采用头高脚低体位，再整体抬高床头。头高脚低体位有利于避免结石位移至输尿管上段或肾盂。整体抬高方便术者操作。

2. 输尿管镜进入尿道时，左手上提阴茎，

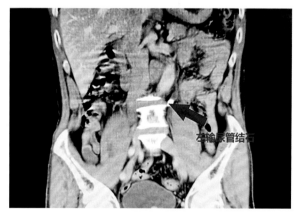

图9-2-1　泌尿系CT示左侧输尿管中段结石（蓝色箭头所示），继发左肾盂输尿管积水

使阴茎与腹壁呈90°。左手为了保持阴茎垂直于腹壁需要上提阴茎，既要保持张力，又避免太过挤压尿道口，避免增加镜体进入尿道外口的阻力。

3. 输尿管镜能否成功进入输尿管管口是手术难点。除了向前推进力以外，进镜角度很重要（图9-2-2）。

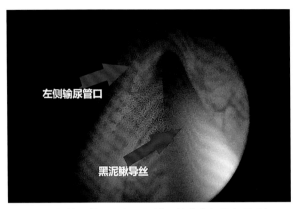

图9-2-2　经输尿管口置入黑泥鳅导丝（蓝色箭头所示）

4. 输尿管壁内段有一个重要解剖名词，叫做"Waloleyer鞘"。起到抗反流作用，其长度为1.5 cm左右，是输尿管进镜困难的常见位置。输尿管进入膀胱角度变异很大，从输尿管简单的90°垂直进入膀胱，到复杂的斜行135°进入膀胱。

5. 膀胱的充盈状态影响输尿管口开放程度。膀胱过度充盈后，输尿管口受压，并且向两侧移位，将增加手术难度。膀胱容量为200 ml左右时手术难度相对较低，是输尿管进镜时膀胱适宜的充盈程度。

6. 采用输尿管镜"下压上挑法"和"旋转进入法"有助于降低进镜难度。下压上挑法：先下压输尿管镜，使其斜面滑入输尿管壁内段，因导丝保护作用降低输尿管穿孔发生率。随后放平输尿管并适度下压输尿管镜尾，上挑输尿管前壁。旋转进入法：镜身旋转180° 利用导丝呈现"支帐篷"式上挑输尿管口前壁（图9-2-3）。

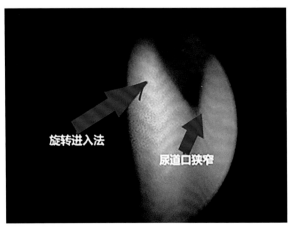

图9-2-3　上挑输尿管口前壁，旋转进入尿道口（蓝色箭头所示）

7. 输尿管镜上行受阻时，可采用"双导丝法"。先通过输尿管镜留置一根黑泥鳅导丝。退出输尿管镜后，再在另一导丝引导下再次进镜。双导丝平行置入输尿管狭窄段，起到扩张作用（图9-2-4）。

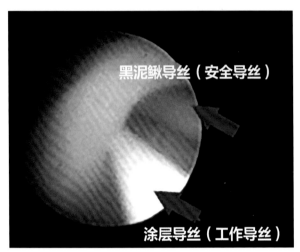

图9-2-4　平行置入双导丝以扩张输尿管（蓝色箭头所示）

8. 对于影像学检查提示输尿管狭窄者，可直接选择使用细输尿管镜。对于输尿管上段结石，可利用细输尿管灌注量少的特点，以避免结石上移。图9-2-5为细输尿管镜视野。

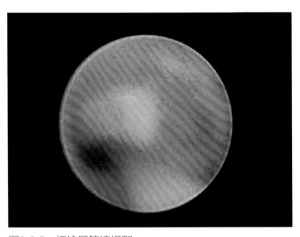

图9-2-5　细输尿管镜视野

9. 输尿管镜上行时，输尿管同时存在狭窄和迂曲两大难点（图9-2-6）。术者可以掌控的是五个因素：①进镜角度，②旋转镜身，③上行推进力度，④黑泥鳅导丝引导，⑤注射器推水力度。通过五个因素的配合成功上行寻找到结石。

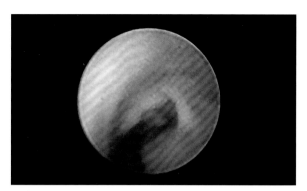

图9-2-6　狭窄且迂曲的输尿管

10．图9-2-7示嵌顿的输尿管结石。输尿管激光碎石的顺序，应遵循先粉碎结石的远肾端后近肾端，先粉碎结石的上端后下端。

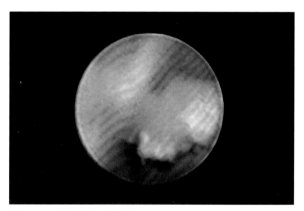

图9-2-7　嵌顿的输尿管结石

11．激光光纤碎石过程中，产生的碎石粉末、黏膜出血可能会造成视野模糊。采用自然水冲洗保持视野清晰，或采用左手注射器推注生理盐水。冲洗速度缓慢保持清晰视野即可。待视野稳定，再改为自然水冲洗（图9-2-8）。

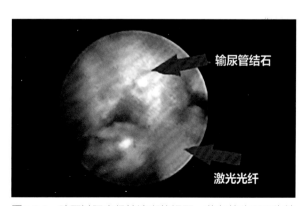

图9-2-8　碎石过程中保持清晰的视野。蓝色箭头所示为输尿管结石及激光光纤

12．激光碎石时，术者需要同时控制激光光纤、镜身、冲水装置。右手示指和虎口控制镜身，右手拇指和中指夹持光纤，左手推注注射器冲水装置（图9-2-9）。

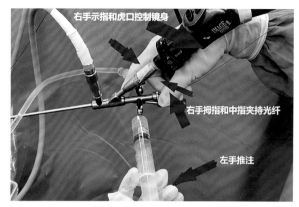

图9-2-9　术者双手的操作方法（蓝色箭头所示）

13．对于嵌顿性结石，在结石打通前，水流遭遇结石屏障会返回，造成视野不清晰。图9-2-10示结石打通后，循环水形成，视野较前清晰。

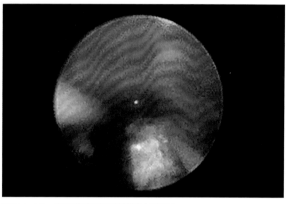

图9-2-10　结石打通后视野较前清晰

14．图9-2-11示碎石清石后的结石床。

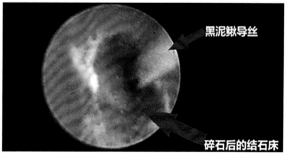

图9-2-11　蓝色箭头所示为黑泥鳅导丝及碎石后的结石床

四、病例介绍：患者39岁男性，CT示右侧输尿管末端结石（图9-2-12）。

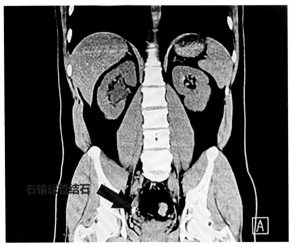

图9-2-12　CT示右侧输尿管结石（蓝色箭头所示）

1．图9-2-13示输尿管末端结石梗阻，黑泥鳅导丝无法通过。仅导丝软头可以部分进入输尿管末端。

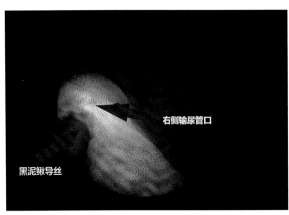

图9-2-13　梗阻部位位于输尿管末端，导致黑泥鳅导丝无法通过（蓝色箭头所示）

2．调整镜身角度并旋转镜身，使输尿管镜进入管口。在直视下使黑泥鳅导丝通过结石旁缝隙（图9-2-14）。

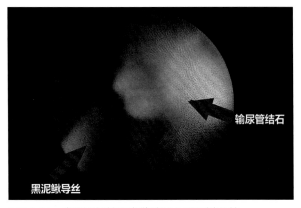

图9-2-14　直视下经结石旁缝隙置入黑泥鳅导丝

3．图9-2-15示激光光纤镜下碎石过程。

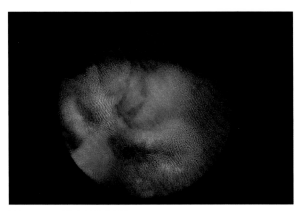

图9-2-15　激光碎石过程

（刘苗　陈纪元　李宇轩　编写）

（陈纪元　视频编辑）

视频27

第三节 做好一台输尿管镜碎石手术不容易！
——操作手法和技巧（初学者适用）

一、病例介绍：患者，34岁青年男性，主因"左侧腰痛伴血尿1个月"就诊，诊断为左侧输尿管结石。行左侧输尿管镜碎石取石术。

二、泌尿系CT平扫提示左侧输尿管上段直径 9 mm 结石，距离左侧输尿管口为 20 cm（图9-3-1）。

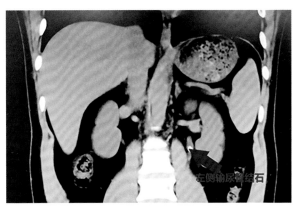

图9-3-1 泌尿系CT示左侧输尿管上端结石（蓝色箭头所示）

三、手术采用F6/7.5型号的细输尿管镜。术中探查寻找左侧输尿管口，置入黑泥鳅导丝，从图9-3-2可见输尿管狭窄明显，输尿管口直径仅略大于导丝直径。

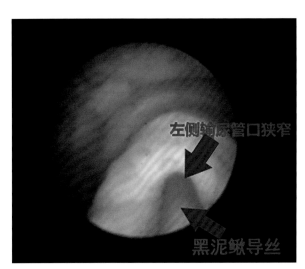

图9-3-2 输尿管狭窄明显，输尿管口直径仅略大于导丝直径（蓝色箭头所示）

四、输尿管镜进入狭窄输尿管口是本次手术难点。在介绍操作手法前先介绍输尿管镜器械的结构特点。输尿管镜的镜头位于其工作通道的上方，镜头视野中心与工作通道中心彼此不重合（如图9-3-3所示）。

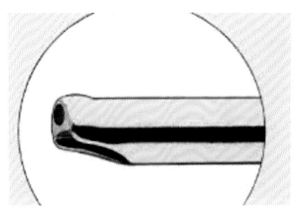

图9-3-3 输尿管镜的镜头位于其工作通道的上方

五、下图中桶状视野的中心代表着镜头视野中心，黑泥鳅导丝的根部代表着工作通道的中心（图9-3-4）。

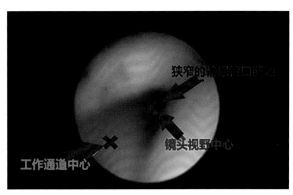

图9-3-4 镜头视野中心与工作通道中心的位置（蓝色箭头及×号所示）

六、我们在既往上一节"输尿管嵌顿结石行输尿管镜碎石术的技巧总结"中介绍过输尿管镜"下压上挑法""旋转进入法"有助于降低进镜难度。下压上挑法：先下压输尿管镜，使其斜面滑入输尿管壁内段，因导丝保护作用降低输尿管穿孔发生率。随后放平输尿管并适度下压输尿管镜尾，上挑输尿管前壁。旋转进入法：镜身旋转180°利用导丝呈现"支帐篷"式上挑输尿管口前壁。

七、图9-3-5示"下压上挑法"、"旋转进入法"时，狭窄的输尿管口将形成一条细缝。输尿管镜头端斜面如果想成功进入输尿管口，输尿管会在镜头中有一段无法显示的边缘，以保证足够距离，防止假道形成（图9-3-5）。

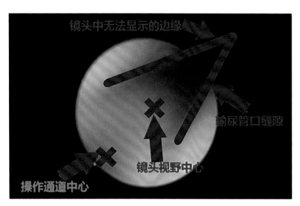

图9-3-5 输尿管在镜头中有一段无法显示的边缘（蓝色实线所示，蓝色箭头所示为操作同道中心及镜头视野中心）

八、图9-3-6示输尿管镜前唇斜面成功进入输尿管口。

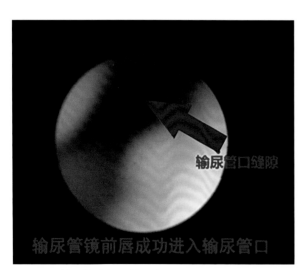

图9-3-6 输尿管镜前唇斜面成功进入输尿管口，蓝色箭头所示为输尿管口缝隙

九、图9-3-7示输尿管镜身扩张后的输尿管口。

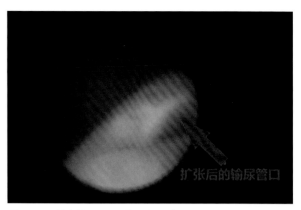

图9-3-7 镜身扩张后的输尿管口（蓝色箭头所示）

十、进入输尿管口后，输尿管镜"循隙上行"。途中可能遭遇输尿管狭窄（图9-3-8），这时可短暂等待输尿管蠕动。

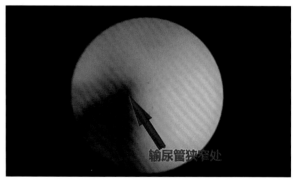

图9-3-8 蓝色箭头示输尿管狭窄处

十一、图9-3-9示输尿管镜保持位置不变情况下，仅等待输尿管自然蠕动后管腔变宽。

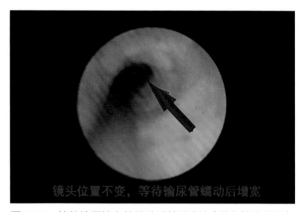

图9-3-9 等待输尿管自然蠕动后管腔变宽（蓝色箭头所示）

十二、图9-3-10示上镜过程中遭遇输尿管迂曲。可短暂等待输尿管自然蠕动。

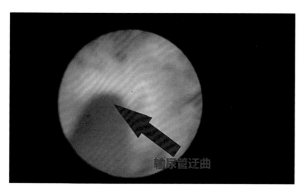

图9-3-10 蓝色箭头所示为输尿管迂曲

十三、图9-3-11示保持输尿管镜位置不变下，等待输尿管自然蠕动后迂曲展平。

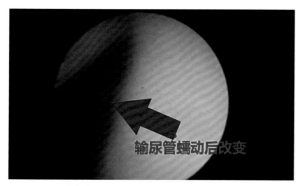

图9-3-11 蓝色箭头所示为输尿管自然蠕动后迂曲展平

十四、反复经历输尿管狭窄和迂曲，等待输尿管蠕动后管腔变宽后进镜。

十五、输尿管镜在盆段走行时，输尿管镜镜柄"下压"明显，方向上表现为"镜杆向上"；而当输尿管镜走行在腹段时，输尿管镜镜柄不再"下压"，方向上表现为"镜杆向前"。

十六、进镜过程中遭遇输尿管黏膜水肿，是接近结石床的表现（图9-3-12）。

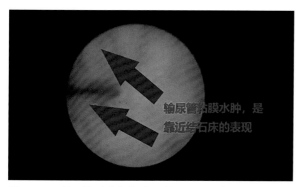

图9-3-12 输尿管黏膜水肿，提示接近结石床（蓝色箭头所示）

十七、进镜时应缓慢，避免"针栓效应"发生。即输尿管镜在输尿管腔内快速通过时，如同注射器针筒中的推注栓，向前打水造成结石冲入肾盂。

十八、图9-3-13示输尿管镜越过输尿管水肿狭窄段后发现输尿管上段结石。

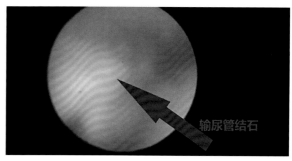

图9-3-13 蓝色箭头所示为输尿管上段结石

十九、在输尿管工作通道内置入阻拦网篮。在结石与输尿管壁间的缝隙通过后打开网篮，以避免结石移位至肾脏（图9-3-14）。

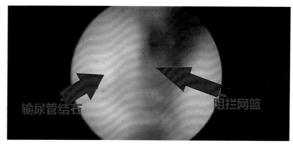

图9-3-14 在结石与输尿管壁间的缝隙通过阻拦网篮后打开网篮，蓝色箭头所示为输尿管结石及阻拦网篮

二十、图9-3-15示引入激光光纤，需要在视野直视到光纤头接触到结石时才可以做功碎石。能量选择0.8 J，20 Hz。

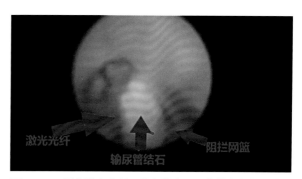

图9-3-15 引入激光光纤，蓝色箭头所示为激光光纤、输尿管结石及阻拦网篮

二十一、图9-3-16示术者双手的操作手法。左手注射器控制进出水。正常肾盂存水量约为15～20 ml，容量有限，左手注射器少量推水5 ml左右保持视野清楚即可。左手控制进出水，在碎石后形成粉末视野浑浊时可通过放水时视野清晰。右手的手腕和大鱼际向上托起镜头手柄。此时镜头有一个自然下坠力，以保持远端输尿管伸直展平；右手大拇指与示指夹持阻拦网篮的金属丝，轻轻下拉形成镜头的对抗力；右手示指和中指夹持激光光纤。其中光纤做功时需要小心避免损伤阻拦网篮。

二十二、结石粉碎后，采用8 mm取石网篮将结石碎片取出体外（图9-3-17）。反复操作，取净结石。输尿管梗阻解除后，输尿管管径会自然变宽。输尿管结石梗阻后造成输尿管远端狭窄，其原因可能是蠕动功能对其的影响。输尿管结石造成梗阻后，其远端尿量减少，输尿管自然蠕动减少，管腔变窄。而手术解决结石梗阻后，输尿管蠕动增加，管腔变宽。输尿管支架管留置扩张输尿管的作用中，除了支架管机械性的有限的扩张作用外，很大程度上支架管还促进了输尿管蠕动，从而扩张输尿管管腔。

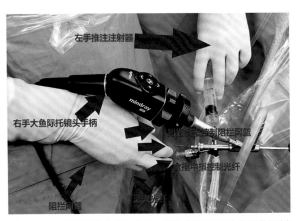

图9-3-16 术者双手的操作方法，蓝色箭头所示为各操作器械及技巧

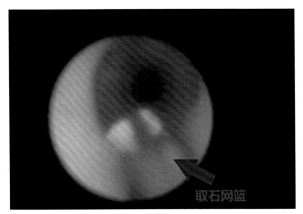

图9-3-17 采用8mm取石网篮将结石碎片取出体外，蓝色箭头所示为取石网篮

（刘茁　陈纪元　李宇轩　编写）

第四节　输尿管软镜碎石的“干货”

一、工欲善其事必先利其器

1. 输尿管软镜的弯曲度数大体相似，但略有差异：①OES纤维输尿管软镜（URF-P5型号）向上弯曲180°（观察上、中部肾盏），向下弯曲275°（观察下部肾盏）。②眼镜蛇软镜（Wolf双通道输尿管软镜）向上向下弯曲270°。铂立组合式输尿管软镜向上向下弯曲250°。③Olympus电子输尿管软镜（URF-V）向上弯曲180°，向下弯曲275°。④Stortz电子输尿管软镜向上向下弯曲270°。图9-4-1示输尿管软镜向不同方向弯曲。

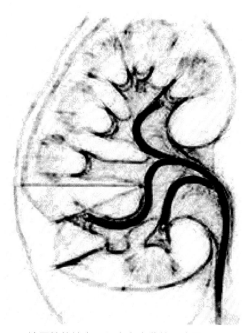

图9-4-1 输尿管软镜向不同方向弯曲的示意图

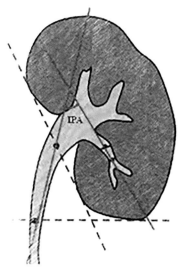

图9-4-2 肾盂肾下盏漏斗夹角示意图

2. 输尿管镜鞘（以COOK公司的Flexor输尿管镜鞘为例），根据粗细分为：①内径9.5 Fr/外径11.5 Fr；②内径12 Fr/外径14 Fr；③内径14 Fr/外径16 Fr。根据长短分类较多，常用的是男性45 cm，女性35 cm。

3. 取石网篮（以COOK品牌的NGage网篮为例），其长度为115 cm，粗细为1.7 Fr，开口后直径有8 mm和11 mm两种。

4. 钬激光与超脉宽铥激光。钬激光的光波长度为2100 nm，铥激光为1940 nm；钬激光频率为5~100 Hz，铥激光为5~2200 Hz；钬激光脉冲能量为0.2~6 J，铥激光为0.025~6 J；钬激光脉冲持续时间为50~1300微秒，铥激光为200~12000微秒。粉尘化效果上铥激光有优势。

二、术前准备要"三思"——思危、思退、思变

1. 建议输尿管软镜术前留置D-J管2周，如果不留置D-J管输尿管通道鞘置入失败率为9.8~22%。

2. 图9-4-2示肾盂肾下盏漏斗夹角（IPA），IPA＞30°时输尿管软镜清石率为92.5%，IPA＜30°时，清石率为38.5%。

3. 输尿管软镜碎石术后输尿管损伤总的发生率为46.5%。输尿管肌层损伤发生率为13.3%。术后输尿管狭窄率为1.4%。输尿管损伤的5级判断方法：0级，黏膜出血点；1级，黏膜损伤；2级，肌层损伤外膜尚存；3级，输尿管穿孔；4级，输尿管撕脱。其中0级~1级为轻度损伤，2级~4级为严重损伤。

三、实战中的操作技巧

1. 激光光纤伸出输尿管软镜的距离应该在3~4 mm左右，以避免软镜被激光损伤。其显示屏上的判断依据是光纤伸出长度达到屏幕的四分之一（图9-4-3）。当激光光纤伸出输尿管软镜后首次被显示屏敏感地捕捉到的时候，伸出的实际距离在1~2 mm。

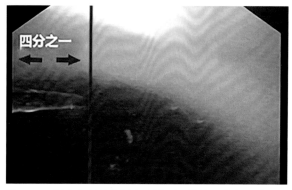

图9-4-3 激光光纤伸出距离应达到屏幕的四分之一（蓝色实线及箭头所示）

2．图9-4-4和图9-4-5示处理左右侧结石时手柄的操作方法。

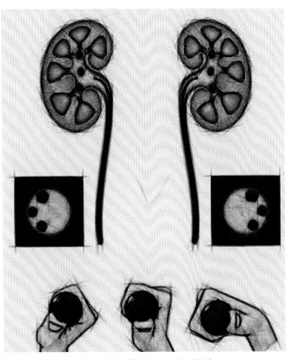

图9-4-4　左右侧结石的肾盏视野及手柄握法

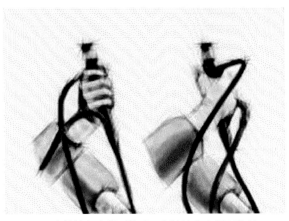

图9-4-5　当软镜在右肾时旋后，当软镜在左肾时旋前

3．粉末化策略选择高频低能（频率15～80 Hz，能量0.2～0.5 J），适合质软结石；破碎后取石网篮策略选择高能低频（频率4～10 Hz，能量0.6～2.0 J），适合质硬小体积结石；爆米花（非接触式）策略选择中高频中等脉冲能量（10～20 Hz，能量1～1.5 J）。

4．操作期间注意水流压力，避免细菌入血引起尿脓毒症或感染中毒性休克。正常的肾内压为10 mmHg，回流阈值为30～35 mmHg，如果高于此阈值将导致肾小管静脉或淋巴回流。有学者研究发现输尿管软镜碎石手术中肾内压可以高达50～350 mmHg。术中灌注方法有三：①手推注射器灌注；②吊袋灌注；③恒压灌注泵灌注。输尿管软镜碎石时间建议控制在90 min以内。

5．操作过程中注意激光间歇性使用，冲洗液低流量冷却降温以避免高温损伤。输尿管永久性损伤的指标是：43℃持续120 min；50℃持续56 s；56℃持续0.9 s。

四、疗效评估

1．碎石疗效评估，如结石＜2 mm为无石；结石＞4 mm为残留碎片；2～4 mm碎片可能会生长，但与并发症发生或外科再次干预无关。

2．无石的重复手术率为3.5%；碎片2～4 mm的重复手术率为8.2%；碎片＞4 mm的重复手术率为46.2%。

3．术后复查CT以明确残留碎片，其敏感率为95%以上。疗效评估时间为术后8～12周。

（刘茁　郝一昌　陈纪元　李宇轩　编写）

第五节　从起源到治疗
——一例输尿管软镜治疗马蹄肾结石的心得体会

一、病例介绍：患者，34岁男性，慢性病程，主要症状为腰痛伴随血尿。诊断为马蹄肾、左肾结石、左肾积水（图9-5-1）。行输尿管软镜碎石术。

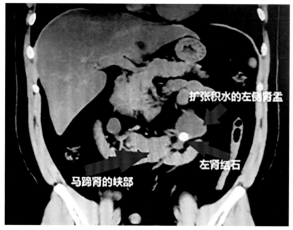

图9-5-1　泌尿系CT示马蹄肾合并左肾结石、左肾积水（蓝色箭头所示）

二、马蹄肾是一种先天畸形，与泌尿系统胚胎发育过程出现异常有关。

三、肾脏是由间介中胚层发育而来。

四、生肾嵴位于生殖嵴的外侧。所谓的"三代肾"是从颅侧到尾侧相继出现的过程，其中的后肾最终发育为永久肾。

五、三代肾的发育演变：前肾未充分发育，会很快退化消失；中肾包括肾小球、中肾管、中肾小管，其功能是将胎尿排入泄殖腔；后肾将会发育为永久肾。

六、后肾管也起源于输尿管芽，最终发育为输尿管。

七、泄殖腔膜发育而来的尿生殖窦最终发育为膀胱。

八、成人的肾脏来源于两个原基。一方面是后肾中胚层，另一方面是输尿管芽。起源于后肾中胚层的是肾单位的管道系统，包括近曲小管、远曲小管、亨利髓袢、肾小囊。起源于输尿管芽的是输尿管、肾盂、集合小管。虽然位置相近，但是起源完全不一样，这就解释了肾细胞癌和尿路上皮癌两种差异巨大的癌种。

九、后肾的上升和旋转：后肾最开始位于盆腔内，肾门朝向腹侧。从第8周后开始一边上升，一边旋转。上升到腹后壁，旋转到90°（肾门相对）。

十、马蹄肾的形成：与肾脏旋转异常和肾融合有关。马蹄肾发生率约占人口的0.25%，马蹄肾发生肾结石的发病率为20%。马蹄肾的解剖学特点是肾盂旋前和输尿管高置入。解剖结构异常和肾脏旋前会导致皮肤到结石的距离拉长，如果治疗方式选择经皮肾镜碎石术需要考虑手术难度。

十一、输尿管软镜碎石术的首要步骤是通过输尿管硬镜置入导丝。输尿管口的导丝置入困难是常见问题。输尿管在膀胱处的开口呈斜形走行，从内下到外上。黑泥鳅导丝的超滑柔软前头如果直面黏膜壁，则可能无法斜形顺利置入输尿管腔。如果暴力操作可能造成黏膜水肿或出血，进一步增加手术难度。正确的做法是采用细输尿管镜头部配合黑泥鳅导丝。黑泥鳅导丝伸出输尿管镜通道不宜过长，镜头头部给导丝一个向外侧的力量，找到正确的输尿管管腔通道，做到"心中有道"。

十二、马蹄肾的解剖学特点是肾盂旋前和输尿管高置入。这造成了黑泥鳅导丝置入时形成一个"坡度"（图9-5-2）。输尿管硬镜不可弯曲，无法跨越坡度，很难进入肾盂。术中输尿管硬镜进入的距离（从尿道口到头端）约为35 cm。而后续的黑泥鳅导丝和输尿管鞘（12/14 F、46 cm）的进入距离约为43 cm。

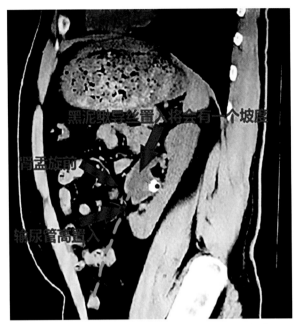

图9-5-2 黑泥鳅导丝置入时形成一个坡度，蓝色箭头所示为操作技巧

十三、由于输尿管硬镜不可弯曲的特点以及黑泥鳅导丝可弯曲的特点，导致在坡度处硬镜头部很容易挫伤黑泥鳅导丝的超滑涂层，造成工作通道嵌顿。术中需注意保护导丝避免损坏。

十四、黑泥鳅导丝置入后保证位置不变，撤出输尿管镜。采用12/14 F、46 cm的输尿管鞘。输尿管鞘管和内芯均需要生理盐水润滑。输尿管鞘带芯沿着黑泥鳅导丝置入，通过输尿管口处可能有较小阻力。如果阻力较大则需要先撤去输尿管鞘管，单纯采用内芯扩张输尿管口。

十五、输尿管鞘管置入后，进入约43 cm。位置正确的判断标准：①拔出内芯可见鞘管内清亮的尿液流出。②小幅度活动鞘管内的黑泥鳅导丝，导丝可灵活移动，说明输尿管鞘管末端没有卡住黑泥鳅导丝。③拔出内芯后可见黑泥鳅导丝上悬挂着"尿珠儿"，而非"血珠儿"，说明没有输尿管穿孔。

十六、输尿管不同位置容易发生不同并发症。其近膀胱端容易套叠，近肾端容易穿孔。

十七、输尿管鞘管置入顺利后，撤出黑泥鳅导丝，使用输尿管电子软镜。输尿管软镜视野

下，由于马蹄肾肾盂旋前的特点，有别于正常肾脏。在操作手法上，右手手腕不需要大幅度左右偏转。马蹄肾输尿管高置入的特点，有别于正常肾脏，需要镜头前端更加低置。

十八、激光采用"20 HZ、0.6 J"的频率和能量将结石粉末化（图9-5-3）。由于光纤在镜头显示器左侧，碎石策略是从左侧向右侧，从近景向远景。

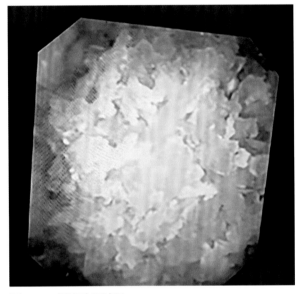

图9-5-3 激光碎石过程

十九、"小猫钓鱼"技巧的使用：由于输尿管软镜观察镜头和激光光纤一体化的特点，有别于泌尿外科腹腔镜下观察镜头和左右手操作器械多体化。术中翻转结石成为难点。所谓"小猫钓鱼"技巧，就是用激光光纤在结石上打穿一个空洞。光纤深入孔洞后，随镜头一起移动到合适位置（例如从不方便操作的中盏或下盏结石移动到方便操作的上盏或肾盂）。

二十、结石粉末化后采用取石网篮抓取残余结石，留置输尿管支架管。术后关注泌尿系感染问题，警惕感染中毒性休克发生。

（刘苗 张洪宪 陈纪元 编写）

第六节　一台经皮肾镜碎石术的心得体会

一、病例介绍：患者42岁男性，主因"体检发现左肾积水5天"就诊。既往高血压、银屑病史。完善泌尿系CT提示左侧输尿管上段结石，左肾重度积水（图9-6-1）。行全麻下左侧经皮肾镜碎石取石术。

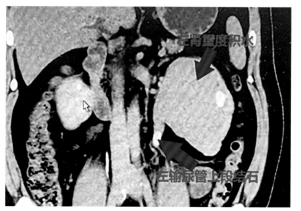

图9-6-1　泌尿系CT示左侧输尿管上段结石，左肾重度积水（蓝色箭头所示）

二、患者全麻后先选择截石位，放置左侧输尿管导管置入肾盂水平，留置尿管尿袋。用无菌治疗巾包裹输尿管导管、尿管和尿道。

三、截石位中转体位为俯卧位。采用平车协助患者平卧在手术床上，背侧置入滑垫，平滑入平车上。图9-6-2示翻转患者由平卧位改为俯卧位。

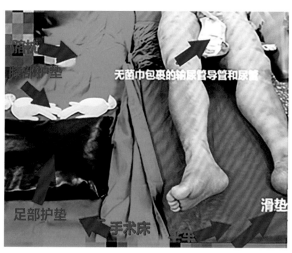

图9-6-2　翻转患者由平卧位改为俯卧位，蓝色箭头所示为各物品

四、图9-6-3示患者呈俯卧位。双臂屈曲置于头顶。头部、胸部、髂部、膝部、足部设置保护垫避免压伤。注意保护呼吸道。

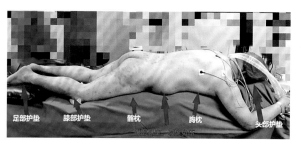

图9-6-3　患者呈俯卧位体位，蓝色箭头所示为各护垫

五、抬高腰桥，垫高上腹部（图9-6-4）。

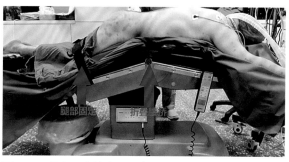

图9-6-4　腰部固定抬高腰桥（蓝色箭头所示）

六、图9-6-5示常规消毒铺巾。在术区铺四块治疗巾，在足侧铺一块治疗巾，中间留有缝隙，方便输尿管导管末端引入上层孔巾。

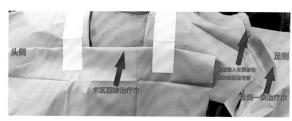

图9-6-5　常规消毒铺巾，蓝色箭头所示为治疗巾位置

七、可以采用注射器或连接输液器持续滴入生理盐水。制造人工肾积水，便于肾穿刺（图9-6-6）。

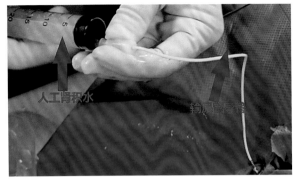

图9-6-6 采用注射器制造人工肾积水（蓝色箭头所示）

八、B超引导下穿刺。穿刺点为第12肋缘下，或者第11肋间，腋后线至肩胛线间区域。在超声探头前方或侧方进针（图9-6-7和图9-6-8）。穿刺点朝向目标肾盂或结石位置，与水平面夹角约30～60°。成功进入肾盏后，拔除针芯可见尿液流出。

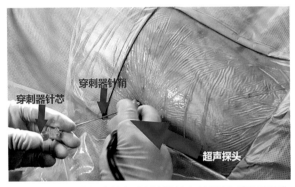

图9-6-7 在超声探头前方或侧方进针穿刺（蓝色箭头所示）

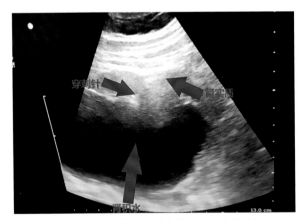

图9-6-8 B超示穿刺针位置，蓝色箭头所示为各结构

九、肾脏解剖位置：肾脏上极向后倾斜10°，肾脏上极向内侧倾斜约13°，肾脏内侧较外侧向前倾斜约30°。

十、图肾盂由2～3个肾大盏汇合而成；肾大

盏由2～3个肾小盏汇合而成；每个肾小盏包绕一个肾乳头（少数包绕2个或3个）。

十一、肾盏分为上、中、下组肾盏。中组肾盏由前组肾盏（腹侧）和后组肾盏（背侧）组成。

十二、肾盏的排列方式分为两种类型，包括Brodel型（常见）和Hodson型（罕见）。经皮肾穿刺多选择后组肾盏。

十三、穿刺通道的建立需要考虑以下三点：穿刺点、入针方向、目标肾盏选择。

十四、穿刺点选择位置为第12肋下，或选择第11肋间（腋后线与肩胛下线间区域）。

十五、穿刺应通过目标肾盏的穹窿部，以减少出血。入针方向应与肾盏长轴平行，避免穿过肾实质后再进入肾盂。

十六、经皮肾穿刺术中最易损伤的动脉是后段动脉。

十七、肾脏由肾动脉前支和肾动脉后支供血。前支通过4个节段分支供应前半部分和肾极区。后支为肾脏的后侧面供血。Brodel线将前循环和后循环分开，为相对无血管区。

十八、穿刺导致的胸膜损伤：胸膜位于第12肋中点内侧。因此穿刺点应选择第12肋中点外侧，尽量选择中盏或下盏入针。穿刺导致的结肠损伤：后位结肠位于肾脏外侧，因此术前检查应明确以避免损伤。

十九、目标肾盏的选择：首选中组肾盏的后组肾盏。或者选择下组肾盏的后组肾盏。选择的原则为：①皮肾距离短；②可及多个肾盏；③高碎石效率；④无脏器损伤。

二十、图9-6-9和图9-6-10示经穿刺针鞘置入导丝。用尖刀切透至皮肤及皮下。

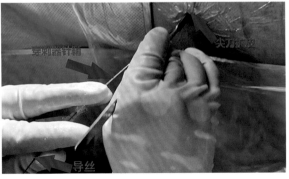

图9-6-9 经穿刺针鞘置入导丝，蓝色箭头所示为各操作要领

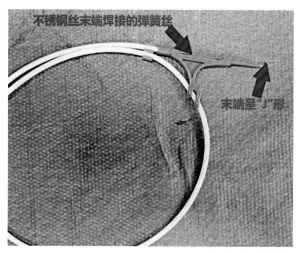

图9-6-10 导管内的不锈钢导丝（蓝色箭头所示）

二十一、退出穿刺针测量穿刺深度。沿导丝置入筋膜扩张器（图9-6-11）。筋膜扩张器为8-16F（图9-6-12），金属扩张器为12～24F（图9-6-13）。微通道需留置16 F塑料外鞘（输尿管镜）。常规通道需要建立24 F金属外鞘（肾镜）（图9-6-14）。

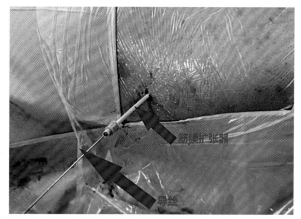

图9-6-11 顺导丝置入筋膜扩张器（蓝色箭头所示）

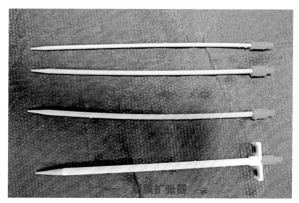

图9-6-12 不同规格的筋膜扩张器

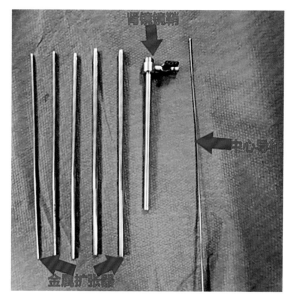

图9-6-13 肾镜镜鞘、中心导杆以及不同规格的金属扩张器（蓝色箭头所示）

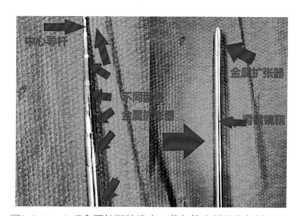

图9-6-14 24F金属外鞘的建立，蓝色箭头所示为各扩张器

二十二、通道选择包括常规通道和微通道。常规通道优点是碎石效率高，肾盂内压力低。缺点是血管损伤风险增加。微通道优点是创伤小、出血少，以输尿管镜替代肾镜，灵活游走于各个肾盏。缺点是碎石效率低，肾盂内压力高。

二十三、图9-6-15示从小号至大号筋膜扩张器逐步扩张。

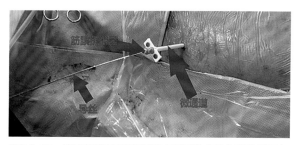

图9-6-15 使用筋膜扩张器逐渐扩张通道（蓝色箭头所示）

二十四、图9-6-16示拔除筋膜扩张器，仅留置塑料外鞘。

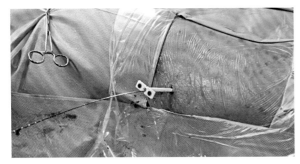

图9-6-16 拔除筋膜扩张器

二十五、图9-6-17示置入输尿管镜。

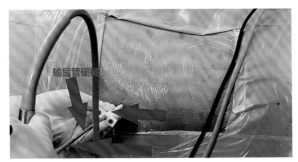

图9-6-17 置入输尿管硬镜（蓝色箭头所示）

二十六、图9-6-18示观察到输尿管结石。

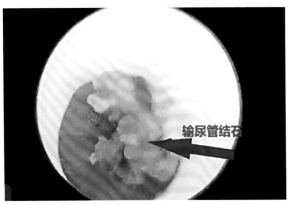

图9-6-18 输尿管结石（蓝色箭头所示）

二十七、碎石方式包括：①超声碎石系统；②气压弹道碎石系统；③激光碎石系统。

二十八、超声系统碎石的原理是压电激发超声波，通过探针传导，从而在探针前端产生高频打击运动。超声碎石时探针必须与结石接触。适

合于结石负荷大者。结石与超声振动产生共振而组织不产生共振，因此组织损伤小。缺点是探针直径大，只能硬镜下使用，有一定热损伤危害。

二十九、气压弹道碎石的原理是空气压缩泵内气体被压缩3个大气压，推动手柄激发器的金属弹球撞击探针形成振动。需要与结石直接接触。需要顶压黏膜做功。缺点是只能在硬镜下使用，不能同时移除结石碎片。

三十、EMS，又叫混合动力碎石系统，是由气压弹道碎石和超声碎石组合而成。可单独使用一种，也可两者组合使用。优点是碎石同时可以通过超声探针吸引吸除结石碎片。

三十一、图9-6-19示顺行留置输尿管支架管。

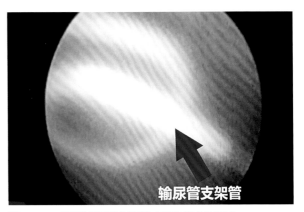

图9-6-19 留置输尿管支架管（蓝色箭头所示）

三十二、图9-6-20示经过微通道置入肾造瘘管。注入水囊约3 ml生理盐水。

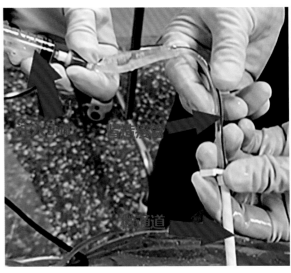

图9-6-20 经微通道置入肾造瘘管（蓝色箭头所示）

三十三、图9-6-21示缝线固定肾造瘘管。

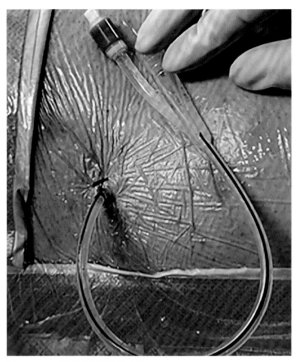

图9-6-21　缝线固定肾造瘘管

三十四、结石碎片标本如图9-6-22。

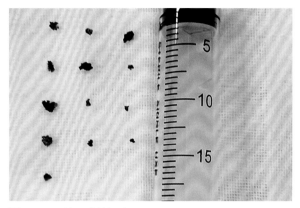

图9-6-22　结石碎片标本

（刘茁　陈纪元　李宇轩　编写）

第十章　男科手术学习笔记

第一节　一例睾丸癌行根治性睾丸切除术
——从病例分析到指南应用

一、病例介绍：患者，28岁男性，主因"发现右阴囊肿物4个月"就诊。既往体健。本院B超提示右侧阴囊实性包块，大小9.8 cm×6.6 cm×9.1 cm。内可见丰富血流信号。诊断考虑右侧睾丸癌。术前肿瘤标记物：甲胎蛋白190 ng/ml（正常值≤20 ng/ml）；乳酸脱氢酶1674 U/L（正常值120～250 U/L）；人绒毛膜促性腺激素6.37 U/L（正常值0～2.67 U/L）。行经腹股沟途径右侧根治性睾丸切除术。本节介绍睾丸肿瘤相关解剖知识、影像学表现、手术技巧等。

二、指南学习：睾丸肿瘤中生殖细胞肿瘤占90%～95%。精原细胞瘤好发于31～40岁，非精原细胞瘤好发于21～30岁。

三、术前完善泌尿系增强CT提示右侧睾丸见实性成分为主的肿瘤，局部斑点状钙化及低密度灶，边界清楚，增强扫描后可见多发血管影和轻度强化，右侧精索增粗（图10-1-1）。诊断考虑为右侧睾丸肿瘤，生殖细胞瘤可能性大。

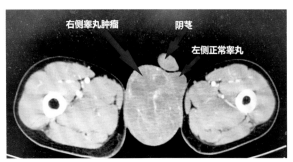

图10-1-1　增强CT提示右侧睾丸肿瘤，蓝色箭头示相应解剖结构

四、泌尿系增强CT未见明显腹膜后淋巴结转移（图10-1-2）。

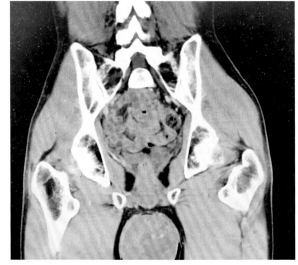

图10-1-2　增强CT未见明显腹膜后淋巴结转移

五、术前行男性生殖系统MRI平扫提示右侧睾丸肿瘤（矢状位）（图10-1-3）。

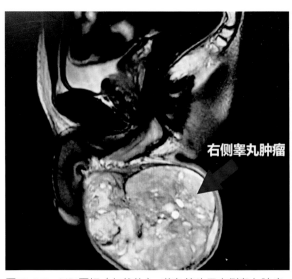

图10-1-3　MRI平扫（矢状位），蓝色箭头示右侧睾丸肿瘤

六、术前行男性生殖系统MRI平扫提示右侧睾丸肿瘤（冠状位）（图10-1-4）。

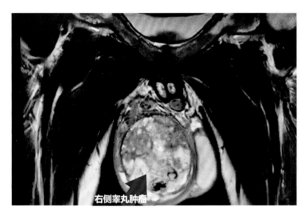

图10-1-4　MRI平扫（冠状位），蓝色箭头示右侧睾丸肿瘤

七、临床分期为T1N0M0S2。

八、本例患者属于1S期（第1期中的S分期）。

九、本例患者未进行睾丸穿刺活检，而直接进行根治性睾丸切除术。根据《中国泌尿外科和男科疾病诊断治疗指南（2019版）》对于睾丸穿刺活检的介绍：经阴囊睾丸穿刺活检会增加局部复发概率。睾丸穿刺活检在睾丸肿瘤检查和随访中未被广泛认可，但在评估睾丸发育和生育功能方面存在一定价值。对于以下患者可考虑行睾丸穿刺活检：①对侧睾丸可疑原位癌时；②睾丸体积<12 ml、隐睾、存在生精功能障碍者。

十、外科学教材中对于腹股沟管的解剖有如下介绍：①腹股沟管位于腹部前壁、腹股沟韧带的上方，大体相当于腹内斜肌、腹横肌弓状下缘与腹股沟韧带间的空隙。②成人腹股沟管长度为4~5 cm。③腹股沟管的内口为深环，外口为浅环。④腹股沟管的前壁为**腹外斜肌腱膜**，外1/3有**腹内斜肌**覆盖。⑤腹股沟管后壁为**腹横筋膜**和**腹膜**，内侧1/3有**腹股沟镰**。⑥上壁为**腹内斜肌、腹横肌弓状下缘**。⑦下壁为**腹股沟韧带和腔隙韧带**。⑧女性腹股沟管有子宫圆韧带通过，男性有精索通过。

十一、切口选择右侧腹股沟切口。起点选择耻骨联合右侧点，止点选择内环口，做两点间连线。依次切开皮肤和皮下组织。可见腹股沟管前壁，为腹外斜肌腱膜（图10-1-5），其足侧为腹股沟管外环（浅环）。

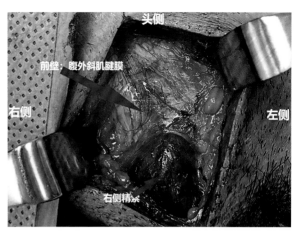

图10-1-5　腹股沟管前壁为腹外斜肌腱膜，蓝色箭头示相应结构

十二、切开腹外斜肌腱膜，暴露精索（图10-1-6）。

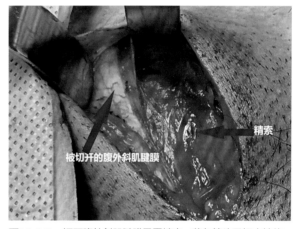

图10-1-6　切开腹外斜肌腱膜暴露精索，蓝色箭头示相应结构

十三、切开精索外筋膜，游离出精索，用阻断带悬吊（图10-1-7）。在精索头端采用缝线结扎，避免肿瘤播散。继续向足侧切开精索外筋膜。用手指钝性游离精索外筋膜内的睾丸肿瘤，使其完全游离。

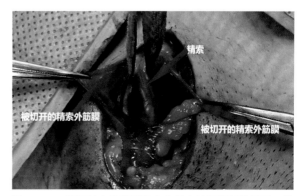

图10-1-7　切开精索外筋膜游离出精索并用阻断带悬吊，蓝色箭头示相应结构

十四、将游离的右侧睾丸肿瘤从阴囊内经由腹股沟切口取出，仅保留精索与之相连（图10-1-8）。

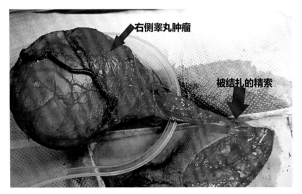

图10-1-8　右侧睾丸肿瘤从阴囊内经由腹股沟切口取出，蓝色箭头示相应结构

十五、可见精索明显增粗（图10-1-9）。

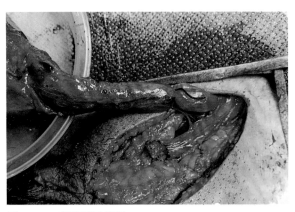

图10-1-9　精索明显增粗

十六、沿精索向头侧游离，达到近内环口（图10-1-10）。可见精索后壁的腹横筋膜。靠近内环口处切断精索，采用缝线结扎并缝扎精索断端。充分止血。为避免疝气，修补重建腹股沟管解剖结构。

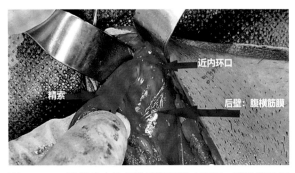

图10-1-10　沿精索向头侧游离达到近内环口，蓝色箭头示相应结构

十七、采用蒸馏水和生理盐水冲洗伤口。充分止血后缝合切口（图10-1-11）。

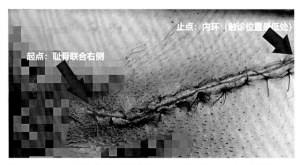

图10-1-11　充分止血后缝合切口，蓝色箭头示相应结构

十八、术后肿瘤标本（图10-1-12）。

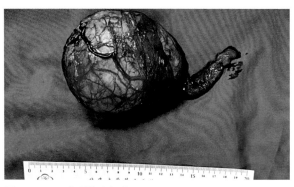

图10-1-12　术后肿瘤标本

十九、术后肿瘤标本（剖开观）（图10-1-13）。

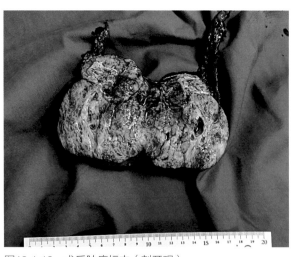

图10-1-13　术后肿瘤标本（剖开观）

（刘苗　张洪宪　编写）

第二节 一例睾丸癌行经后腹腔途径腹腔镜腹膜后淋巴结清扫术

一、对于睾丸癌（非精原细胞瘤）术后的腹膜后淋巴结清扫术，传统方法多采用经腹腔途径完成。本文介绍一例经后腹腔途径腹腔镜腹膜后淋巴结清扫术。

二、病例介绍：患者，28岁男性，主因"发现右阴囊肿物4个月"就诊。既往体健。本院B超示右侧睾丸实性包块，直径9.8 cm。诊断考虑右侧睾丸癌。行经腹股沟途径右侧根治性睾丸切除术。术后病理提示为混合性生殖细胞肿瘤，恶性畸胎瘤约占70%，卵黄囊瘤约占20%，胚胎性癌约占10%。肿瘤未累及白膜及附睾。精索断端未见肿瘤。根治性睾丸切除术后2周行经后腹腔途径腹腔镜腹膜后淋巴结清扫术。

三、睾丸切除术前与术后肿瘤标记物变化：甲胎蛋白190 ng/ml降低至50 ng/ml（正常值≤20 ng/ml）；乳酸脱氢酶1674 U/L降低至289 U/L（正常值120~250 U/L）；人绒毛膜促性腺激素6.37 U/L降低至0.08 U/L（正常值0~2.67 U/L）。

四、术前增强CT提示右侧睾丸肿瘤（图10-2-1）。

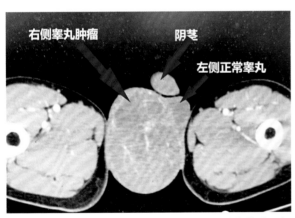

图10-2-1 术前增强CT提示右侧睾丸肿瘤，蓝色箭头示相应结构

五、在上一节"一例睾丸癌行根治性睾丸切除术——从病例分析到指南应用"中详细描述了本例患者行根治性睾丸切除术的内容（图10-2-2）。

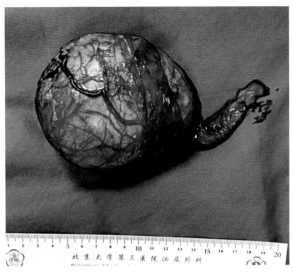

图10-2-2 术后肿瘤标本

六、术后肿瘤标本（剖开观）（图10-2-3）。

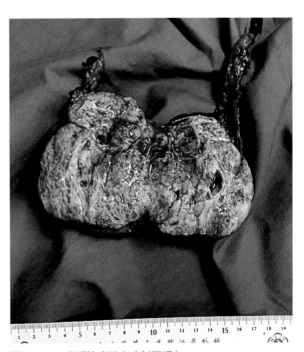

图10-2-3 术后肿瘤标本（剖开观）

七、术前影像学提示右侧生殖腺静脉明显增粗（图10-2-4和图10-2-5）。

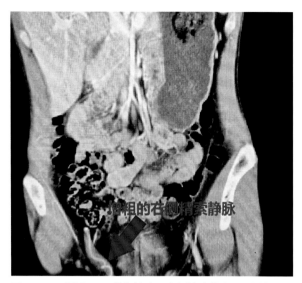

图10-2-4 增强CT，蓝色箭头示右侧精索静脉明显增粗

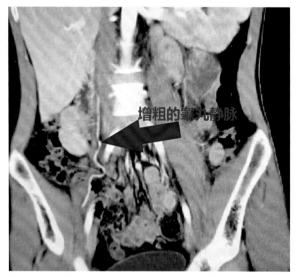

图10-2-5 增强CT，蓝色箭头示右侧睾丸静脉明显增粗

八、本次患者为根治性睾丸切除术后2周行经后腹腔途径下腹腔镜腹膜后淋巴结清扫术。手术的穿刺器放置如图10-2-6。

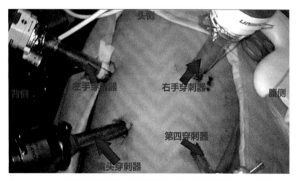

图10-2-6 右侧腹膜后淋巴结清扫术的穿刺器放置，蓝色箭头示各穿刺器位置

九、手术策略为：游离腹膜外脂肪并切开侧椎筋膜→寻找到右侧输尿管→在输尿管内侧寻找到下腔静脉→沿下腔静脉由足侧向头侧游离→找到两支肾动脉（图10-2-7）。

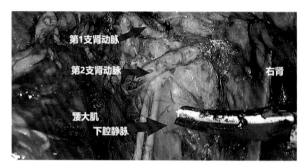

图10-2-7 术中暴露两支肾动脉，蓝色箭头示相应结构

十、游离肾门处淋巴结（图10-2-8）。游离下腔静脉背侧淋巴结。

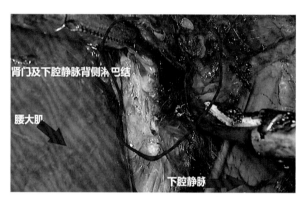

图10-2-8 蓝圈内示肾门及下腔静脉背侧淋巴结，蓝色箭头示相应结构

十一、在腔静脉游离过程中，寻找到左肾静脉入下腔静脉汇入处。清扫左肾静脉周围淋巴结（下腔静脉内侧）（图10-2-9）。

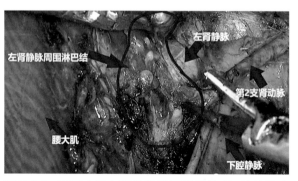

图10-2-9 蓝圈内示左肾静脉周围淋巴结（下腔静脉内侧），蓝色箭头示相应结构

十二、图10-2-10为左肾静脉淋巴结清扫术后表现。

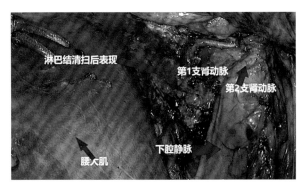

图10-2-10 左肾静脉淋巴结清扫术后表现,蓝色箭头示相应结构

十三、游离下腔静脉与腹主动脉之间的淋巴结（图10-2-11）。

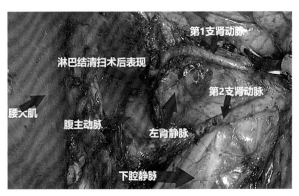

图10-2-11 游离下腔静脉与腹主动脉之间的淋巴结,蓝色箭头示相应结构

十四、寻找到右侧睾丸静脉,在睾丸静脉汇入下腔静脉处切断睾丸静脉。清扫睾丸静脉周围的淋巴组织（图10-2-12）。

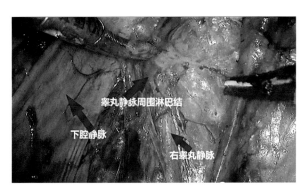

图10-2-12 清扫睾丸静脉周围的淋巴组织,蓝色箭头示相应结构

十五、清扫下腔静脉腹侧淋巴结（图10-2-13）。

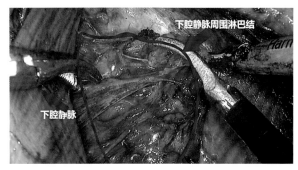

图10-2-13 蓝圈内示下腔静脉腹侧淋巴结,蓝色箭头示相应结构

十六、清扫下腔静脉与腹主动脉间淋巴结（图10-2-14）。

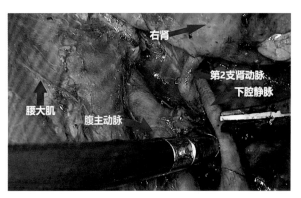

图10-2-14 清扫下腔静脉与腹主动脉间淋巴结,蓝色箭头示相应结构

十七、淋巴结清扫术后改变（图10-2-15）。

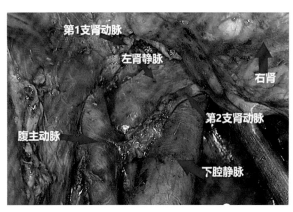

图10-2-15 淋巴结清扫术后改变,蓝色箭头示相应结构

十八、改变腹腔镜镜头置入孔道（图10-2-16）。在原左手穿刺器置入腹腔镜镜头。

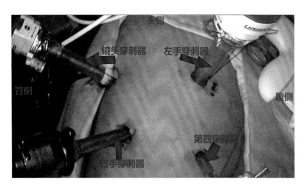

图10-2-16　改变腹腔镜镜头置入孔道，蓝色箭头示各穿刺器位置

十九、镜头置入孔道改变后的视野（图10-2-17）。

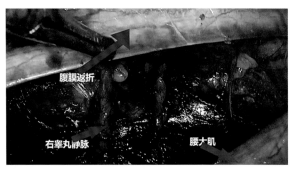

图10-2-17　镜头置入孔道改变后的视野，蓝色箭头示相应结构

二十、沿着头端切断的右侧睾丸静脉向足侧游离（图10-2-18）。

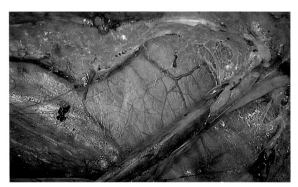

图10-2-18　沿着头端切断的右侧睾丸静脉向足侧游离

二十一、术中游离右侧睾丸静脉直到暴露出初次睾丸切除术时残余的精索末端（可见缝合线）（图10-2-19）。

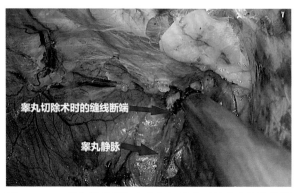

图10-2-19　蓝色箭头示初次睾丸切除术时精索末端的缝线断端和睾丸静脉

总结

1. 腹膜后淋巴结清扫术需向内侧游离至腹主动脉与下腔静脉间。向外侧游离至右侧肾窦水平。上方达到肾门水平。下方达到髂血管分叉处。

2. 经后腹腔途径可以暴露腹主动脉与下腔静脉间，甚至可以游离到左肾静脉根部。

3. 后腹腔镜放置4枚穿刺器，术中通过更改腹腔镜镜头的位置，实现更加广泛的术野。

（刘苗　赵勋　张洪宪　编写）

（吴宗龙　视频编辑）

视频28

第三节 一例阴茎癌患者行阴茎部分切除术
——从病例分析到指南应用

一、病例介绍：患者，79岁男性，主因"发现阴茎肿物半年"就诊。患者半年前发现阴茎龟头处肿物，突出皮肤表面，表面有少量分泌物渗出。两个月前肿物较前增大，伴局部红肿、渗液、排尿时疼痛。既往高血压病史。初步诊断阴茎癌。

二、术前行泌尿系增强CT（2022年1月）检查示阴茎不规则肿物影，增强扫描呈不均匀强化（图10-3-1）。腹股沟区未见明显肿大淋巴结。血液中鳞状细胞癌相关抗原 4.0 ng/ml（正常值 0 ~ 2.7 ng/ml）。

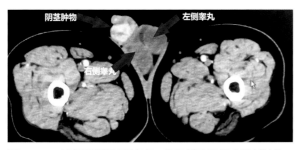

图10-3-1　泌尿系增强CT检查，蓝色箭头示相应解剖结构

三、全麻下行阴茎部分切除术和尿道重建术。

四、术中用无菌手套包裹肿瘤，以避免肿瘤细胞脱落造成种植播散。

五、采用止血带在阴茎根部止血。

六、距离肿瘤1 cm处环形切开阴茎皮肤、筋膜，深至阴茎深筋膜（白膜）（图10-3-2）。

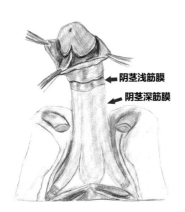

图10-3-2　切口深至阴茎深筋膜，蓝色箭头示阴茎浅筋膜和深筋膜

七、分别断扎阴茎背侧神经血管（图10-3-3）。

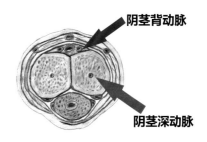

图10-3-3　断扎阴茎背侧神经血管，蓝色箭头示阴茎背动脉（需断扎），红色箭头示阴茎深动脉（无需断扎）

八、切断阴茎海绵体。采用3-0可吸收缝线间断八字缝合阴茎海绵体断端。

九、保留与尿道相邻的阴茎白膜。沿此平面向远端分离尿道海绵体。距离阴茎海绵体断端1.2 cm处横断尿道。

十、开放止血带。充分止血后。纵行缝合皮肤创缘。

十一、横行剖开尿道末端，形成上下两瓣，将黏膜外翻与皮肤缝合。形成稍向外突出的尿道外口。插入16号Foley尿管。

十二、术后病理提示阴茎角化型鳞状细胞癌，大小4.3 cm × 4.0 cm × 1.9 cm，癌累及阴茎海绵体和尿道，断端未见癌。

十三、阴茎癌的TNM分期如图10-3-4。

原发肿瘤（T）

Tx　原发肿瘤不能评估

T0　无原发肿瘤证据

Tis　原位癌（阴茎上皮内瘤变PeIN）

Ta　非侵袭性局部鳞状细胞癌

T1　阴茎头：肿瘤侵犯固有层

包皮：肿瘤侵犯真皮、固有层或内膜

阴茎体：无论肿瘤位置，肿瘤浸润表皮和海绵体之间的结缔组织无论有无淋巴血管浸润或周围神经浸润或肿瘤是否为高级别

T1a　无淋巴血管或周围神经侵犯，肿瘤非低分化

T1b　伴有淋巴管血管和（或）周围神经侵犯，或肿瘤低分化（3级或肉瘤样）

T2　肿瘤侵犯尿道海绵体（阴茎头或阴茎体腹侧），有或无尿道侵犯

T3　肿瘤侵犯阴茎海绵体（包括白膜），有或无尿道浸润

T4　肿瘤侵犯其他相邻组织结构（如阴囊、前列腺、耻骨等）

区域淋巴结（N）

临床淋巴结分期（cN）

cNx　局部淋巴结不能评估

cN0　无可触及或可见的增大的腹股沟淋巴结

cN1　可触及活动的单侧腹股沟淋巴结

cN2　可触及活动的多个单侧腹股沟淋巴结或双侧腹股沟淋巴结

cN3　固定的腹股沟淋巴结肿块或盆腔淋巴结病变，单侧或双侧

病理淋巴结分期（pN）

pNx　淋巴结转移不能确定

pN0　无淋巴结转移

pN1　≤2个腹股沟淋巴结转移，无淋巴结包膜外侵犯（extranodal extension，ENE）

pN2　≥3个单侧腹股沟淋巴结转移或双侧腹股沟淋巴结转移

pN3　ENE或者盆腔淋巴结转移

远处转移（M）

M0　无远处转移

M1　有远处转移

图10-3-4　阴茎癌的TNM分期。引自中国泌尿外科和男科疾病诊断治疗指南（2019版）[1]。红圈内为该患者的分期

十四、术后2个月复查泌尿系增强CT（2022年3月）提示阴茎残端、阴茎内及两侧睾丸周围可见不均匀强化影，考虑肿瘤复发及多发转移（图10-3-5）。腹股沟B超提示左侧腹股沟多发肿大淋巴结，较大者直径1.4 cm×1.1 cm。采用术后辅助化疗及辅助放疗。

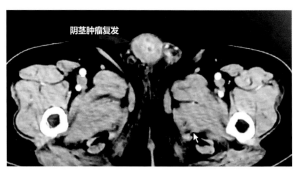

图10-3-5　术后2个月复查泌尿系增强CT，蓝色箭头示阴茎肿瘤复发

十五、阴茎癌的发病率为每年0.61/10万。阴茎癌的危险因素：包茎、人乳头状瘤病毒（HPV）感染、吸烟等。包茎患者罹患阴茎癌的风险较正常人增加25%~60%。

十六、手术治疗方面，指南推荐意见如图10-3-6。

	推荐意见	推荐等级
Tis	5-氟尿嘧啶（5-FU）或咪喹莫特局部治疗	推荐
	CO_2或Nd：YAG激光烧灼	推荐
	阴茎头局部病变切除	推荐
Ta，T1a（G1，G2）	局部包皮广泛环切，包皮环切+CO_2或Nd：YAG激光烧灼	推荐
	CO_2或Nd：YAG激光烧灼	推荐
	阴茎头局部病变切除	推荐
	阴茎头切除及重建	推荐
	放射治疗（病变<4cm）	推荐
T1b（G3）和T2	局部广泛切除加重建	推荐
	包皮环切加阴茎头切除及重建	推荐
	放射治疗（病变直径<4cm）	推荐
T3	阴茎部分切除及阴茎重建或放射治疗（病变直径<4cm）	推荐
T3伴尿道侵犯	阴茎部分切除或阴茎全切尿道会阴造口	推荐
T4	新辅助化疗起效后手术切除或姑息性放疗	可选择
局部复发	复发病变小可行挽救性病变切除或阴茎部分切除	可选择
	复发病变大或高级别可行阴茎部分切除或阴茎全切	可选择

图10-3-6　阴茎癌的手术治疗。引自中国泌尿外科和男科疾病诊断治疗指南（2019版）[1]

十七、阴茎癌具有逐级（Stepwise）淋巴结转移的特点：1. 腹股沟浅组淋巴结→2. 腹股沟深

组淋巴结→3. 盆腔及腹腔淋巴结。无可触及的淋巴结（nonpalpable lymph node）发生微转移的可能性为25%。阴茎癌初诊患者50%可触及的肿大淋巴结为炎症反应引起而非转移，可在原发灶治疗几周后再进行评估。但在随访过程中出现的淋巴结肿大转移概率接近100%。

十八、单侧1~2个腹股沟淋巴结转移，3年疾病特异性生存率为90%；单侧3个及以上或双侧腹股沟淋巴结转移为60%；盆腔淋巴结转移或腹股沟外淋巴结转移为33%。

十九、指南对阴茎癌淋巴结处理流程见图10-3-7。

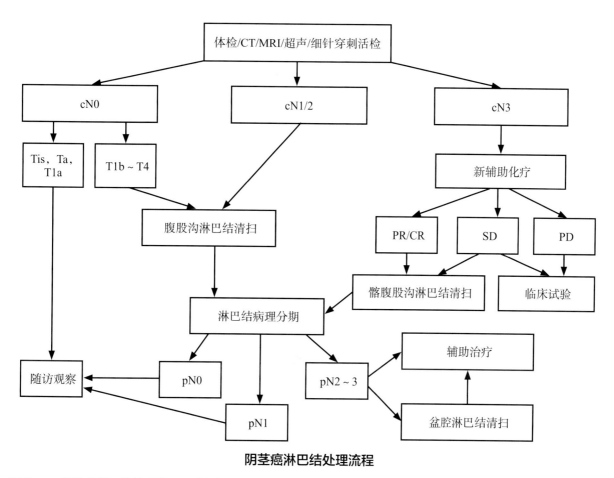

阴茎癌淋巴结处理流程

图10-3-7 阴茎癌淋巴结处理流程。引自中国泌尿外科和男科疾病诊断治疗指南（2019版）[1]。PR, partial response, 部分缓解；CR, complete response, 完全缓解；SD, stable disease, 疾病稳定；PD, progressive disease, 疾病进展。

二十、对于cN3患者可行术前新辅助化疗，将不可切除的淋巴结降期，在降期后阴茎全切除术可改为阴茎部分切除术以保留阴茎。完全缓解率为13.8%，客观有效率为53.2%。新辅助化疗常用方案为TIP或TPF。

二十一、对cN1/2的患者可行腹股沟淋巴结清扫术，术后淋巴结病理分期为pN2~3的患者需行辅助化疗3~4周期。常用方案为TIP或TPF。对于pN1患者不常规进行辅助化疗。

二十二、对于术后复发或转移的挽救性化疗推荐TPF。

二十三、常用的化疗方案：

TIP方案：第1天，紫杉醇175 mg/m²；第1~3天，异环磷酰胺，1200 mg/（m²·d）；第1~3天，顺铂25 mg/（m²·d）。每3~4周，重复上述方案。

TPF方案：第1天，多西他赛75 mg/m²；第1天，顺铂60 mg/m²；第1~4天，5-氟尿嘧啶750 mg/（m²·d）。每3~4周，重复上述方案。

二十四、指南对于阴茎癌放疗的建议如图10-3-8。

推荐意见	推荐等级
对于部分Ta和T1~2期，肿瘤直径<4cm，有保留器官要求的阴茎癌患者可选择保留阴茎的放射治疗	推荐
对于T3期要求保留器官功能和完整性，且肿瘤直径<4cm的患者可考虑行放射治疗	推荐
如肿瘤直径≥4cm，或已侵犯尿道则应行阴茎部分切除术或阴茎全切术，不推荐行放射治疗	推荐
对于T4期患者，放射治疗可作为化疗及其他治疗失败后的一种选择	可选择
不推荐对cN0患者行预防性腹股沟淋巴结放射治疗	推荐
不推荐对cN1/cN2患者腹股沟淋巴结清扫术后的辅助放射	推荐

图10-3-8　阴茎癌的放疗。引自中国泌尿外科和男科疾病诊断治疗指南（2019版）[1]

参考文献

[1] 黄健. 中国泌尿外科和男科疾病诊断治疗指南（2019版）[M]. 北京：科学出版社，2020:116-119.

（刘茁　朱国栋　编写）

第四节　飞流精选：显微外科输精管附睾管吻合术的方法与技巧

梗阻性无精子症（obstructive azoospermia，OA）是男性不育的常见病因，约占男性不育的10%~15%，约占无精症的40%。梗阻可发生在男性生殖道的任何部位，包括睾丸、附睾、输精管和射精管等。其中以附睾梗阻最为常见，约占OA的30%。

附睾梗阻引起的附睾梗阻性无精子症（epididymal obstructive azoospermia，EOA）的治疗方法主要是显微外科输精管附睾管吻合术，下面为大家介绍相关手术方法和技巧。

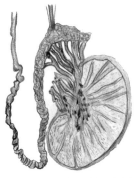
图10-4-1　睾丸、附睾、输精管解剖示意图

一、常规在阴囊处取纵行切口，大小以可挤出睾丸、附睾为宜。逐层切开皮肤、筋膜至鞘膜层，使用电刀打开鞘膜，挤出睾丸、附睾、精索。

二、暴露精索，在外侧鞘膜外游离出输精管。向上向下分别游离输精管后观察输精管粗细、扭曲程度，初步判断是否存在输精管梗阻可能。如无法确定是否存在输精管梗阻，可采用套管针穿刺远端输精管，推注少量生理盐水（约2ml）检查是否通畅，如无明显阻力可再注射亚甲蓝稀释液，观察尿管是否有蓝色液体流出以确定是否通畅，若无明显梗阻则可继续行吻合手术。

三、游离输精管至近附睾尾部，切断输精管后检查输精管内壁，了解管腔内部情况。如步骤二未行穿刺检查，此时可采用无针芯套管针进行通畅检查，注水方法如步骤二中所述。

四、显微镜下找寻发育良好的附睾管（注：附睾管要粗细合适，发育良好，且方向要与稍后进行吻合的输精管方向相平行），此时探查附睾管，判断附睾梗阻的位置。找到合适附睾管后，剪开附睾表面一个窗口，使用显微针持进行钝性分离，此时另一只手拇指和示指轻轻加压将附睾管暴露于窗口外（注意手指力度，附睾管薄时要稍轻）（图10-4-2）。（附睾管暴露大小要合适，太大的附睾管在套叠输精管时会比较困难）

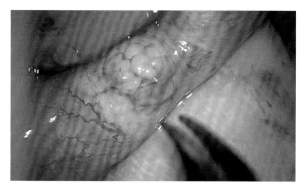

图10-4-2　睾丸暴露附睾管，将其稍挤出表面窗口

五、在输精管断端用无菌标记笔行4点标记，利于后续的精准吻合（图10-4-3）。

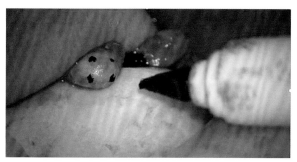

图10-4-3　输精管断端的4点标记

六、使用8-0不可吸收缝线在输精管外膜6点处缝合，将输精管与待缝合的附睾管位置相对固定（图10-4-4），使得输精管的位置靠近接下来将要打开的附睾管的位置附近（图10-4-5）。

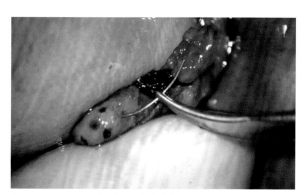

图10-4-4　在6点处一针缝合固定输精管至附睾

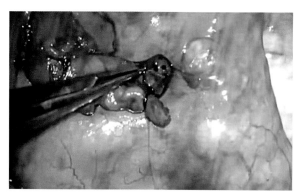

图10-4-5　将输精管断端固定于附睾管处，此处建议打4个结确保缝合牢固

七、单针吻合输精管断端，使用10-0不可吸收缝线由外往里，外进内出，先缝合下面两个点，注意两针切忌交叉（图10-4-6）。

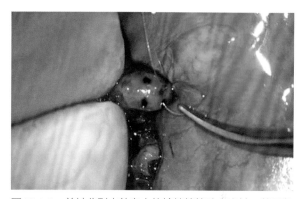

图10-4-6　单针分别由外向内从输精管管腔内出针，然后备附睾管吻合使用

八、双针缝入附睾管（整个手术难度最大的地方），显微镜放大至最大倍数，操作时应做到运针稳定，没有任何颤动地缓慢缝入附睾管（图10-4-7～图10-4-9）。注：双针宽度要保证接下来可用刀片切开附睾管。

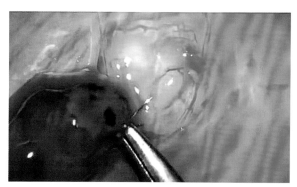

图10-4-7　单针一侧进入附睾管

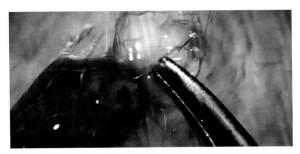

图10-4-8 单针一侧进入附睾管

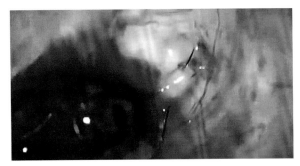

图10-4-9 双针完全进入附睾管

九、将附睾管纵向切开，吸取附睾液，显微镜检观察精子数量、形态及活力。再通过冲水确认附睾管开口的位置和大小，若开口过小需延长开口至大小合适（图10-4-10）。

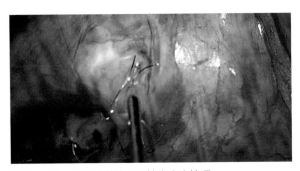

图10-4-10 冲洗附睾管开口检查大小情况

十、附睾管两针出针后，内进外出缝合输精管上方两点（图10-4-11）。

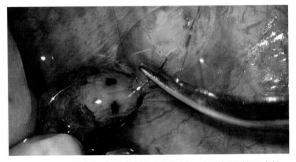

图10-4-11 单针分别通过管腔内部往外缝上面标记的两点处

十一、输精管12点的处理，先在12点处进行一个减张线8-0不可吸收缝线的缝入，此时可先不打结，待附睾管套叠后再打结。

十二、同时牵拉两根10-0不可吸收缝线，直视下可见附睾管套叠进入输精管断端（图10-4-12）。此时分别进行打结。

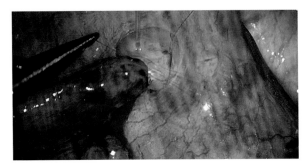

图10-4-12 同时牵拉两根线配合冲水可见附睾管套叠进入输精管

十三、外膜和肌层固定，一般缝合8~12针，根据输精管内径粗细略有增减，过密或过疏均不可。

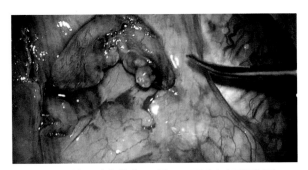

图10-4-13 转圈缝合外膜+肌层，不可过密也不可过疏

十四、将其放回阴囊内，逐层关闭切口。

总结

显微外科输精管附睾管吻合术（VE）是难度最大的显微手术，其成功率主要依赖术者的手术技术与经验。对于优秀的男性生殖显微外科医生，手术复通成功率可以达到70%~80%。手术的难点是张力的控制，显微吻合的力度与精准度，动作的柔和度和打结与缝合的技术。

洪锴老师常说的一句话是："任何事做到极致都是艺术"。对所做工作（显微外科手术）的兴趣和专注是一切的前提。专注也体现在对所做工作的不断钻研，洪老师做的显微外科输精管附睾管吻合术已超过千例，但每次手术他仍然在琢磨哪些细节有可能改进。随着这种不断专注和进步，手术时间从2009年开始北医三院第一例显微外科输精管附睾管吻合术的6个小时缩短到现在1.5小时左右即可完成整个手术；从第一例的生涩到现在的流畅手术操作，专注与辛勤的汗水至关重要。

（洪锴　王滨帅　刘茁　朱国栋　编写）

第五节　飞流精选：阴茎假体植入术治疗男性勃起功能障碍的手术经验分享

一、病例介绍：患者，56岁男性，主因"前列腺癌根治术后勃起功能障碍2年"就诊。患者采用5型磷酸二酯酶（PDE5）抑制剂治疗无效。诊断为勃起功能障碍，行阴茎假体植入术（可控性假体）。

二、手术体位选择平卧位，常规消毒+生殖器区重点消毒，之后铺巾。用"8字固定架"固定阴茎，采用"No Touch"技术双层贴膜（图10-5-1）。

三、取阴茎阴囊纵行切口，长约4 cm（图10-5-2）。仔细分离皮下组织后，充分暴露阴茎海绵体和尿道海绵体（图10-5-3）。

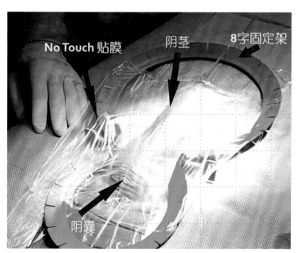

图10-5-1　"No Touch"技术双层贴膜，蓝色箭头示相应结构

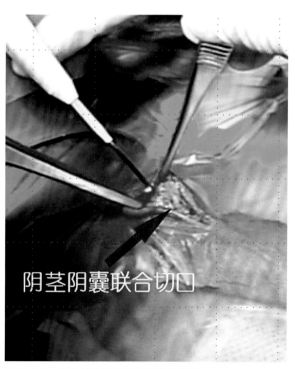

图10-5-2　蓝色箭头示阴茎阴囊联合切口

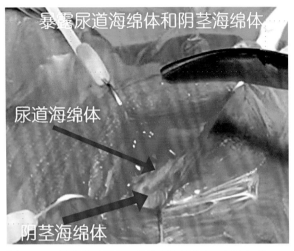

图10-5-3 蓝色箭头示暴露的阴茎海绵体和尿道海绵体

四、在两侧阴茎海绵体各预置4根2-0的可吸收缝线，沿着预置缝线的中间纵行切开海绵体白膜约1.5 cm（图10-5-4）。

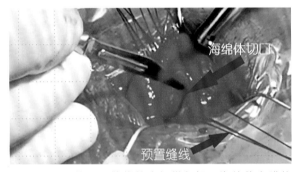

图10-5-4 沿着预置缝线的中间纵行切开海绵体白膜约1.5cm，蓝色箭头示相应结构

五、用探条扩张器由9号逐步扩到13号（图10-5-5），扩张时注意沿着阴茎海绵体外侧进行，避免损伤尿道海绵体。远端和近端均尽量扩张到底，避免出现前后粗细不均匀，并且此法有助于植入最大型号的假体柱体。

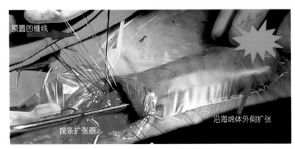

图10-5-5 探条扩张器扩张，蓝色箭头示相应结构，红色箭头示扩张位置

六、用测量器测量阴茎海绵体远端和近端长度（图10-5-6），阴茎可植入假体长度=远端长度+近端长度，根据测量结果挑选最大长度的假体柱体。

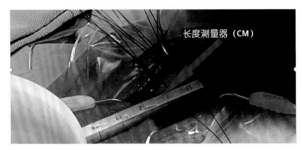

图10-5-6 测量阴茎海绵体远端和近端长度，蓝色箭头示长度测量器

七、抗生素水冲洗后（图10-5-7），使用引导器导入假体头部至阴茎海绵体远端（图10-5-8），再置入假体柱体尾部。调整至合适位置后，用预置缝线关闭白膜切口。

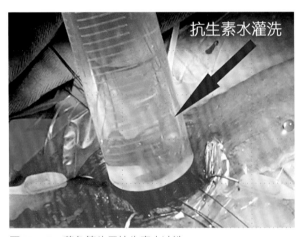

图10-5-7 蓝色箭头示抗生素水冲洗

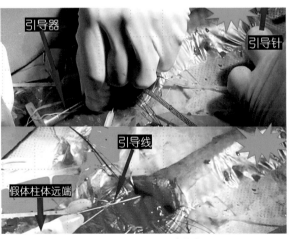

图10-5-8 引导器导入假体，蓝色箭头示相应结构

八、以外环口为标记，用长柄卵圆钳在腹壁高位（腹直肌后，腹横筋膜前）扩张空间（图10-5-9），置入储水囊（图10-5-10）。在储水囊内注入生理盐水90 ml（图10-5-11）。

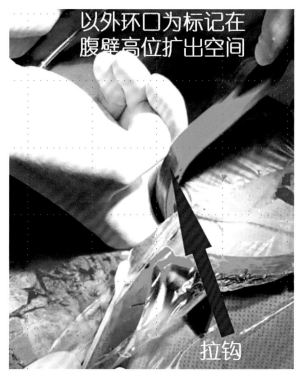

图10-5-9　以外环口为标记扩张空间，蓝色箭头示拉钩

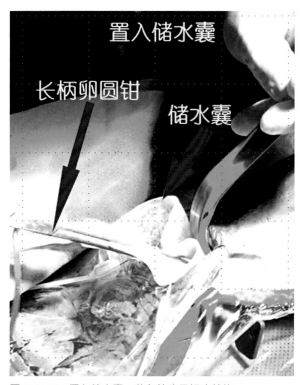

图10-5-10　置入储水囊，蓝色箭头示相应结构

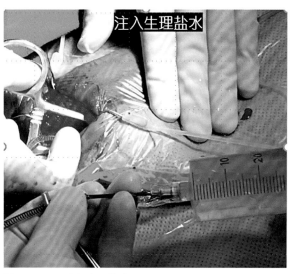

图10-5-11　注入生理盐水

九、在阴囊肉膜层做一口袋，置入泵（图10-5-12）。

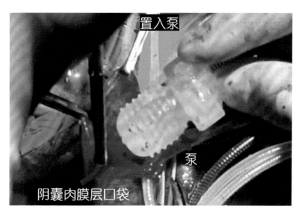

图10-5-12　置入泵，蓝色箭头示相应结构

十、用锁扣连接3件套，注意排空连接管空气（图10-5-13和图10-5-14）。

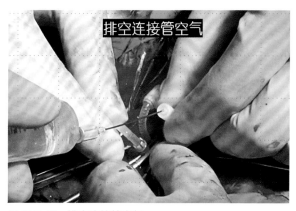

图10-5-13　排空连接管空气

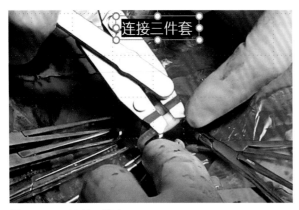

图10-5-14 连接三件套

十一、挤压泵，促使阴茎勃起，测试三件套工作情况，阴茎勃起顺利（图10-5-15）。

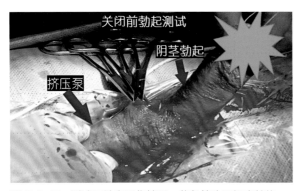

图10-5-15 测试三件套工作情况，蓝色箭头示相应结构

十二、保持半勃起状态，逐层关闭切口。弹力绷带加压包扎。

十三、患者在术后6周于门诊进行随访，解除半勃起状态，向患者宣教正确使用方法。患者获得按需勃起的能力。术后6个月随访，患者及其妻子对性生活均表示满意。

十四、图10-5-16为阴茎海绵体假体三件套示意图。

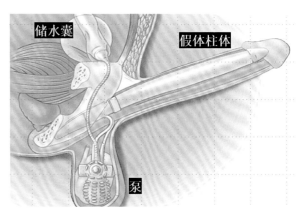

图10-5-16 阴茎海绵体假体三件套示意图

（林浩成 编写）

第六节　一例睾丸鞘膜积液的手术治疗
——从病例分析到指南应用

一、鞘膜积液在男婴发病率为0.7%～4.7%，2岁以内大多可自行消退。成人发病率为1%（数据引自《中国泌尿外科和男科疾病诊断治疗指南（2019版）》）。

二、鞘膜积液的分类包括睾丸鞘膜积液、精索鞘膜积液、混合型鞘膜积液、交通性鞘膜积液。

分类	睾丸鞘膜积液	精索鞘膜积液	混合型鞘膜积液	交通性鞘膜积液
鞘状突	闭合正常	精索段未闭合	精索段未闭合	未闭合
腹腔	不相通	不相通	不相通	相通
睾丸鞘膜腔	—	不相通	睾丸鞘膜积液与精索鞘膜积液同时存在，但不相通	相通
睾丸	不易触及	易触及	不易触及	易触及
大小变化	不变	不变	不变	随活动出现囊肿大小变化
腹股沟斜疝	不合并	不合并	不合并	可合并腹股沟斜疝
手术方式	鞘膜翻转术、鞘膜切除术	精索囊肿剥离切除术	鞘膜翻转术、鞘膜切除术、精索囊肿剥离切除术	鞘状突高位切断结扎术，可同时行鞘状突翻转术、切除

图10-6-1　鞘膜积液的分类

三、手术指征：①交通性鞘膜积液；②临床症状影响生活；③2岁以下儿童合并腹股沟疝；④2岁以下儿童积液量大且无明显自行吸收。

四、非手术治疗：①2岁以下儿童可自行吸收者；②成人无症状、积液量小；③原发病治疗后继发鞘膜积液可吸收者。

五、病例分析：患者，42岁男性，主因"左侧阴囊肿物2年"就诊。症状表现为左侧阴囊肿物，伴坠胀感、轻微疼痛感。既往体健。查体：左侧阴囊增大，直径约5 cm，未触及睾丸，透光试验阳性。男性生殖系统彩超提示双侧鞘膜腔内可见无回声区，左侧最大深度为4.8 cm，内可见多发细密点状强回声，右侧最大深度为0.6 cm。诊断考虑双侧睾丸鞘膜积液，左侧为著。行左侧睾丸鞘膜翻转术。

六、查体可见左侧阴囊肿物，较对侧明显增大（图10-6-2）。

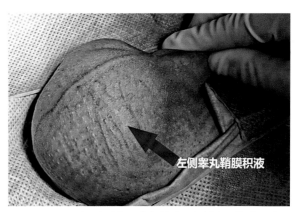

图10-6-2　左侧阴囊肿物，蓝色箭头示左侧睾丸鞘膜积液

七、阴囊内解剖结构从外侧向内侧为：皮肤→肉膜→精索外筋膜→提睾肌及筋膜→精索内筋

膜→睾丸鞘膜壁层→睾丸鞘膜脏层→睾丸白膜。
图10-6-3为横断面解剖示意图。

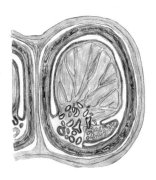

图10-6-3 阴囊内解剖结构（横断面）

八、图10-6-4为矢状面解剖示意图。

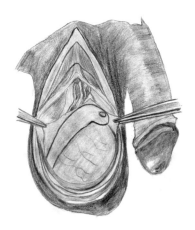

图10-6-4 阴囊内解剖结构（矢状面）

九、图10-6-5为冠状面解剖示意图。

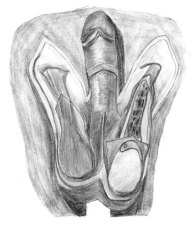

图10-6-5 阴囊内解剖结构（冠状面）

十、切开皮肤、肉膜、精索外筋膜、提睾肌及筋膜（图10-6-6）。可见精索内筋膜有丰富血管。锐性切断表面血管。可见下方的睾丸鞘膜壁层。

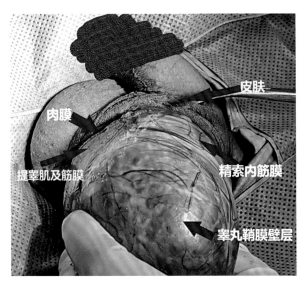

图10-6-6 切开皮肤、肉膜、精索外筋膜、提睾肌及筋膜，蓝色箭头示相应结构

十一、切开睾丸鞘膜壁层，吸除鞘膜积液，可见睾丸（表面被覆鞘膜脏层）（图10-6-7）。

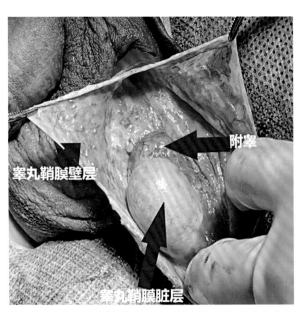

图10-6-7 切开睾丸鞘膜壁层，吸除鞘膜积液，蓝色箭头示相应结构

十二、切除大部分鞘膜壁层（图10-6-8）。注意保护精索，避免损伤。

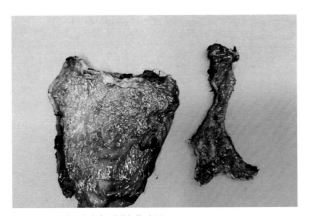

图10-6-8　切除大部分鞘膜壁层

十三、将鞘膜边缘用电刀（慢档）充分止血（图10-6-9）。将鞘膜翻转后，采用可吸收缝线间断缝合翻转后的鞘膜边缘。固定睾丸以避免扭转。手术全程需要注意避免对精索的过度牵拉，以避免术后疼痛。

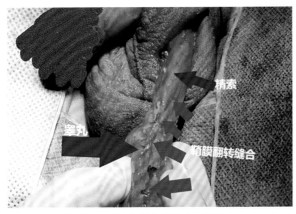

图10-6-9　将鞘膜边缘用电刀充分止血，蓝色箭头示睾丸及精索，红色箭头示鞘膜翻转缝合

十四、置入皮片引流条，采用垂直褥式缝合阴囊横切口（图10-6-10），加压包扎避免阴囊血肿。

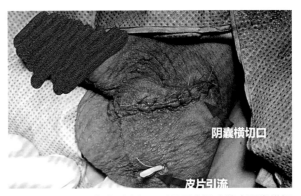

图10-6-10　置入皮片引流条，采用垂直褥式缝合阴囊横切口，蓝色箭头示相应结构

总结

1．鞘膜积液的分类包括睾丸鞘膜积液、精索鞘膜积液、混合型鞘膜积液、交通性鞘膜积液。

2．交通性鞘膜积液的鞘状突未闭合，与腹腔相通，易触及睾丸，随活动出现囊肿大小的变化，可合并腹股沟斜疝，需进行鞘膜高位结扎术。

3．透光试验阳性、阴囊彩超提示无回声区是鞘膜积液特异性的体征和影像学表现。

4．阴囊内解剖结构包括：皮肤→肉膜→精索外筋膜→提睾肌及筋膜→精索内筋膜→睾丸鞘膜壁层→睾丸鞘膜脏层→睾丸白膜。

（刘苗　朱国栋　编写）

第七节 一例腹腔镜下精索静脉高位结扎术的心得体会
（适用于腔镜初学者）

一、病例介绍：患者，23岁男性，主因"左侧阴囊坠胀感3个月"就诊，阴囊B超提示左侧精索静脉迂曲扩张伴有反流。诊断为左侧精索静脉曲张，行腹腔镜下左侧精索静脉高位结扎术。

二、手术体位选择平卧位。开放足部静脉而非手臂静脉。此种方法可将患者双臂收至身体两侧，避免患者手臂展开后对术者站位空间的影响。

三、消毒铺单后行头低脚高位，使肠道因重力作用而下滑至头侧，以充分暴露术野。

四、穿刺器放置位置，在脐部置入气腹针（图10-7-1）。脐部正中凹陷处腹壁最为薄弱，其下方不易损伤肠管，但不方便缝合。选择其偏头侧方向纵行切口，置入气腹针时朝向正中凹陷斜行置入。观察气腹压力是否缓慢平稳的上升。如短时间内快速升高应考虑气腹针置入位置错误可能。通常充入二氧化碳气体3.5~4 L（≤5 L）时可达到气腹压设定值（如20 mmHg）。气腹充入完成后注意降低气腹压至正常（如12 mmHg）。

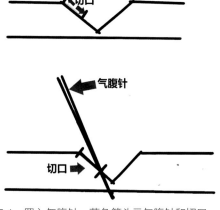

图10-7-1 置入气腹针，蓝色箭头示气腹针和切口

五、左侧精索静脉曲张患者，术区常有乙状结肠与壁层腹膜的粘连，需要游离粘连。术中可清晰地看见曲张的精索静脉、左侧输精管及伴行输精管的血管（图10-7-2）。

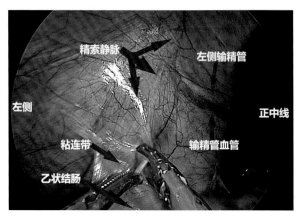

图10-7-2 曲张的精索静脉、左侧输精管及伴行输精管的血管，蓝色箭头示相应结构

六、精索静脉的解剖图如图10-7-3（外面观）。

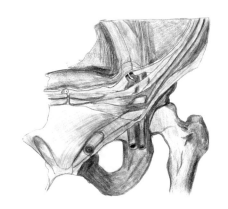

图10-7-3 精索静脉的解剖图（外面观）

七、精索静脉的解剖图如图10-7-4（内面观）。

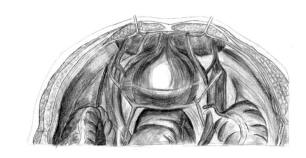

图10-7-4 精索静脉的解剖图（内面观）

八、切开精索静脉表面的壁层腹膜（图10-7-5）。需要注意的是，为了避免损伤血管引起出血，超声刀刀头不应正对静脉做功。

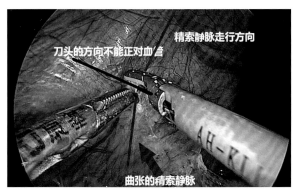

图10-7-5 切开精索静脉表面的壁层腹膜，蓝色箭头示相应结构，黑线示超声刀刀头方向

九、在向上方（靠近腹侧）切开精索静脉表面的壁层腹膜时（图10-7-6），越靠近深环处，越要小心避免输精管损伤。

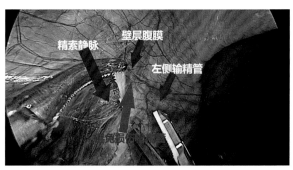

图10-7-6 切开精索静脉表面的壁层腹膜，蓝色箭头示相应结构，红色箭头示避免损伤输精管

十、在操作过程中避免左右手交叉（图10-7-7）。正确的做法是左手向左侧牵拉，右手向右侧牵拉。

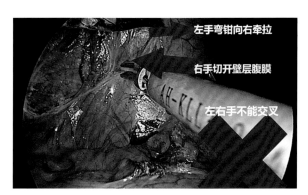

图10-7-7 避免左右手交叉，蓝色箭头示相应结构

十一、在游离精索静脉时，左手提膜，右手剥离静脉，或者左手提静脉，右手剥离膜。图10-7-8所示为左手提膜时，右手钝性游离静脉过程，应避免垂直于血管用力，以免将血管扯断。

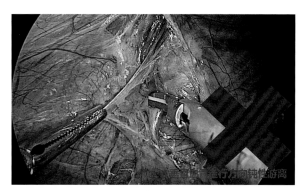

图10-7-8 避免垂直于血管走行方向游离精索静脉

十二、正确的做法是平行于血管走行方向钝性游离（图10-7-9），避免扯断血管。

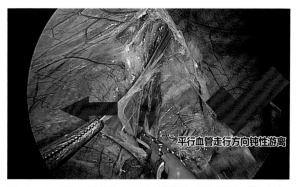

图10-7-9 平行于血管走行方向钝性游离，蓝色箭头示操作方向

十三、巧妙应用超声刀基本操作——撑开动作（图10-7-10）。左手牵拉腹膜时，右手持超声刀做撑开动作，有利于钝性分离血管。

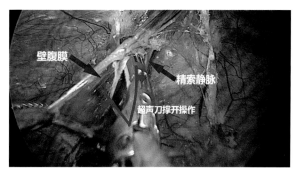

图10-7-10 红色箭头示巧妙应用超声刀基本操作"撑开"动作，蓝色箭头示相应结构

十四、左手牵拉血管时，右手平行于血管走行方向钝性游离结缔组织膜（图10-7-11）。

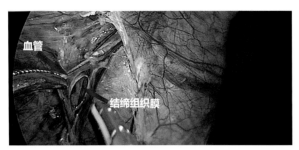

图10-7-11 平行血管走行方向钝性游离结缔组织膜，蓝色箭头示相应结构

十五、在精索静脉置入血管夹，足侧置入两枚血管夹，头侧置入一枚血管夹（图10-7-12）。

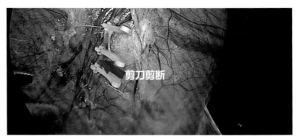

图10-7-12 在精索静脉置入血管夹，蓝色箭头示剪刀切断处

十六、术中注意搏动的睾丸动脉，应保留以保证术后睾丸血供。术中注意保护"晶莹剔透"的淋巴管，避免回流障碍造成肿胀。

（刘茁　朱国栋　编写）

第八节　飞流精选：下尿管是一个技术活——内镜直视下留置导尿管的心得体会

一、病例1

1. 患者老年男性，前列腺增生行手术治疗后十余年。外科手术前常规导尿困难，请泌尿外科急会诊。

2. 方法一：首先尝试常规方法导尿，采用奥布卡因凝胶润滑麻醉。但置入困难，进入尿道口后尿管回弹。

3. 方法二：请助手行直肠指检，抵住前列腺尖部后，再次尝试常规方法留置尿管。置入困难，留置尿管失败。

4. 方法三：尝试采用尿道探子进行探查。因其为非直视下操作，效果有一定不确切性，向患者家属交代风险后未采用该方法。

5. 方法四：膀胱镜直视下留置导尿管。

6. 方法五：B超引导下膀胱造瘘术。

7. 下面我们介绍膀胱镜直视下留置导尿管的手术操作技术。因其直视下操作的优势，安全性得到较大保证，且疗效确切，往往是困难导尿的较好的治疗方法。

8. 下图显示采用尿道镜操作，顺利抵达精阜（图10-8-1）。

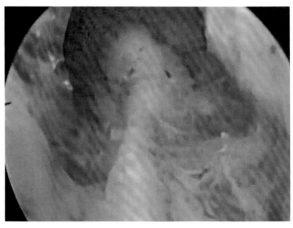

图10-8-1 尿道镜操作，顺利抵达精阜

9．图10-8-2显示前列腺窝的术后改变，可见明显纤维瘢痕形成。

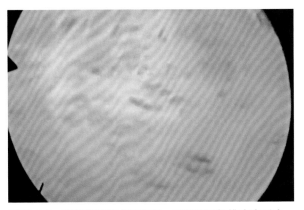

图10-8-2　前列腺窝的术后改变，可见明显纤维瘢痕形成

10．通过旋转镜头，可见视野上方尿道孔隙，明显尿道狭窄，大小呈现针眼状（图10-8-3）。

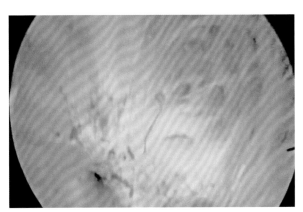

图10-8-3　尿道狭窄，大小呈现针眼状

11．拉近视野后，考虑针眼状空隙为瘢痕挛缩后的膀胱颈口（图10-8-4）。

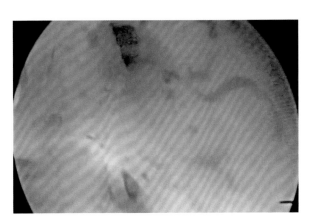

图10-8-4　考虑针眼状空隙为瘢痕挛缩后的膀胱颈口

12．因尿道镜的管径较大，难以通过针孔状狭窄尿道。置入黑泥鳅导丝，导丝顺利通过狭窄尿道（图10-8-5和图10-8-6）。留置导丝后，将尿道镜更换为输尿管镜，扩张狭窄处。随后采用尿道镜，继续扩张狭窄处。

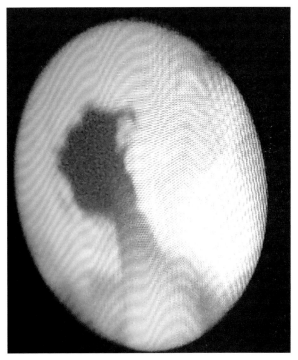

图10-8-5　置入黑泥鳅导丝（上）

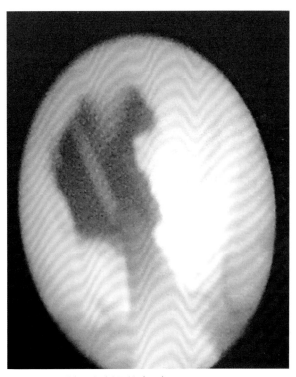

图10-8-6　置入黑泥鳅导丝（下）

13. 扩张狭窄尿道后，留置导丝，撤出输尿管镜。在体外使用"十字切开法"切开14号尿管头端，沿导丝顺利置入尿管。

二、病例2

1. 患者老年男性。外科手术前常规导尿困难，有尿道出血，遂请泌尿外科急会诊。

2. 初次导尿后有黏膜损伤出血，采用输尿管镜探查，视野浑浊。

3. 图10-8-7可见开口实际为前列腺窝，容易被误诊为膀胱颈口。

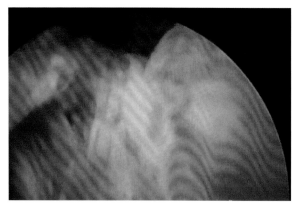

图10-8-7 开口实际为前列腺窝，容易被误诊为膀胱颈口

4. 术中生理盐水反复冲洗，视野清晰后可以明确为前列腺窝（图10-8-8和图10-8-9）。

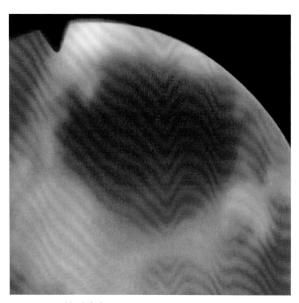

图10-8-8 前列腺窝

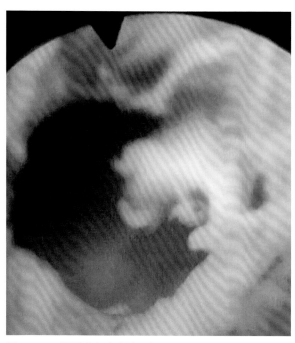

图10-8-9 前列腺窝（冲洗后）

5. 输尿管镜虽然镜身较细，但入水量少，水循环不足以提供清晰视野。遂更换为尿道镜。向下方压镜头，可见视野上方中"黑缝"（图10-8-10），考虑应为真正的膀胱颈开口，调整角度顺利进入，观察确认抵达膀胱。同法留置导丝并留置尿管。

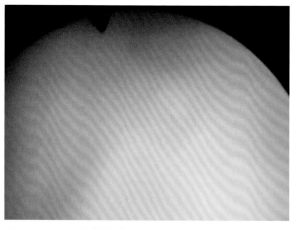

图10-8-10 寻找"黑缝"

总结

1. 充分的准备工作：病情沟通，交代风险，签署医疗文件；体位选择严格截石位（不能用单纯分腿位将就）；尿道镜、输尿管镜、膀胱镜均需准备。

2．选取合适器械：病例1如选择球囊扩张器或输尿管软镜镜鞘，安全可靠性高，但花费较大。

3．尿管的制作："十字切开法"和"垂直长轴切开法"两种。"垂直长轴切开法"尿管更加完整，但有摩擦尿道的风险。

4．合理的步骤设计，巧妙理解并运用输尿管镜、尿道镜、膀胱镜的各自优势，避免反复进镜，降低损伤。

5．如采用金属尿道探子盲扩，每次扩张后均需尿道镜直视下检查，除外假道形成，直至狭窄被完全扩开尿管得以顺利留置。如假道形成，应直视下重新找到正确的尿道通路（通常位于假道的腹侧），再进行扩张。盲扩过程中因盲目相信手感导致尿道严重破损，甚至误将尿管通过假道留置于膀胱外引起并发症者屡见不鲜。

（朱国栋　刘可　编写）

第十一章 其他手术学习笔记

第一节 一台好的机器人手术从 Trocar 的合理放置开始

一、一台好的机器人手术，应该从穿刺器Trocar的合理放置开始。本文适用于达芬奇机器人Xi系统。

二、泌尿外科机器人手术大致可以根据解剖部位分为上尿路手术和下尿路手术。上尿路手术又可以根据途径分为经腹腔途径和经后腹腔途径。除此三种常见手术当然还有其他术式，这里重点阐述三种常见术式的Trocar放置。分别来看①经腹腔途径上尿路手术、②经后腹腔途径上尿路手术、③经腹腔途径下尿路手术的穿刺器Trocar放置位置。

三、经腹腔途径下尿路手术的穿刺器Trocar放置位置见图11-1-1。

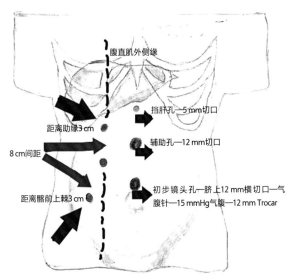

图11-1-2 经腹腔途径右侧上尿路手术穿刺器Trocar放置位置图，箭头所示为穿刺器位置和间距

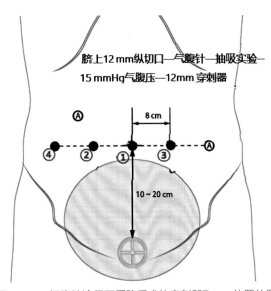

图11-1-1 经腹腔途径下尿路手术的穿刺器Trocar放置位置图，图中序号标记为机器人穿刺器位置

四、经腹腔途径上尿路手术穿刺器Trocar放置位置见图11-1-2和图11-1-3。

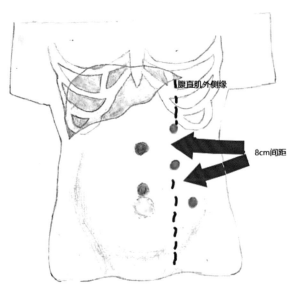

图11-1-3 经腹腔途径左侧上尿路手术穿刺器Trocar放置位置图，箭头所示为穿刺器间距

五、经后腹腔途径上尿路手术穿刺器Trocar放置位置见图11-1-4。

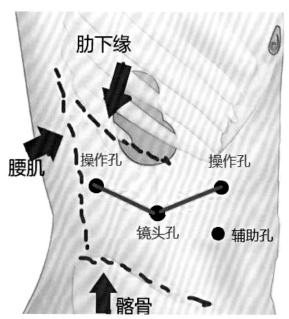

图11-1-4　经后腹腔途径上尿路手术穿刺器Trocar放置位置图

六、注意事项

1. 一言以蔽之，穿刺器Trocar放置原则是"手术工作空间最大化"和"臂件干扰最小化"。

2. 将初始内镜端口定位于距目标解剖部位10～20 cm处。余端口以8 cm为最佳（6～10 cm），垂直于靶器官。端口与骨突起保持至少2 cm距离。

3. 直线型和三角型放置方式的对比。三角型放置可能造成目镜区域"触不可及"。

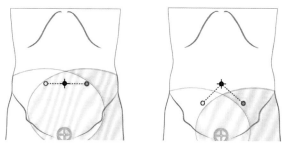

图11-1-5　直线型和三角型放置方式的对比

七、穿刺器放置方法：垂直腹壁，细黑线、粗黑线的位置。

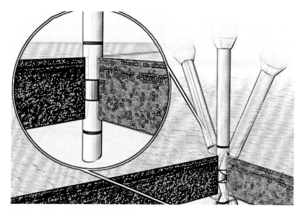

图11-1-6　穿刺器放置方法

（刘茁　张洪宪　唐世英　编写）

第二节　泌尿外科术中该用什么缝线?

（声明：泌尿外科术中常用缝线种类广泛，本文只介绍笔者诊疗组习惯使用的种类，仅供读者参考；本文内容不涉及商业利益）

一、肾部分切除术中肾脏创面（肿瘤床）缝合，其中内层缝合可采用的是3-0的可吸收倒刺缝合线（图11-2-1）。这是一种线径为3-0，针长26 mm的圆针，针的弧度为1/2，线长为15 cm。为可吸收缝线，其吸收时间大致为180天。术后1周其张力强度将下降至80%。提醒术者术中掌握合适的张力。

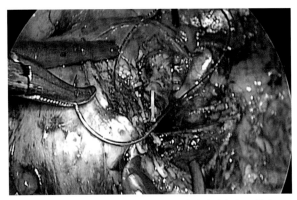

图11-2-1　肾部分切除术中肾脏创面（肿瘤床）内层缝合3-0
　　　　　的可吸收倒刺缝合线

外层缝合采用的是2-0的可吸收倒刺缝合线
（图11-2-2）。这是一种线径为2-0，针长37 mm的
圆针，针的弧度同样为1/2，线长为30 cm。吸收
时间和张力强度和前面介绍的3-0的可吸收倒刺
缝合线相似。

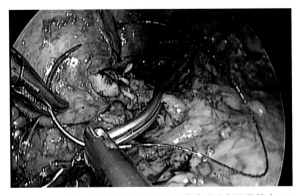

图11-2-2　肾部分切除术中肾脏创面（肿瘤床）外层缝合2-0
　　　　　的可吸收倒刺缝合线

二、根治性前列腺切除术中背静脉复合体
（dorsal vein plexus, DVC）缝扎，所采用的是同样是
2-0的可吸收倒刺缝合线（图11-2-3）。（具体同上）

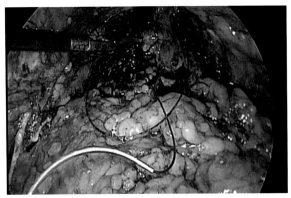

图11-2-3　根治性前列腺切除术中DVC缝扎2-0的可吸收倒
　　　　　刺缝合线

三、根治性前列腺切除术或根治性膀胱切除
术原位新膀胱术中膀胱尿道吻合。这里可以有两
种习惯的选择：

1. 选择"Y604"线

所谓的Y604指的是缝线的型号（图11-2-4）。
这是一种线径为3-0，针长26 mm的圆针，其弧
度为5/8，线长为70 cm。术后7天其张力将下降
至50%～60%，将在术后90～120天吸收。缝合
时应掌握合适张力。

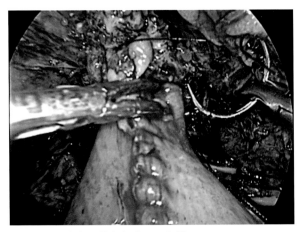

图11-2-4　膀胱尿道吻合"Y604"线

2. 选择"5/8弧的可吸收倒刺缝合线。

这是一种线径为3-0，针长为27 mm的圆
针，其弧度为5/8，线长为23 cm。其术后7天张
力将下降至50%～60%，将在90天内被吸收。缝
合时应掌握合适张力。

四、根治性膀胱切除术后输尿管皮肤造口
中，采用的是"4-0的五根针"。

这是一种线径为4-0，针长为22 mm的圆
针，其弧度为1/2，线长为45 cm，共计5根带
针线。

五、肾移植术中移植输尿管膀胱吻合术，术
中采用的是5-0的可吸收缝线。

这是一种线径为5-0，针长只有13 mm的圆
针，其弧度为1/2，线长为75 cm。

六、肾移植术中移植肾动脉髂外动脉吻合
术，术中采用的5-0的不可吸收缝线。

这是一种线径为5-0，针长为17 mm或13 mm
的圆针，其弧度为1/2，线长为90 cm的不可吸收
缝线。

七、下腔静脉癌栓取出术中血管壁缝合，采用的是4-0的不可吸收缝线（图11-2-5）。其针长为13~26 mm圆针，弧度为3/8或1/2，线长90 cm，为不可吸收缝线。

表11-2-1总结归纳上述手术步骤及其对应缝线。

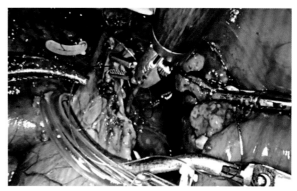

图11-2-5 下腔静脉癌栓取出术中血管壁缝合采用的是4-0的不可吸收缝线

表11-2-1 不同手术及对应缝线

层次	线径	针长	针型	型号	弧度	线长	缝线材质	张力强度	吸收时间
肾部分切除术	2-0	37 mm	圆针	VLOCL0315	1/2	30 cm	乙二醇酸，亚丙基碳酸酯	7天，80% 14天，75% 21天，65%	180天
	3-0	26 mm	圆针	VLOCL0604	1/2	15 cm			
DVC	2-0	37 mm	圆针	VLOCLO315	1/2	30 cm			
膀胱尿道吻合	3-0	26 mm	圆针	Y604H	5/8	70 cm	Poliglecaprone 25	7天，50%~60% 14天，20%~30%	90~120天
	3-0	27 mm	圆针	VLOCM1744	5/8	23 cm	乙交酯，对二氧环乙酮，三亚甲基碳酸酯	7天，90% 14天，75%	90天
皮肤造口	4-0	22 mm	圆针	GL34MG	1/2	5×45 cm	PGLA 乙交酯和丙交酯共聚物	14天，80% 21天，30%	56~70天
输尿管膀胱	5-0	13 mm	圆针	GL885	1/2	75 cm			
肾动脉	5-0	17 mm	圆针	VP-556-X	1/2	90 cm	聚丙烯，聚乙二醇	永久张力	不可吸收
	5-0	13 mm	圆针	VPF-711-X	1/2	90 cm			
下腔静脉	3-0	17~26 mm	圆针	—	1/2	90 cm			
	4-0	13~26 mm	圆针	—	3/8 或 1/2	90 cm			
	5-0	13~17 mm	圆针	—	3/8 或 1/2	75~90 cm			

（刘茁 张洪宪 唐世英 编写）

第三节 机器人缝合打结，你做的标准吗？

机器人辅助腹腔镜下泌尿外科手术中，经常用到缝合打结技术。一套相对标准的缝合打结操作技巧往往能够起到事半功倍的效果。

一、临床常用的双手打结法，适合横向切口。

二、持针时的"一张一弛"。在缝针传递的过程中，左手递针后要及时松手，右手接到针后及时夹持（图11-3-2）。避免两手同时长时间夹针（图11-3-1）。

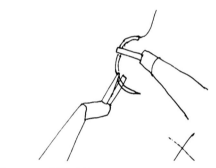

图11-3-1　错误夹针

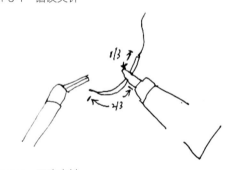

图11-3-2　正确夹针

三、右手夹针位置在缝针的中后1/3处（图11-3-2）。

四、缕线时要抓线不要抓针（图11-3-3）。

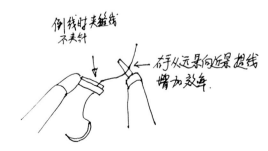

图11-3-3　缕线时要抓线不要抓针

五、右手可以从远景向近景钩线，增加效率（图11-3-3）。

六、可以把针放在右手边，避免对打结操作的干扰。最终形成"线尾——线身——缝针"的"C"形布局（图11-3-4）。

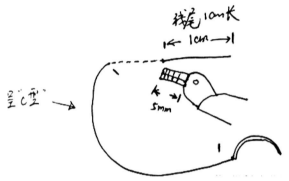

图11-3-4　形成"线尾——线身——缝针"的"C"形布局

七、线尾的长度留取1 cm。以针持刻度作为度量单位（1刻度为1 mm，共5 mm），两个针持的长度基本保证线尾1 cm的距离。

八、短尾在哪里，就由哪只手持线。短尾在右侧，由右手持线。

九、夹持点的位置选择要保证长线与短尾的比例为3∶1。

十、平行持线的重要性：右手夹线时，针持头端与线应该平行（图11-3-5），以避免左右手打架干扰。如果是垂直持线，避免高强力量器械臂打架干扰损伤器械。

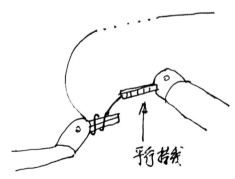

图11-3-5　平行持线

十一、缠绕两圈后左手抓短尾。

十二、拉线的时候随时调整镜头防止器械出视野。

十三、"左右拉线，一条直线"。拉线时使线尾和线身形成一条直线（图11-3-6）。

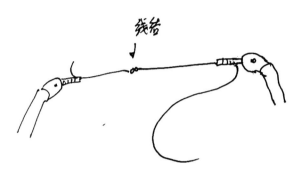

图11-3-6　拉线时使线尾和线身形成一条直线

十四、打结后线尾线身将会交叉，此时线尾在左侧。根据"短尾在哪里，就由哪只手持线"的原则，应该由左手持线。随后双手同时挤向12点钟方向（图11-3-7）。左手持右手持点的上方或下方均可（根据线长定夺）。交线后将会形成"倒C"形布局。

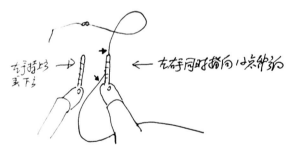

图11-3-7　此时双手同时挤向12点钟方向

十五、在继续打结的过程中依然要注重"平行持线"的原则（图11-3-8）。

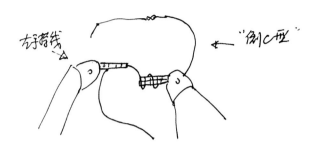

图11-3-8　在继续打结的过程中依然要注重"平行持线"的原则

十六、临床常用的单手打结法，适合纵切口。其区别在于左右手没有交叉。"顺势包绕""上下拉线，一条直线"。

（刘茁　张洪宪　唐世英　编写）

第四节 一例输尿管狭窄行球囊扩张术的心得体会

一、病例介绍：患者青年男性，左侧输尿管息肉术后狭窄，左肾重度积水。术前影像学检查见图11-4-1和图11-4-2。术中行膀胱结石碎石术、输尿管狭窄段球囊扩张、输尿管支架管置入术。

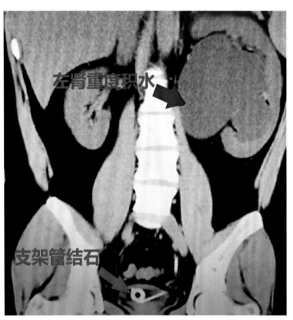

图11-4-1 左侧输尿管息肉术后狭窄，左肾重度积水（见图中蓝色箭头所示），膀胱内支架管末端可见结石附着（见图中红色箭头所示）

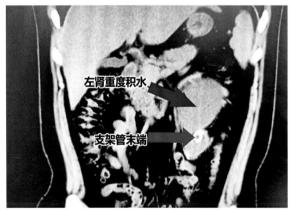

图11-4-2 左肾重度积水（见图中蓝色箭头所示），肾盂内可见支架管末端（见图中红色箭头所示）

二、全身麻醉中使用的丙泊酚是一种短效静脉麻醉药。亚麻醉状况大脑皮质层被抑制而皮质下核团处于脱抑制，易引发性幻觉。对于经尿道手术，术中阴茎勃起会稍增加手术难度，例如进镜困难。

三、采用气压弹道碎石方法粉碎输尿管支架管附着结石（图11-4-3）。其原理是压缩空气经空气注入口进入弹道内，使弹头高速运动反复撞击碎石装置手柄内的撞击杆（治疗探针），使探针产生纵向振动击碎结石。

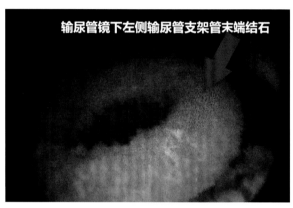

图11-4-3 左侧输尿管支架管末端结石，见图中蓝色箭头所示

四、气压弹道粉碎膀胱结石的手法核心是将治疗探针紧贴结石粉碎（图11-4-4）。需要结石后方的膀胱壁作为支撑，给予治疗探针一个反作用力。气压弹道碎石法，对坚硬的结石治疗效果明显，而对柔软的膀胱壁损伤较小，因此相对安全（图11-4-5）。

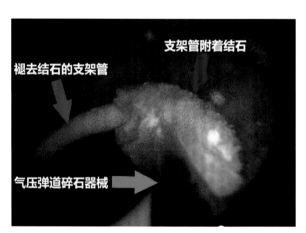

图11-4-4 气压弹道碎石，图中蓝色箭头所示为支架管附着结石，红色箭头所示为褪去结石的支架管，绿色箭头示气压弹道碎石器械

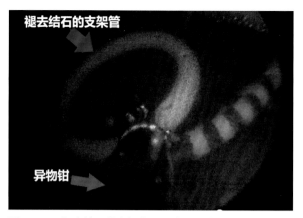

图11-4-5 褪去结石的支架管，图中蓝色箭头所示为褪去结石的支架管，红色箭头所示为异物钳

五、长期留置支架管可能刺激输尿管口生长息肉。需要注意对正确通道的辨认，避免进入假道（图11-4-6）。

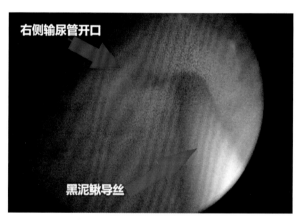

图11-4-6 通过黑泥鳅导丝引导进入输尿管，图中蓝色箭头所示为右侧输尿管开口，红色箭头所示为黑泥鳅导丝

六、在操作手法上，如果视野发白或发红，应该后退镜身（图11-4-7），避免损伤输尿管壁。

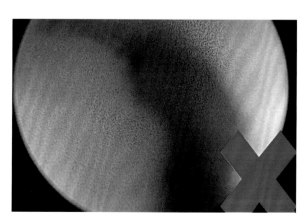

图11-4-7 如果视野发白或发红，应该后退镜身

七、在操作手法上，可以退出后重新寻找正确的输尿管口，避免进入黏膜层次内部（图11-4-8和图11-4-9）。

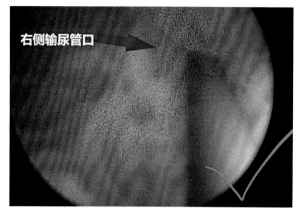

图11-4-8 寻找正确的输尿管口，避免进入黏膜层次内部，图中蓝色箭头所示为右侧输尿管口

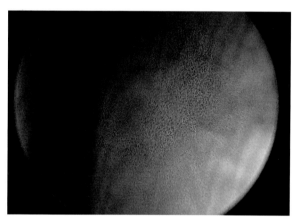

图11-4-9 找到正确的输尿管口

八、本例患者黑泥鳅导丝置入困难，输尿管狭窄段发生不完全闭锁（图11-4-10）。视诊上无法找到输尿管口（图11-4-11）。

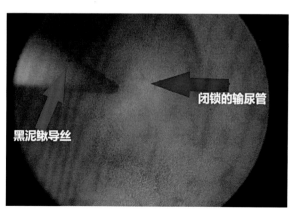

图11-4-10 输尿管狭窄段发生不完全闭锁，图中蓝色箭头所示为闭锁的输尿管，图中红色箭头所示为黑泥鳅导丝

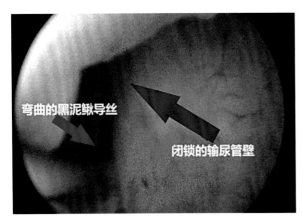

图11-4-11 闭锁的输尿管壁，图中蓝色箭头所示为闭锁的输尿管，图中红色箭头所示为黑泥鳅导丝

九、术中采用输尿管导管与黑泥鳅导丝"套叠组合"（图11-4-12）。黑泥鳅导丝具有超滑优势，但其可塑性差。采用输尿管导管套叠，既增加了导丝近端的稳定性，又保留了导丝远端的柔滑性。

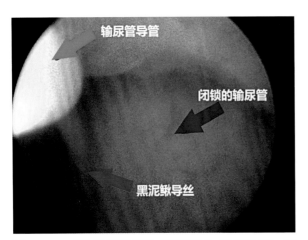

图11-4-12 采用输尿管导管与黑泥鳅导丝"套叠组合"，图中蓝色箭头所示为闭锁的输尿管，图中红色箭头所示为黑泥鳅导丝，绿色箭头所示为输尿管导管

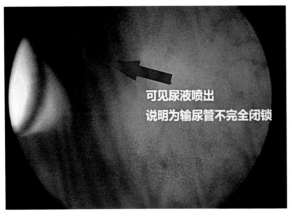

图11-4-13 可见尿液喷出，见图中蓝色箭头所示，为输尿管不完全闭锁

十、术中可见尿液喷出（图11-4-13），判断输尿管为不完全闭锁，尚有狭窄缝隙（图11-4-14）。

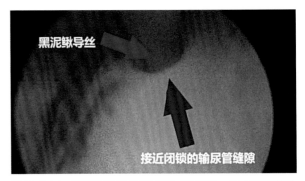

图11-4-14 用黑泥鳅导丝尝试通过狭窄段，图中蓝色箭头所示为接近闭锁的输尿管缝隙，图中红色箭头所示为黑泥鳅导丝

十一、多次尝试后导丝成功进入输尿管狭缝（图11-4-15）。

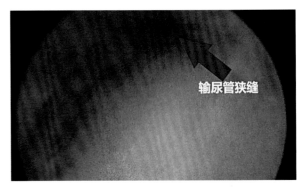

图11-4-15 导丝成功进入输尿管狭缝，见图中蓝色箭头所示

十二、导丝通过输尿管狭缝后，采用输尿管导管进一步扩张输尿管狭缝（图11-4-16）。最后采用输尿管镜身（F8/9.8）扩张输尿管狭缝（图11-4-17）。

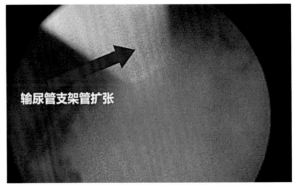

图11-4-16 采用输尿管导管进一步扩张输尿管狭缝，见图中蓝色箭头所示

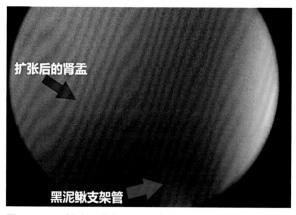

图11-4-17 扩张后的肾盂,图中蓝色箭头所示为扩张后的肾盂,红色箭头示黑泥鳅支架管

十三、将输尿管镜孔内部的黑泥鳅导丝(第一根)保持位置不动,撤出输尿管镜后,在工作通道内置入黑泥鳅导丝(第二根),在其安全引导下再次置入输尿管镜。可见镜身扩张后的狭窄口(图11-4-18)以及镜身扩张后的输尿管狭窄段(图11-4-19)。

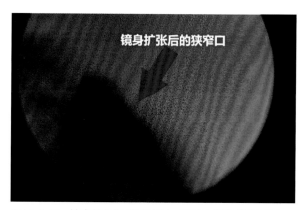

图11-4-18 镜身扩张后的狭窄口,见图中蓝色箭头所示

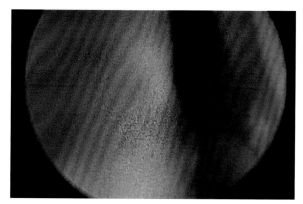

图11-4-19 镜身扩张后的输尿管狭窄段

十四、到达狭窄段后,撤出工作通道内的黑

泥鳅导丝(第二根)(图11-4-20),置入输尿管球囊扩张导管(图11-4-21)。

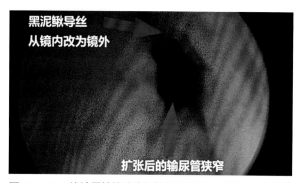

图11-4-20 将输尿管镜孔内部的黑泥鳅导丝(第二根)从输尿管镜中撤出作为安全导丝,见图中蓝色箭头所示。图中红色箭头所示为扩张后的输尿管狭窄段

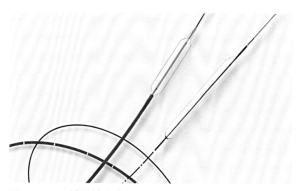

图11-4-21 输尿管球囊扩张导管

十五、测量狭窄段长度:直视下镜头放置于狭窄段起始端,撤回输尿管镜至狭窄段末端,测量镜身撤出尿道口的距离为狭窄段长度。

十六、术中应确定球囊覆盖所有狭窄段。镜头观察位置为狭窄段下方2 cm处(图11-4-22和图11-4-23)。

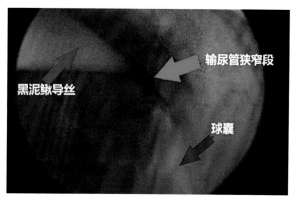

图11-4-22 置入输尿管球囊扩张导管,图中蓝色箭头所示为球囊,红色箭头所示为黑泥鳅导丝,绿色箭头所示为输尿管狭窄段

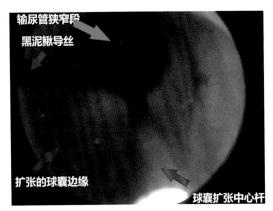

图11-4-23　确定球囊覆盖所有狭窄段，图中蓝色箭头所示为扩张的球囊边缘，紫色箭头所示为球囊扩张中心杆，红色箭头所示为黑泥鳅导丝，绿色箭头所示为输尿管狭窄段

十七、压力泵注射器的操作手法（图11-4-24）：四指下压操作杆后，注射器可以抽吸生理盐水。将接头与球囊导管连接。观察输尿管镜视野，直视下转动压力泵注射器的手柄，可以精细推注生理盐水。当压力达到12数值时，将蓝色旋钮由平行旋转至垂直，压力固定3～5分钟。根据情况适度增加水压。

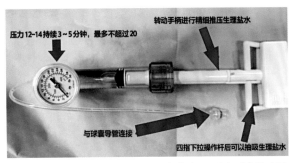

图11-4-24　压力泵注射器，图中蓝色箭头所示为相应操作步骤

十八、撤除球囊的操作手法（图11-4-25）：将压力泵注射器与球囊导管的接头解离。用20 ml注射器抽吸球囊导管的生理盐水。

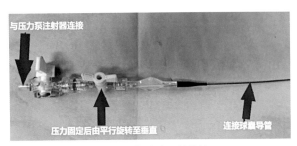

图11-4-25　压力泵注射器与球囊导管连接

十九、输尿管内同时置入两根黑泥鳅导丝（图11-4-26）。沿导丝平行置入两根输尿管支架管（图11-4-27）。用两根推管平行推送两根支架管。拔除导丝后支架管留置成功（图11-4-28）。

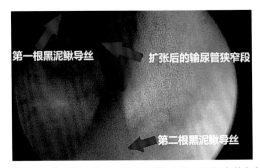

图11-4-26　输尿管内置入两根黑泥鳅导丝，见图中蓝色箭头所示；红色箭头所示为扩张后的输尿管狭窄段

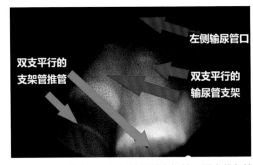

图11-4-27　输尿管内置入两根输尿管支架管，图中蓝色箭头所示为左侧输尿管口，红色箭头所示为双支平行的输尿管支架，绿色箭头所示为双支平行的支架管推管

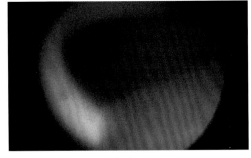

图11-4-28　输尿管支架管末端

二十、最后采用膀胱冲洗器吸除膀胱结石残渣。

视频29

（刘茁　张洪宪　肖春雷　唐世英　编写）

（刘鑫辰　视频编辑）

第五节 骶神经刺激治疗难治性膀胱过度活动症

一、定义：膀胱过度活动症（OAB）指在排除感染及其他病理改变的前提下，出现尿急、尿频和夜尿增多，伴或不伴有急迫性尿失禁，尿动力学可表现为逼尿肌过度活动。

二、诊断标准：国际尿控学会中OAB诊断标准为：临床症状表现为尿急，伴或不伴有急迫性尿失禁。伴有尿频（白天排尿次数>8次）和夜尿（夜间排尿次数>1次）症状。没有尿路感染或其他明确的病理改变。难治性OAB是指经过规律有效的行为治疗（生活方式指导、膀胱训练、盆底肌训练等）及M受体阻滞剂等药物治疗8～12周后，效果不佳或要求进一步治疗者。

三、治疗：OAB可严重影响患者生活质量。对于难治性OAB，保守治疗方法如托特罗定、索利那新等抗胆碱能药物或膀胱训练、盆底肌训练等行为疗法治疗效果并不理想。骶神经刺激或称为骶神经调节被证实是治疗某些传统治疗效果不佳的难治性OAB的治疗手段。

四、骶神经刺激是指用介入手段将一种短脉冲的刺激电流连续施加于特定的骶神经，激活或抑制神经通路，干扰异常的骶神经反射弧，进而影响与调节膀胱、尿道括约肌及盆底等骶神经支配的效应器官。骶神经刺激通过对S3神经的电刺激影响肛提肌及膀胱逼尿肌活动达到控制排尿作用。

五、手术治疗包括体验性治疗与永久性植入两部分。

六、体验性治疗中患者呈俯卧位，臀部抬高（图11-5-1）。

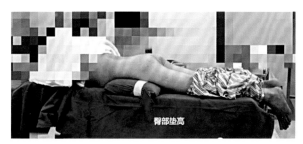

图11-5-1　手术体位，图中蓝色箭头示臀部垫高

七、在C形臂X线机透视下定位S3神经孔（图11-5-2和图11-5-3）。

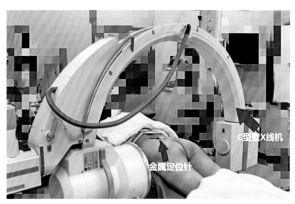

图11-5-2　在C形臂X线机透视下定位S3神经孔，图中蓝色箭头示金属定位针和C型壁

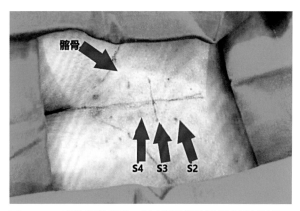

图11-5-3　定位S3神经孔，图中蓝色箭头示相应解剖结构

八、于骶尾部1%利多卡因局部麻醉（图11-5-4）。逐步调整将穿刺针置入S3神经孔（图11-5-5）。

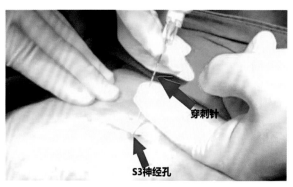

图11-5-4　将穿刺针置入S3神经孔

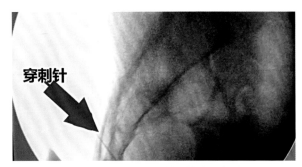

图11-5-5　透视下穿刺针位置，蓝色箭头示穿刺针

九、电刺激穿刺针，行神经测试（图11-5-6）。如位置准确可见患者特异性盆底运动反射和足趾神经反射，即出现盆底风箱样收缩及大脚趾跖屈肌反射，提示S3定位准确，并确定神经反射弧存在且完整性良好。

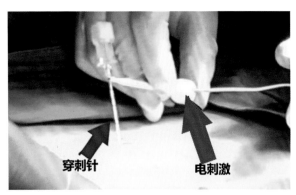

图11-5-6　电刺激穿刺针，行神经测试，图中蓝色箭头示穿刺针，红色箭头示电刺激

十、将导丝沿穿刺针放入S3神经孔（图11-5-7）。

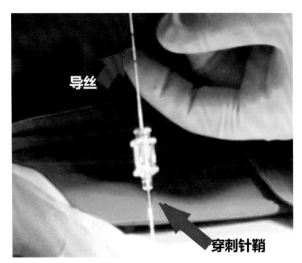

图11-5-7　将导丝沿穿刺针放入S3神经孔，图中蓝色箭头示导丝，红色箭头示穿刺针鞘

十一、在穿刺针鞘旁切开皮肤小口（图11-5-8），方便后续扩张器的置入。

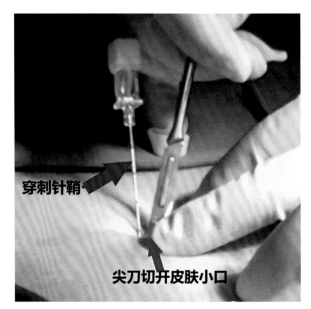

图11-5-8　在穿刺针鞘旁切开皮肤小口，图中蓝色箭头示穿刺针鞘，红色箭头示皮肤小切口

十二、保留导丝不变，撤出穿刺针鞘，沿着导丝置入扩张器（图11-5-9）。

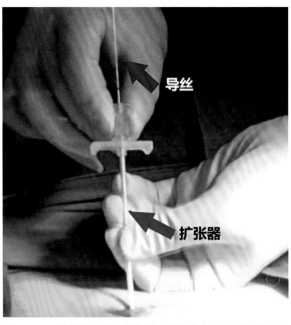

图11-5-9　沿着导丝置入扩张器，图中蓝色箭头示导丝，红色箭头示扩张器

十三、撤出导丝，将电极沿扩张器置入S3神经孔（图11-5-10和图11-5-11）。

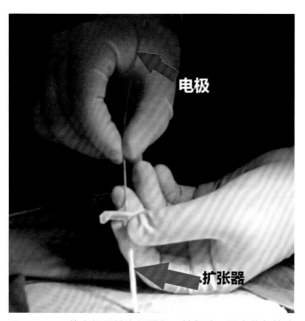

图11-5-10　将电极沿扩张器置入S3神经孔，图中蓝色箭头示电极，红色箭头示扩张器

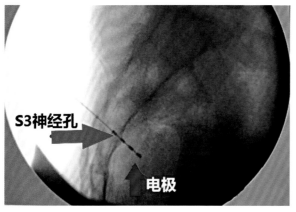

图11-5-11　透视下电极和S3神经孔，图中蓝色箭头示电极，红色箭头示S3神经孔

十四、电刺激有反应后撤出扩张器（图11-5-12）。

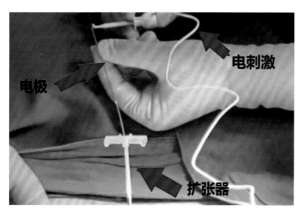

图11-5-12　电刺激有反应后撤出扩张器

十五、撤出扩张器，仅留置电极（图11-5-13）。在左侧皮肤行横切口，为后续皮下囊袋。

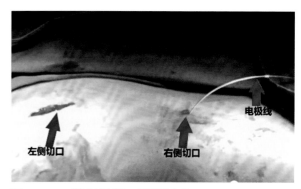

图11-5-13　撤出扩张器，仅留置电极

十六、使用穿刺针经皮下隧道从右侧皮下穿刺至左侧（图11-5-14和图11-5-15）。

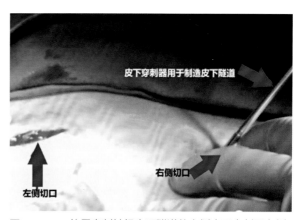

图11-5-14　使用穿刺针经皮下隧道从右侧皮下穿刺至左侧

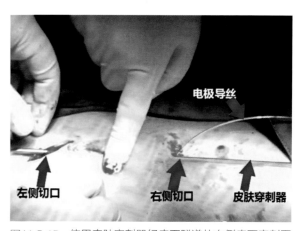

图11-5-15　使用皮肤穿刺器经皮下隧道从右侧皮下穿刺至左侧

十七、将导线置入，从右侧引入左侧切口穿出（图11-5-16）。

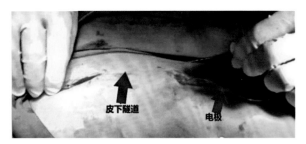

图11-5-16　将导线置入，从右侧引入左侧切口穿出

十八、再用穿刺针经皮下隧道从左侧皮下穿刺至右侧（图11-5-17）。

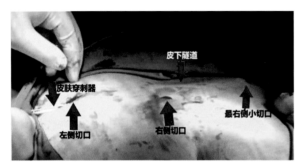

图11-5-17　再用穿刺针经皮下隧道从左侧皮下穿刺至右侧

十九、将延长线从最右侧小切口引出（图11-5-18）。

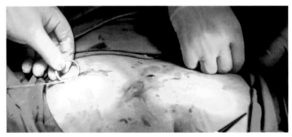

图11-5-18　将延长线从最右侧小切口引出

二十、连接原电极线与延长线（图11-5-19）。

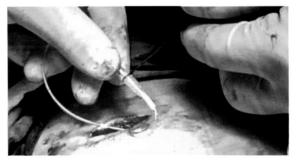

图11-5-19　连接原电极线与延长线

二十一、电刺激观察有反应（图11-5-20）。

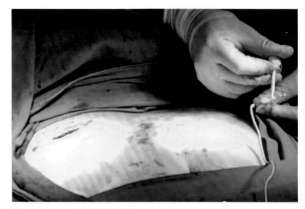

图11-5-20　电刺激观察有反应

二十二、严密止血后缝合切口（图11-5-21）。

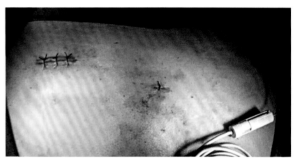

图11-5-21　严密止血后缝合切口

二十三、以体验治疗术前的排尿日记、膀胱过度活动症评分、O'Leary-Sant评分为基准线，症状改善率达到50%及以上，且患者自觉生活质量改善满意并要求植入永久性调节器，可接受永久性调节器长期植入治疗。

二十四、永久性植入术中患者呈俯卧位，取左侧骶部原切口，切开皮肤，仔细分离，注意保护导线（图11-5-22）。

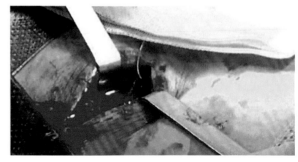

图11-5-22　取左侧骶部原切口，注意保护导线

二十五、找到电极延长导线和原电极连接部。将电极与临时连接部分离（图11-5-23）。

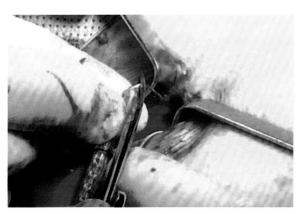

图11-5-23 将电极与临时连接部分离

二十六、将临时电极延长线取出（图11-5-24）。

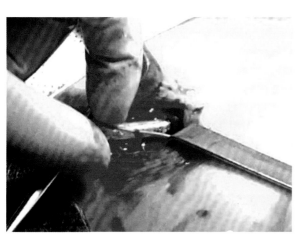

图11-5-24 将临时电极延长线取出

二十七、扩大原切口，分离皮下囊袋（图11-5-25）。

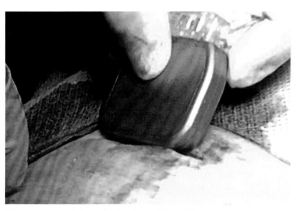

图11-5-25 扩大原切口，分离皮下囊袋

二十八、将永久起搏器与导线相连并置入皮下囊袋（图11-5-26）。

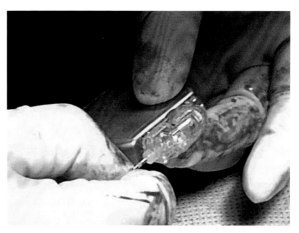

图11-5-26 将永久起搏器与导线相连并置入皮下囊袋

二十九、测试永久刺激器，观察各电极电阻正常，神经应答良好（图11-5-27）。严密止血，逐层关闭切口（图11-5-28）。

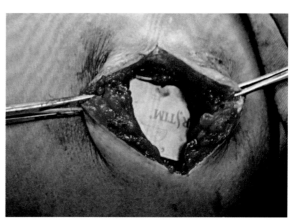

图11-5-27 测试永久刺激器，观察各电极电阻正常，神经应答良好

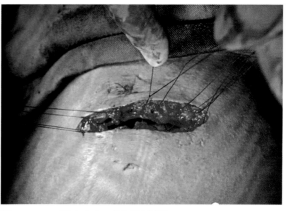

图11-5-28 严密止血，逐层关闭切口

总结

一、术前准备

1．严格筛选拟行骶神经刺激的患者，尿动力学测定明确膀胱尿道功能障碍类型；

2．相应检验检查排除感染、肿瘤等其他病理改变；

3．神经电生理检测以确定神经反射弧的存在与完整性；

4．建立患者恰当的期望值，加强医患沟通，充分知情同意。

二、手术操作

1．规范、精确的外科技术，熟练掌握专业知识背景；

2．找准最佳穿刺刺激点，根据骶骨骨性标志准确定位穿刺部位；

3．用临时体外刺激器正确测试运动应答及感觉应答。

三、术后管理

1．嘱患者有效记录排尿日记；

2．避免电极移位；指导患者术后避免过度弯腰、跳跃等剧烈的体力活动；

3．预防感染，尽管骶神经刺激是局麻下就可以完成的微创手术，但因体内植入物的存在，围手术期应预防性使用抗生素，术中严格无菌操作，穿刺电极头及延长导线接头留取细菌培养。

（刘茁 田晓军 唐世英 编写）

第六节 后腹腔镜下无功能肾切除术的心得体会

一、病例介绍：患者25岁女性，主因"左肾积水11年"就诊。11年前体检发现左肾积水，完善相关检查诊断为左肾输尿管连接处狭窄，于当地医院行开放手术治疗，具体不详。8年前发现血压增高，最高时210/150 mmHg，采用降压药物控制。1月余前体检发现左肾重度积水，肾动态显像提示左肾血流灌注减低，功能严重受损。诊断考虑为左侧无功能肾。行后腹腔镜下左侧无功能肾切除术。

二、本院CTU提示左肾积水，左肾实质萎缩。左肾动脉1支（图11-6-1）。CTU冠状位可见左侧无功能肾（图11-6-2）。

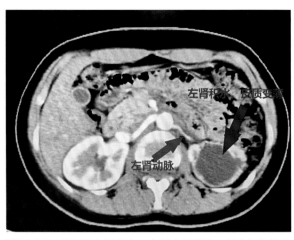

图11-6-1 CTU示左肾积水，左肾实质萎缩。图中红色箭头所示为左肾动脉，蓝色箭头所示左肾积水

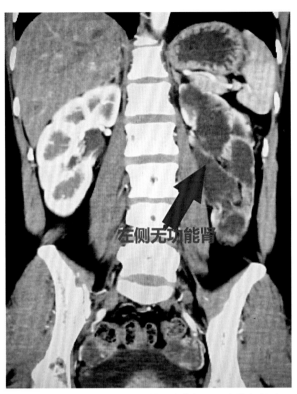

图11-6-2　CTU冠状位可见左侧无功能肾，图中蓝色箭头所示为左侧无功能肾

三、采用后腹腔镜途径手术。在第12肋骨下腰大肌前缘置入右手穿刺器，在髂棘上方腋中线置入腹腔镜镜头金属穿刺器，在腹侧置入左手穿刺器。穿刺器放置位置如图11-6-3。

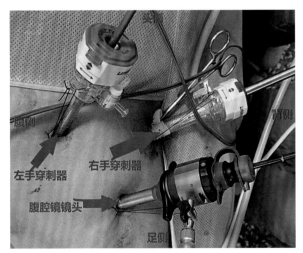

图11-6-3　穿刺放置位置，见图中红色箭头所示

四、在肾脏背侧层面，游离肾门部位。图11-6-4可见左肾动脉，及其下方的第二腰静脉。腰静脉有细小分支横跨于左肾动脉之上。

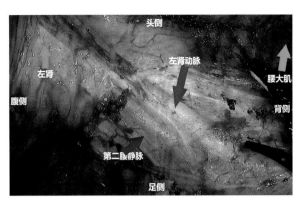

图11-6-4　图示左肾动脉及第二腰静脉。图中红色箭头所示为左肾动脉，蓝色箭头所示为第二腰静脉，绿色箭头所示为其他解剖结构

五、采用超声刀"超级电凝"模式凝闭腰静脉小分支（图11-6-5）。肾动脉表面有丰富滋养血管，切开肾动脉血管鞘进入相对无血管区，游离使左肾动脉骨骼化。

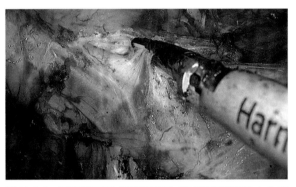

图11-6-5　采用超声刀"超级电凝"模式凝闭腰静脉小分支

六、在肾门区血管的头侧可见左侧肾上腺，其黄色组织有别于脂肪颜色。切断左肾小静脉（图11-6-6）。

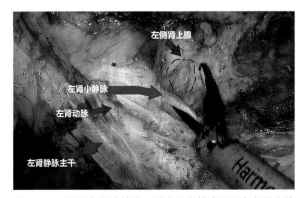

图11-6-6　切断左肾小静脉，图中红色箭头所示为左肾小静脉，蓝色箭头所示为其他解剖结构

七、将左肾动脉和左肾静脉游离，使其骨骼化（图11-6-7）。

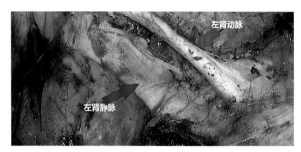

图11-6-7　骨骼化左肾动静脉，图中红色箭头所示为左肾动脉，蓝色箭头所示为左肾静脉

八、采用血管夹夹闭左肾动脉切断，夹闭左肾静脉主干切断（图11-6-8）。

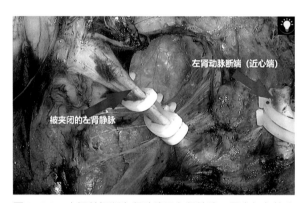

图11-6-8　夹闭并切断左肾动脉及左肾静脉，图中红色箭头所示为左肾动脉断端，蓝色箭头所示为左肾静脉

九、对于育龄期女性，术中注意保留左侧生殖腺静脉。可见左侧生殖腺静脉汇入左肾静脉近心端，保证生殖腺的静脉血液回流（图11-6-9）。

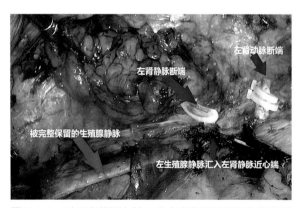

图11-6-9　对于育龄期女性，术中注意保留左侧生殖腺静脉，图中红色箭头所示为生殖腺静脉，蓝色箭头所示为其他解剖结构

十、左侧无功能肾腹侧面的游离是手术的难点（图11-6-10）。患者11年前因左侧肾盂输尿管狭窄行初次手术，采用开放途径。腹侧解剖结构已经有别于正常。相较于肾脂肪囊外层面，术者选择了更适宜的肾被膜表面层面，以避免对腹侧面肠道的损伤。

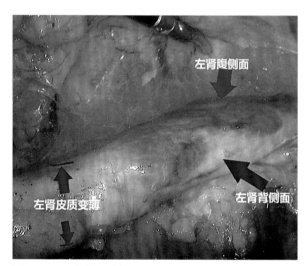

图11-6-10　左侧无功能肾腹侧面的游离，图中红色箭头所示为左肾腹侧面，蓝色箭头所示为背侧面

十一、在游离左肾腹侧面中下极位置时，更改腹腔镜镜头置入通道。腹腔镜镜头由原来右手穿刺器置入，左右手器械对应更改（图11-6-11）。

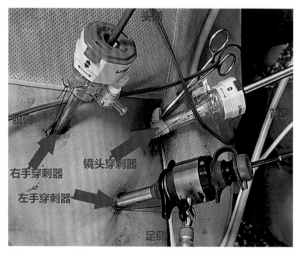

图11-6-11　游离左肾腹侧面中下极位置时，更改腹腔镜镜头置入通道，图中红色箭头所示为穿刺器相应位置

十二、腹腔镜镜头变更通道后的术野如图11-6-12。对于观察左肾腹侧面中下极位置更加清晰。

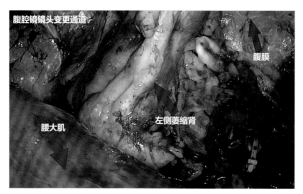

图11-6-12 腹腔镜镜头变更通道后的术野，图中蓝色箭头示相应解剖结构

十三、左肾游离难点在于腹侧面游离。图11-6-13可见左肾与腹膜粘连严重处，为体外初次手术瘢痕的体内投影。

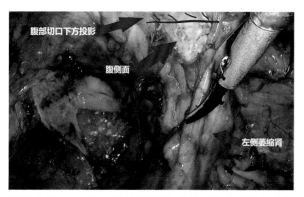

图11-6-13 左肾与腹膜粘连严重，图中蓝色箭头示相应解剖结构

十四、图11-6-14可见初次手术瘢痕。

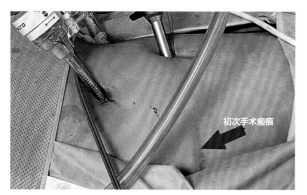

图11-6-14 初次手术瘢痕，图中蓝色箭头所示为初次手术瘢痕

十五、最后，沿着左肾被膜表面层次分离其与腹膜的粘连。将左侧的无功能肾完全游离（图11-6-15）。

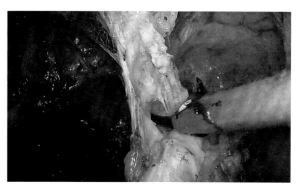

图11-6-15 将左侧的无功能肾完全游离

十六、图11-6-16为术后大体标本。

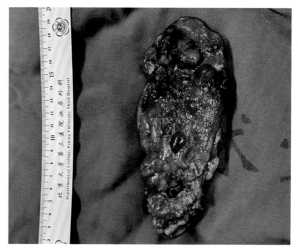

图11-6-16 术后大体标本

十七、图11-6-17为左侧无功能肾剖开面。可见左肾皮质明显变薄。

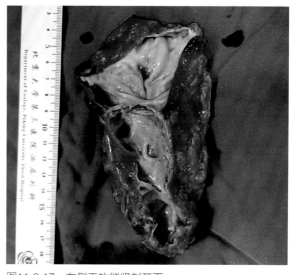

图11-6-17 左侧无功能肾剖开面

总结

1. 本例患者初步诊断为肾盂输尿管连接处狭窄，术后发生再狭窄，继而积水加重致左肾萎缩，最终形成无功能肾。初次手术为二次手术造成了腹侧粘连，为手术难点。

2. 在手术策略上，先易后难，将左肾腹侧中下极游离放在最后一步。

3. 术中通过更改腹腔镜镜头置入通道，以便获得更适宜的术野。

4. 在腹侧面游离上，选择肾被膜表面层面以避免肠道损伤。

（刘苗　张洪宪　唐世英　编写）

（吴芝莹　视频编辑）

视频30

第七节　一台后腹腔镜下右侧无功能肾切除术后的心得体会

一、穿刺器的置入手法，应该使Trocar垂直于腹壁置入，以增加"操作三角形"的范围。腹侧穿刺器（B点）容易犯的错误是斜行置入（尖部朝向背侧、平部朝向腹侧），导致"操作三角形"缩小，减少器械覆盖范围。髂棘上穿刺器（C点）容易犯的错误是斜行置入（尖部朝向头侧、平部朝向足侧）（图11-7-1）。

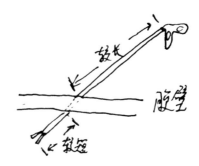

图11-7-2　腹腔镜操作器械在腹壁内的部件较短，而在腹壁外侧的部件较长

三、腹腔镜手术降低难度就是左右手配合，不断制造"张力"并解除"张力"的过程。

四、游离腹膜外脂肪时超声刀如果直接夹持切断容易损伤腹膜，可以采用金属平头沿水平方向深入脂肪后再夹持切断（图11-7-3）。

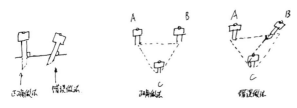

图11-7-1　穿刺器的置入手法

二、腹腔镜操作器械在腹壁内的部件较短，而在腹壁外侧的部件较长（图11-7-2）。杠杆作用镜头内"动作小"，而外景"动作大"。在实战中游离腹膜外脂肪的右下角时，操作器械与腹壁常呈直角或钝角。由此延伸到机器人与腹腔镜的对比。后腹腔途径的机器人手术在分离腹膜外脂肪时可能切除不完全；机器人虽然放大倍数较大，操作更加精细，但是镜头上多为"小动作"，而腹腔镜"大动作"有优势，效率较高。

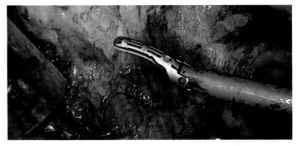

图11-7-3　采用金属平头沿水平方向（见图中蓝色箭头所示）深入脂肪后再夹持切断

五、切开侧椎筋膜时，在腹膜返折的背侧2 cm切开（图11-7-4）。对于体瘦者，腹膜返折更靠近背侧，在切开侧椎筋膜时避免损伤腹膜（图11-7-5）。

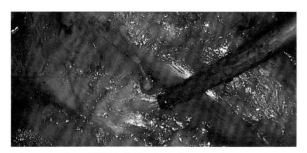

图11-7-4 切开侧椎筋膜时，在腹膜返折的背侧2cm切开，图中虚线所示为切口位置

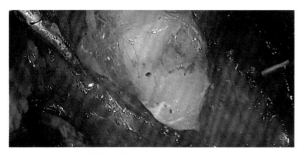

图11-7-5 切开侧椎筋膜

六、腔镜用血管钳，根据其曲面弧度区分，尖头向下更适合夹持（图11-7-6），尖头向上更适合下压（图11-7-7）。

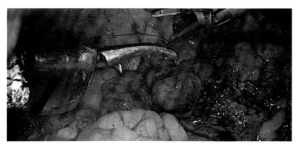

图11-7-6 腔镜用血管钳尖头向下更适合夹持，见图示蓝色箭头所示

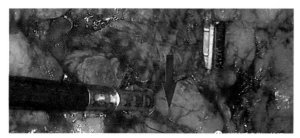

图11-7-7 腔镜用血管钳尖头向上更适合下压，见图中蓝色箭头所示

七、肾动脉阻断时，血管夹（Hem-o-lok）先阻断远心端（靠近肾脏一侧），为近心端留出足够的剩余距离空间，避免动脉残端过短造成的脱落（图11-7-8）。

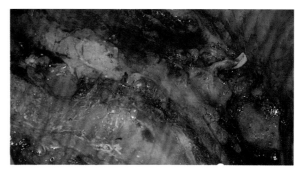

图11-7-8 肾动脉阻断时，血管夹先阻断远心端（靠近肾脏一侧），见图中蓝色箭头所示

八、游离肾脏腹侧时要找到正确的肾脂肪囊外层次（图11-7-9）。避免进入结肠融合筋膜，增加损伤肠管风险（图11-7-10）。

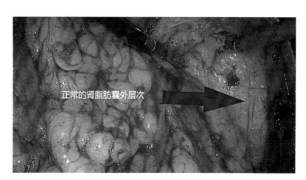

图11-7-9 游离肾脏腹侧时要找到正确的肾脂肪囊外层次，见图中蓝色箭头所示

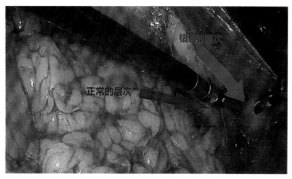

图11-7-10 游离肾脏腹侧时的正确层次（见图中蓝色箭头所示）和错误层次（见图中红色箭头所示）

九、切断无功能肾增粗的输尿管（图11-7-11）。输尿管残端务必用血管夹（Hem-o-lok）阻断（图11-7-12）。否则患者术后容易出现乳糜尿（原

理：淋巴清扫后淋巴液通过输尿管残端进入膀胱进而形成乳糜尿，输尿管残端充当了后腹腔引流作用）。

十一、同侧肾上腺腺瘤的切除术（图11-7-14）。术中采用血管夹沿腺瘤夹闭，再在其内侧用剪刀冷切。避免超声刀热切造成血管夹熔断。

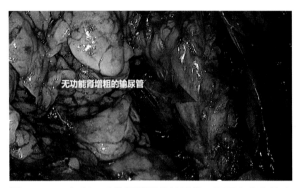

图11-7-11　切断无功能肾增粗的输尿管，见图中蓝色箭头所示

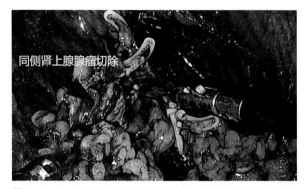

图11-7-14　同侧肾上腺腺瘤的切除术，见图中蓝色箭头所示

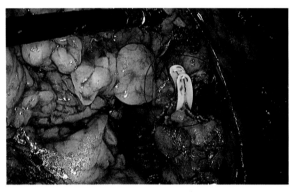

图11-7-12　输尿管残端务必用血管夹（Hem-o-lok）阻断，见图中蓝圈所示

十、即使是体型肥胖的人，其右侧肾上腺腹侧面的脂肪都很少（图11-7-13）。

十二、术后标本（图11-7-15）。无功能肾切除术较普通肾癌的根治性肾切除术粘连严重。

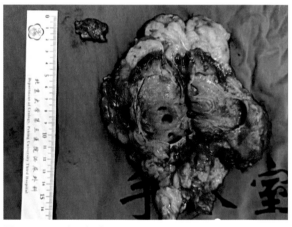

图11-7-15　术后标本

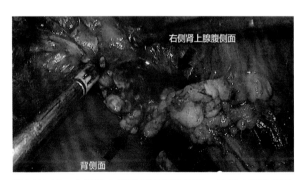

图11-7-13　右侧肾上腺腹侧面及背侧面，见图中蓝色箭头所示

（刘茁　张洪宪　唐世英　编写）

后　记

　　纸质版书籍《泌尿手术学习笔记》（以下简称《学习笔记》）早先起源于"刘茁手术学习笔记"公众号。作为纸质版书籍的前身，"刘茁手术学习笔记"公众号是一个介绍泌尿外科常见手术步骤、经验、心得体会等内容的新媒体微信公众平台。我在2021年12月31日创立公众号并发表首篇短文。自此不断积累，文量逐渐增多，内容逐渐丰富，笔法逐渐成熟，图文更加规范。

　　《学习笔记》的学习对象以北医三院泌尿外科资深专家为主。感谢以马潞林老师、张洪宪老师、张树栋老师等为代表的资深专家对《学习笔记》的无私帮助，尤其对不计其数手术问题的耐心解惑。感谢刘承老师、洪锴老师、侯小飞老师、田晓军老师、王国良老师、刘可老师、刘磊老师、林浩成老师、毕海师兄、田雨师兄、颜野师兄、邓绍晖兄弟等对《学习笔记》中"飞流精选"板块的赐稿。感谢朱国栋、葛力源、唐世英、洪鹏、李宇轩、赵勋、陈克伟、王凯、吴宗龙、高启越、刘鑫辰、陈纪元、吴芝莹、张启鸣、徐楚潇等兄弟对文字、视频的编辑整理工作。

　　整理归纳"错题本"是我在大兴一中读高中时养成的习惯。进入北医三院泌尿外科后，我认为每一台手术和每一道错题有相通之处。于是我将"错题本"的习惯移植嫁接到手术学习上，希望达到触类旁通、举一反三的作用。"错题本"的习惯让我获益良多，我相信《学习笔记》也能让青年医师同样收获满满。

　　"其作始也简，其将毕也必巨。"这句话出自《庄子·内篇·人间世》，意思是一个事物开始时单纯细微，临近结束时变得纷繁巨大；引申为任何具有远大前程的事业，尽管在初创之时微不足道，等到将要完成的时候就一定会发展得非常巨大。希望在大家的共同努力下，推动我们所钟爱的泌尿外科事业向前不断发展。

刘茁

2023年3月于陕西延安